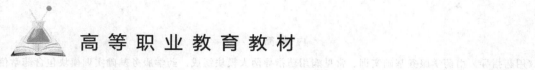

高等职业教育教材

Medication Guidance

用药指导

◎ 袁旭宏 主编 ◎ 于红艳 副主编

U0300781

化学工业出版社

·北京·

内 容 简 介

《用药指导》由药学服务基础实训、常见病用药指导两大模块组成。药学服务基础实训模块包含药学信息检索、药品标签和药品说明书、药店顾客接待与服务、药店平面图设计、医药商品的陈列、处方调配6个实训项目。常见病用药指导模块包含循环系统、消化系统、呼吸系统、皮肤系统、内分泌系统、运动系统、免疫系统、神经系统、泌尿系统、生殖系统10个学习情景，意在让学生掌握基本的药学服务知识与技能。

本书很好地将医学、药学、营销学有机结合成一个整体，可供高职高专药学、药品经营与管理及中药学等专业使用，可作为药店工作人员培训用书，也可作为相关人员的参考用书。

图书在版编目（CIP）数据

用药指导/袁旭宏主编．—北京：化学工业出版社，2021.8（2023.11重印）
ISBN 978-7-122-39401-9

Ⅰ.①用… Ⅱ.①袁… Ⅲ.①用药法-教材
Ⅳ.①R452-62

中国版本图书馆 CIP 数据核字（2021）第 127967 号

责任编辑：刘心怡 李 瑾
责任校对：赵懿桐 装帧设计：刘丽华

出版发行：化学工业出版社（北京市东城区青年湖南街 13 号 邮政编码 100011）
印 装：北京科印技术咨询服务有限公司数码印刷分部
787mm×1092mm 1/16 印张 12¾ 字数 325 千字 2023 年 11 月北京第 1 版第 2 次印刷

购书咨询：010-64518888 售后服务：010-64518899
网 址：http://www.cip.com.cn

凡购买本书，如有缺损质量问题，本社销售中心负责调换。

定 价：39.80 元

编 写 人 员

主 　 编　袁旭宏　台州职业技术学院
副 主 编　于红艳　台州职业技术学院
编 　 者（以姓氏笔画为序）
　　　　　于红艳　台州职业技术学院
　　　　　毛玲玲　浙江瑞人堂医药集团股份有限公司
　　　　　李文辉　浙江台州市保济新医药连锁有限公司
　　　　　陈雅敏　浙江瑞人堂医药集团股份有限公司
　　　　　茅旗峰　浙江瑞人堂医药集团股份有限公司
　　　　　林　晗　浙江瑞人堂医药集团股份有限公司
　　　　　林忠海　浙江台州市保济新医药连锁有限公司
　　　　　袁旭宏　台州职业技术学院
　　　　　黄　江　浙江台州市保济新医药连锁有限公司
　　　　　彭黎明　浙江台州市保济新医药连锁有限公司
　　　　　程巧华　浙江台州市保济新医药连锁有限公司
　　　　　瞿敏敏　浙江瑞人堂医药集团股份有限公司

前言

随着社会经济的发展、人民生活水平越来越高，人们对健康的关注持续增强，社会对医药兼顾的复合型药学专业人才的需要呈现出不断上升的趋势，国家对这方面的政策也有明确的倾斜。

"用药指导"课程在于培养药学专业学生熟练掌握各种常见疾病的药物选择推荐、正确分析处方、准确调配药品、合理的用药指导、及时报告药品不良反应事件等药学专业服务的必备知识和专业技能，使学生树立安全用药观念，直接为学生顶岗实习及零距离就业奠定基础。开发学生毕业工作后在药品生产、经营、使用中开展业务活动、从事药学服务的基本知识和基本技能，提高学生理论联系实际，独立解决和处理有关实际问题的综合能力。

本书为"用药指导"课程的配套教材，属医药职业教育药学类专业新形态教材，尽管本教材在编写过程中尽量做到规范合理，但限于编者水平有限，书中疏漏之处在所难免，敬请广大师生在使用过程中不吝提出宝贵意见，以利编者再次修订和进一步完善。

编者
2021 年 9 月

目录

第一部分　药学服务基础实训

第二部分　常见病用药指导

第一部分

药学服务基础实训

项目1

药学相关知识 ‹‹‹‹‹‹‹

任务 1　药学信息检索

📚 知识目标 ‹‹‹

1. 了解药学概念及发展历史。
2. 熟悉论文和专利的基本构架。
3. 掌握药学信息检索的各种途径和方法。

✒️ 技能目标 ‹‹‹

1. 能熟练运用各类搜索引擎检索药学信息。
2. 能熟练运用中国知网和万方数据库检索文献资料。
3. 能熟练通过国家知识产权局网站检索和下载专利。
4. 能撰写简单的药学综述论文。

一、药学概述

（一）定义

药学属医药学学科范畴。通俗地讲，药学就是研究药物相关学问的学科。在古代，如遍尝百草的神农氏以及后来的《神农本草经》，药王孙思邈与《千金要方》，还有李时珍与《本草纲目》等，都可以算作药学的研究者以及药学的研究成果。现在来看，具体来说，从最开始的药物研发，到生产加工以及最后的流通使用，所有过程只要是和药物相关的，都属于药学研究的范畴。

药学是连接健康科学和化学科学的医疗保健行业，它承担着确保药品安全和有效使用的职责。药学主要研究药物的来源、炮制、性状、作用、分析、鉴定、调配、生产、保管和寻找（包括合成）新药等。主要任务是为人类不断提供更有效的药物和提高药物质量，保证人民群众用药安全，使患者得以以伤害最小、效益最大的方式来治疗或治愈疾病，并为患者提供用药指导和用药咨询，最终目的是提升人民群众的生活质量和生命质量。

（二）历史发展

1. 古典药学

原始时代由于文化不发达，不可能有单独记载药学知识的专著。我们把现存的用文字记载药物治疗的书籍称为古典药学书，如中国的《本草纲目》《神农本草经》《抱朴子》《本草拾遗》，埃及的纸草书等。巴比伦与亚述的有关碑文也可列入药学文献中，因其中记存了最早的药学知识。公元前1550年的埃伯斯纸草卷是最早的药物治疗手册之一，其中有700余种药物和800余个处方，还记载有植物药、动物药和矿物药，包括一些污秽之物。

2. 古印度时代

吠陀时代（公元前1500～前700年）宗教文献《吠陀》用梵文记载药物，其中《阿育吠陀》记载植物药、动物药、矿物药达700余种。公元前1世纪，名医科拉加记载500余种草药，外科医生苏斯拉他记载37类700余种植物药。古印度与中国、古希腊、阿拉伯均有文化往来，印度的阿魏、郁金香、豆蔻、龙脑、丁香等药用植物传遍世界各地。

3. 古罗马时代

希波克拉底（公元前460—前377年）对古代医药学发展作出了巨大贡献。由于他医学成就巨大，被后人称之为医圣。其后戴欧斯考利狄斯编著的《Demateria Medica》一书，记载药物达500余种，该书被认为是数个世纪以来药物学的经典著作。

古罗马最杰出的医学家格林与我国医圣张仲景同时代，他有许多著作，现存80余种，对后世药学发展影响很大，尤其对植物制剂技术作出了巨大贡献。后人为纪念他，仍把用浸出方法生产出的药剂称为格林制剂。由于其创造性的研究工作，对医药学的发展起着奠基作用，因此被称为药剂学的鼻祖。

底奥斯考里德撰写的《药物学》记载药物900余种，至今仍有100余种为医药界所用。有植物药姜、乌头、芦荟，矿物药铁等。医生盖伦记载了540种植物药，180种动物药，100种矿物药。还有各种制剂，如丸、散、酊、膏等，有盖伦制剂之说。

4. 阿拉伯时代

阿拉伯人继承了古希腊罗马的医学遗产，博采兼收了中国、印度和波斯等国的经验，塔吉克医生阿底森纳编著的《医典》分为5册，总结了当时亚洲、非洲和欧洲的大部分药物知识，对后世影响颇深，被奉为药物学的经典著作。伊尔·阿尔-拜塔尔是一位杰出的药用植物学家，他的《药用植物大全》描写了1400余种药物。贝塔尔撰写的《药物学集成》记载1400余种药物，300种为新增。

5. 现代药学

近代以来，随着化学、物理学、生物学、解剖学和生理学的兴起，大大促进了药学的发展。其主要标志就是学科分工越来越细，尤其是20世纪以来，早期没有分科的药物，因科学技术的发展，已先后发展成为独立的学科，从而使药学分离出去，而且又与其他学科互相渗透成为新的边缘学科。尤其是受体学说和基因工程的创立，使药学事业的发展产生了一个新的飞跃。

现代药学的发展历程主要经历了三个阶段，即传统的药品供应为中心的阶段；参与临床用药实践，促进合理用药为主的临床药学阶段；更高层次的以患者为中心，改善患者生命质量的药学服务阶段。药学服务的变化反映了现代医药学服务模式和健康理念，体现"以人为本"的宗旨，是时代进步赋予药师的使命，同时也是科学发展和药学技术进步的结果。

二、药学信息检索途径

（一）搜索引擎

1. 简介

所谓搜索引擎，就是根据用户的需求与一定的计算机算法，运用特定策略从互联网检索出特定信息并反馈给用户的一门检索技术。搜索引擎依托于多种计算机技术，如网络爬虫技术、检索排序技术、网页处理技术、大数据处理技术、自然语言处理技术等等。为信息检索用户提供快速、高相关性的信息检索服务。搜索引擎技术的核心模块一般包括爬虫、索引、检索和排序等，同时可添加其他一系列辅助模块，从而为用户创造更好的网络使用环境。

搜索引擎发展到今天，基础架构和算法在技术上都已经基本成型和成熟。搜索引擎已经发展成为根据一定的策略、运用特定的计算机程序从互联网上搜集信息，在对信息进行组织和处理后，为用户提供检索服务，将用户检索相关的信息展示给用户的系统。

搜索引擎的整个工作过程视为三个部分：一是蜘蛛程序在互联网上爬行和抓取网页信息，并存入原始网页数据库；二是对原始网页数据库中的信息进行提取和组织，并建立索引库；三是根据用户输入的关键词或关键词组，快速找到相关文档，并对找到的结果进行排序，进而将查询结果返回给用户。

2. 主流搜索引擎

（1）百度搜索（http：//www.baidu.com）　百度搜索是全球最大的中文搜索引擎，2000 年 1 月由李彦宏、徐勇两人创立于北京中关村，致力于向人们提供"简单，可依赖"的信息获取方式。"百度"二字源于中国宋朝词人辛弃疾的《青玉案》诗句："众里寻他千百度"，象征着百度对中文信息检索技术的执着追求。

百度目前提供网页搜索、MP3 搜索、图片搜索、新闻搜索、百度贴吧、百度知道、搜索风云榜、硬盘搜索、百度百科、百度网盘等主要产品和服务，同时也提供多项满足用户更加细分需求的搜索服务，如地图搜索、地区搜索、国学搜索、黄页搜索、文档搜索、邮编搜索、政府网站搜索、教育网站搜索、邮件新闻订阅、WAP 贴吧、手机搜索等服务。同时，百度还在个人服务领域提供了包括百度影视、百度传情、手机娱乐等服务。同时还为初级网民提供网络站点导航等服务。在中文搜索领域，百度首次提供了多项体贴普通用户的搜索功能，包括相关搜索、中文人名识别、简繁体中文自动转换、百度快照等。

（2）微软必应搜索（http：//cn.bing.com）　必应（Bing）是微软公司于 2009 年 5 月 28 日推出的全新搜索引擎服务。必应集成了多个独特功能，包括每日首页美图，与 Windows 深度融合的超级搜索功能，以及崭新的搜索结果导航模式等。用户可登录微软必应首页，打开内置于 Windows 操作系统的必应应用，或直接按下 Windows Phone 手机搜索按钮，均可直达必应的网页、图片、视频、词典、翻译、资讯、地图等全球信息搜索服务。作为最贴近中国用户的全球搜索引擎，微软必应一直致力于为中国用户提供美观、高质量、国际化的中英文搜索服务。2017 年 3 月，微软人工智能（小冰）和必应搜索（大冰）整合开始，微软大小冰"合体"。

（3）雅虎搜索（http：//www.yahoo.com）　雅虎（英文名称：Yahoo）是美国著名的互联网门户网站，也是 20 世纪末互联网奇迹的创造者之一。其服务包括搜索引擎、电邮、新闻等，业务遍及 24 个国家和地区，为全球超过 5 亿的独立用户提供多元化的网络服务。

同时也是一家全球性的因特网通讯、商贸及媒体公司。雅虎是全球第一家提供因特网导航服务的网站，总部设在美国加州圣克拉克市，在欧洲、亚太区、拉丁美洲、加拿大及美国均设有办事处。雅虎是最老的"分类目录"搜索数据库，也是最重要的搜索服务网站之一。2003年3月，雅虎完成对 Inktomi 的收购，成为 Google 的主要竞争对手之一。雅虎有英、中、日、韩、法、德、意、西班牙、丹麦等 12 种语言版本，各版本的内容互不相同。提供目录、网站及全文检索功能。目录分类比较合理，层次深，类目设置好，网站提要严格清楚，网站收录丰富，检索结果精确度较高。

（4）其他　俄罗斯：　https：//yandex.com

搜狗搜索：https：//www.sogou.com

360 搜索：https：//www.so.com

中国搜索：http：//www.chinaso.com

（二）搜索引擎的使用技巧

1. 百度搜索引擎的使用

（1）简单查询　这个就是最简单便捷的使用方式，其实也是我们大多数人平时使用百度或者其他搜索引擎的方式。比如你想查汽车资讯，那么你的第一反应肯定就是在百度里输入"汽车"词汇。而越是简单的使用方式可能就越是不好用的。用这个方法搜索时系统很快会返回查询结果，这是最简单的查询方法，使用方便，但是查询的结果却不准确，可能包含着许多无用的信息。

如图 1-1 中所示汽车的搜索结果，大家看到了用椭圆标记的地方，100000000 个结果是一个特别大的数据量，从这里找到自己想要的结果真心不易。另外因为百度本身有收费的搜索推广，所以基本上第一页里都充斥着广告，很难在最短的时间找到自己想要的资料和网页。

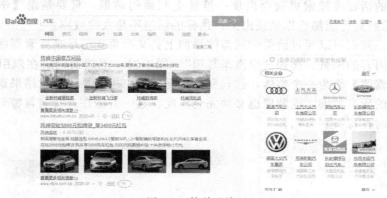

图 1-1　简单查询

（2）多关键词组合查询　检索一些复杂专题依靠只输入单个关键词来简单查询准确率很低，会查出来大量无效的网页链接。要提高查全查准率，需要进行详细的主题分析，针对不同的课题，制定相应的检索策略。对文献量较大或属于成熟学科的课题，应优先考虑查准率，从众多的相关文献中选取针对性较强的文献。对文献量较少或新兴学科的课题，可适当放宽检索范围来保证查全率，以免遗漏重要的参考文献。选择正确的关键词后，就要运用各种检索语法规则来构建检索式。一般都要选择多个关键词组合以及使用一些高级搜索语法。

在想要搜索的关键词前使用加号，也就等于告诉搜索引擎你搜索的这个词必须出现在搜索结果的网页中，如果只是网页标题中含这个关键词的就不出现。比如用【京东＋金融＋电话】来检索。

百度用英文字符的"＋"来表示逻辑"与"操作，关键词之间也可用空格来代替"＋"。操作符与作用的关键词之间，不能有空格。比如用【京东＋金融＋电话】或【京东 金融 电话】来检索，见图1-2。

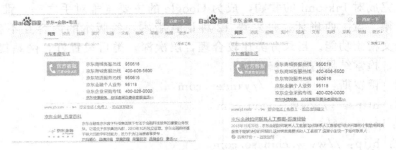

图1-2 逻辑"与"

要避免搜索某个词语，百度用减号"-"表示逻辑"非"操作。减号代表搜索不包含减号后面的词的页面。使用这个指令时减号前面必须是空格，减号后面没有空格，紧跟着需要排除的词。比如在百度搜索中输入"苹果手机 -iPhone6"，它就表示最后的查询结果中一定不包含"iPhone6"这个关键词。

（3）书名号《》的运用 如果你想要搜索的内容是完整的著作，如书本、电影、音乐等，加入书名号就能得到更加精确的结果。比如直接搜索"蒙娜丽莎"得到的结果千奇百怪，各种类型都有，但加上书名号《蒙娜丽莎》之后，找到比较多的就是达·芬奇的著作。

（4）英文半角双引号 我们经常在搜索关键词时遇到这样的问题，比如我想搜【学汽车驾照】这个关键词，但是从字面意义上看的话，【学】【汽车】和【驾照】也可以被拆分为独立的词，这样的话百度搜索里就会出现一堆乱七八糟的结果，只要是跟【学】【汽车】和【驾照】沾边的网页可能都给你呈现出来，这样的话岂不是太没效率？

在百度中，我们可以通过给关键词整体添加上英文半角双引号来搜索那些包含了与关键词完全一致的内容的网页。比如"学汽车驾照"（图1-3），把搜索词放在双引号中，搜索引擎将【学汽车驾照】作为一个整体，代表完全匹配搜索。也就是说搜索结果返回的页面包含双引号中出现的所有的词，连顺序也必须完全匹配。这一方法在查找名言警句或专有名词或书名电影名等时显得特别有用。

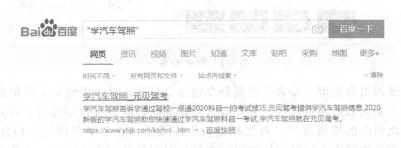

图1-3 强制搜索包含与关键词完全一致的网页

（5）并行搜索"|" 使用 A|B 来搜索包含两个关键词之一的网页，相当于逻辑关系中的"或"操作。例如我们搜索"图片"和"写真"两个关键词，就不用分开两次搜索，直接搜索"图片|写真"就可以了。

（6）搜索工具的使用 百度搜索主页提供了简单的搜索小工具，可以限定搜索网页出现的时间范围，指定搜索某种格式的文件类型，在某个具体网站内搜索等。见图 1-4。

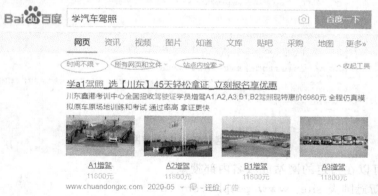

图 1-4 搜索小工具

（7）高级搜索指令的使用　百度搜索引擎高级搜索指令，指的是百度搜索引擎官方提供的一些便于搜索的特殊指令。用户除了可以用搜索引擎搜索普通关键词外，还可以借助这些特殊的高级搜索指令来更精准地搜索数据。说白了就是为了达到用户的直接目的，排除用户不需要的数据。

① inurl：指令用于搜索关键词出现在 url 中的页面。inurl 指令支持中文和英文。

a.【inurl：xxx】作用是命令搜索引擎查找 url 中包含 xxx 的网页。

比如搜索【inurl：搜索引擎优化】，返回的结果都是网址 url 中包含"搜索引擎优化"的页面。由于关键词出现在 url 中对排名有一定影响，因此使用 inurl 搜索可以更准确地找到竞争对手。

b.【inurl：xxx 关键词】或【关键词 inurl：xxx】。两者意义一样：要搜索引擎查找满足下面两个要求的网页。url 中包括"xxx"，网页中含有"关键词"。

② allinurl：可以查询到的网页链接中包含所有查询的关键词，这个查询的对象只集中于网页的链接字符串。

allinurl：SEO 搜索引擎优化

就相当于　inurl：SEO　inurl：搜索引擎优化

③ intitle：指令返回的是网页标题栏中包含关键词的页面。网页的标题就是在打开网站的时候 IE 或者别的浏览器上面显示的文字，一般不超过 80 个字符。既然这样的话，其实网页标题中所包含的关键词有可能是不出现在网页中的。所以针对这种问题，你只想搜索网页标题里面的关键词，那么就需要用到【intitle：标题】这个语法了。关于网页标题里的文字其实在网页里有时候是不存在的，那我们要怎么查看呢？别着急，在网页上单击右键选择"查看源文件"一个代码页就出来了，里面的＜title＞＜/title＞标签就是网页标题。使用 intitle 指令找到的文件是更准确的竞争页面。如果关键词只出现在页面可见文字中，而没有出现在 title 中，大部分情况是并没有针对关键词进行优化，所以也不是有力的竞争对手。见图 1-5。

④ allintitle：搜索返回的是页面标题中包含多组关键词的网页。

allintitle：SEO 搜索引擎优化

就相当于　intitle：SEO　intitle：搜索引擎优化

⑤ filetype：用于搜索特定文件格式，比如 doc、docx、pdf、xls 等。

如搜索　filetype：pdf SEO

返回的就是包含 SEO 这个关键词的所有 pdf 文件。

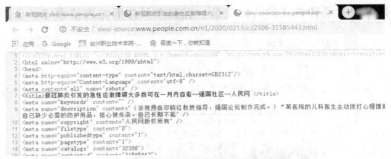

图 1-5　在网页源码中查询网页标题

⑥ site：可以在指定的网站或域名内部搜索。

如搜索　新冠肺炎 site：www.people.com.cn

返回的就是在人民网网站出现的新冠肺炎相关信息。

2. 其他搜索引擎的使用

其他搜索引擎的语法同百度搜索的使用方法类似，在此不再赘述。

（三）中国知网

1. CNKI 工程

国家知识基础设施（national knowledge infrastructure，NKI）的概念由世界银行《1998 年度世界发展报告》提出。1999 年 3 月，以全面打通知识生产、传播、扩散与利用各环节信息通道，打造支持全国各行业知识创新、学习和应用的交流合作平台为总目标，王明亮提出建设中国知识基础设施工程（China national knowledge infrastructure，CNKI），其主页为 http：//www.cnki.net，并被列为清华大学重点项目。

2. 常用检索方式

（1）高级检索　可以通过篇名、关键词、摘要、主题（篇名＋关键词＋摘要）、全文、参考文献、中图分类号等检索项，在检索框中输入相应的关键词就可以有效地将文献检索出来。见图 1-6。

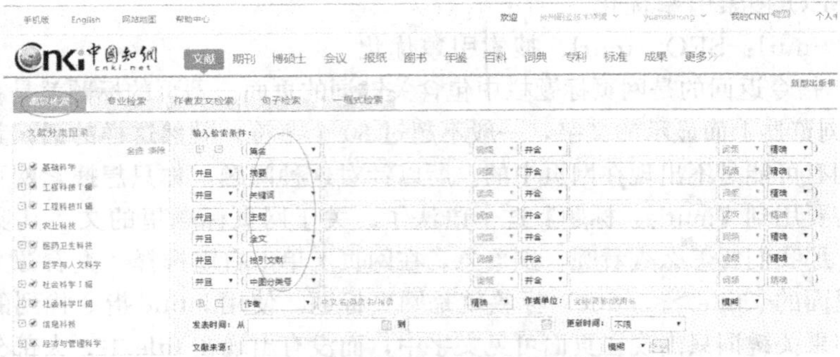

图 1-6　中国知网高级检索常用的检索项

中图分类号，是指采用《中国图书馆分类法》对科技文献进行主题分析，并依照文献内容的学科属性和特征，分门别类地组织文献，所获取的分类代号。中国图书馆分类法共分 5 个基本部类、22 个大类。采用英文字母与阿拉伯数字相结合的混合号码，用一个字母代表一个大类，以字母顺序反映大类的次序，在字母后用数字作标记。为适应工业技术发展及该类文献的分类，对工业技术二级类目，采用双字母。

其中关键词之间的逻辑关系有"并且""或者"和"不含"三种，见图 1-7。

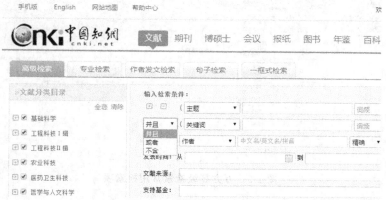

图 1-7 关键词逻辑关系

（2）专业检索　可检索字段：SU＝主题，TI＝题名，KY＝关键词，AB＝摘要，FT＝全文，AU＝作者，RP＝通讯作者，FI＝第一责任人，AF＝机构，JN＝文献来源，RF＝被引文献，YE＝年，FU＝基金，CLC＝中图分类号，SN＝ISSN，CN＝统一刊号，IB＝IS-BN，CF＝被引频次。见图 1-8。

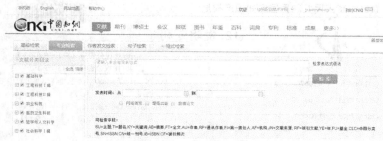

图 1-8　中国知网专业检索

（四）万方数据库

1. 数据库简介

北京万方数据股份有限公司是国内较早以信息服务为核心的股份制高新技术企业，是在互联网领域，集信息资源产品、信息增值服务和信息处理方案为一体的综合信息服务商。其万方数据库主页为 http：//www. wanfangdata. com. cn。公司以客户为导向，依托强大的数据采集能力，应用先进的信息处理技术和检索技术，为科技界、企业界和政府部门提供高质量的信息资源产品。在丰富信息资源的基础上，万方数据还运用先进的分析和咨询方法，为用户提供信息增值服务，并陆续推出企业竞争情报系统，通信、电力和医药行业竞争情报系统等一系列信息增值产品，以满足用户对深度层次信息和分析的需求，为用户确定技术创新和投资方向提供决策。

2. 检索方式

万方数据库的检索方式与中国知网类似，其中高级检索的检索项数目更多一些。在此不再赘述。见图 1-9。

（五）专利检索

1. 什么是专利

专利（patent），从字面上是指专有的权利和利益。"专利"一词来源于拉丁语 litterae patentes，意为公开的信件或公共文献，是中世纪的君主用来颁布某种特权的证明，后来指

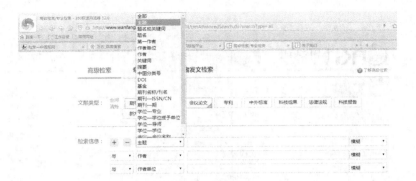

图 1-9 万方高级检索常用检索项

英国国王亲自签署的独占权利证书。

在现代，专利一般是由政府机关或者代表若干国家的区域性组织根据申请而颁发的一种文件，这种文件记载了发明创造的内容，并且在一定时期内产生这样一种法律状态，即获得专利的发明创造在一般情况下他人只有经专利权人许可才能予以实施。在我国，专利分为发明、实用新型和外观设计三种类型。专利样式见图 1-10。

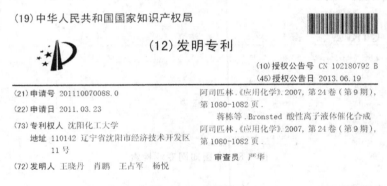

图 1-10 专利样式

2. 专利检索

专利检索可以通过国家知识产权局的专利检索页面进入（http：//www.cnipa.gov.cn）。常用的检索方式可以采用常规检索（见图 1-11）和高级检索输入关键词两种方式，专利检索到之后可以免费下载到全文。

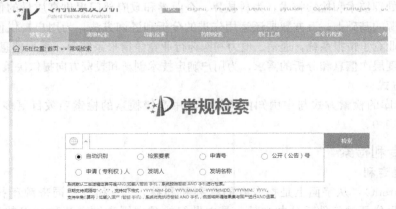

图 1-11 专利检索方式

　　常规检索支持二目逻辑运算符 AND、OR。多个检索词之间用空格间隔，如：智能 手机。系统默认二目逻辑运算符是 AND，如输入"智能 手机"，系统按照"智能 AND 手机"进行检索。日期支持间隔符"-"".",支持如下格式：YYYY-MM-DD、YYYY. MM. DD、YYYYMMDD、YYYYMM、YYYY。支持半角（）算符，如输入"国产（智能 手机）"，系统优先执行"智能 AND 手机"，然后将所得结果集与国产进行 AND 运算。如果检索条件中包含空格、保留关键字或运算符，需使用半角双引号，如："WILLIAMS AND LANE INC"。

实训项目

　　利用以上所学药物信息检索知识，根据分配给自己的任务，在任务范围内，选择某一具体药物（如解热镇痛抗炎药范畴内的阿司匹林药物），注意每位同学选定的药物都不能重复。查找相关资料，按照样本的要求，用 WORD 文件格式完成实训内容并保存，和下载的资料一起上交给老师，在文章最后需要列出参考文献。

　　样本格式：

＊＊＊＊综述

摘要：

关键词：

1. 药物的成分及理化性质

2. 药物的研发历史（包括最新的研究成果）

3. 药物的作用机理及药理学

（1）药物效力动力学

（2）药物代谢动力学

4. 药物的适应病症及功效（抗菌谱）

5. 药物的使用注意事项及禁忌（包括相互作用的药物）

6. 药物的不良反应和毒副作用（毒性）

7. 药物的用法用量

8. 药物的规格和剂型种类（包括图片、价格）

9. 药物的制备方法（至少包含两种合成路线或发酵方式等生产方式）

10. 药物的药典检测方法（使用 2020 年版《中华人民共和国药典》，任选一种剂型，任选一种鉴别方法）

参考文献（包括期刊论文和专利）

[1] 乔永锋，夏丽娟，高姝. 乙酰水杨酸合成方法改进［J］. 云南民族大学学报（自然科学版），2008，17（3）：244-245.

[2] 王晓丹，肖鹏，王占军，等. 一种制备阿司匹林的方法：201110070088.0［P］. 2013-06-19.

任务 2 药品标签和药品说明书

 知识目标 <<<

1. 了解药品标签和药品说明书的格式、内容和规范。
2. 熟悉《药品说明书和标签管理规定》的内容。

技能目标 <<<

1. 能正确阅读理解药品标签中的含义。
2. 能正确阅读理解药品说明书中的含义。
3. 能依据药品标签和药品说明书，正确指导消费者识别医药商品和合理用药。

药品标签和药品说明书是药品包装的重要组成部分，它既是医师、药师和消费者治疗用药的依据，也是医药企业向医疗卫生人员和消费者宣传和介绍药品特性、指导患者合理用药和普及医药知识的主要媒介。药品生产企业不只对药品质量负责，而且对药品的标签与说明书的内容准确性和真实性负责。非处方药品（OTC）标识见图 1-12。

一、药品标签

1. 药品标签的定义

药品的标签是指药品包装上印有或者贴有的内容，分为内标签和外标签。药品内标签指直接接触药品的包装的标签，外标签指内标签以外的其他包装的标签。药品的标签是药品包装的组成部分之一，是传递药品信息、指导医疗专业人员和消费者用药选择的重要资料之一。药品的标签应当以药品说明书为依据，其内容不得超出药品说明书的范围，不得印有暗示疗效、误导使用和不适当宣传产品的文字和标识。

2. 内、外标签标示的内容

（1）内标签 药品的内标签应当包含药品通用名称、适应证或者功能主治、规格、用法用量、生产日期、产品批号、有效期、生产企业等内容。包装尺寸过小无法全部标明上述内容的，至少应当标注药品通用名称、规格、产品批号、有效期等内容（图 1-13）。

（2）外标签 药品外标签（图 1-14）应当注明药品通用名称、成分、性状、适应证或者功能主治、规格、用法用量、不良反应、禁忌、注意事项、贮藏、生产日期、产品批号、有效期、批准文号、生产企业等内容。适应证或者功能主治、用法、不良反应、禁忌、注意事项不能全部注明的，应当标出主要内容并注明"详见说明书"字样。

3. 运输、储藏包装标签

用于运输、储藏的包装的标签，至少应当注明药品通用名称、规格、贮藏、生产日期、产品批号、有效期、批准文号、生产企业，也可以根据需要注明包装数量、运输注意事项或者其他标记等必要内容。见图 1-15。

4. 原料药的标签

应当注明药品名称、贮藏、生产日期、产品批号、有效期、执行标准、批准文号、生产企业，同时还需注明包装数量以及运输注意事项等必要内容。见图 1-16。

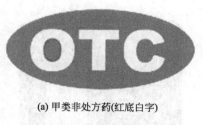

(a) 甲类非处方药(红底白字)

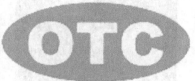

(b) 乙类非处方药(绿底白字)

图 1-12 非处方药品
（OTC）标识

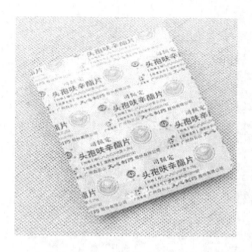

图 1-13 药品内标签

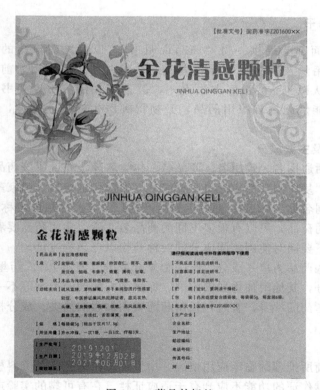

图 1-14 药品外标签

5. 同一药品生产企业的同一药品的标签规定

同一药品生产企业生产的同一药品，药品规格和包装规格均相同的，其标签的内容、格式及颜色必须一致；药品规格或者包装规格不同的，其标签应当明显区别或者规格项明显标注。同一药品生产企业生产的同一药品，分别按处方药与非处方药管理的，两者的包装颜色应当明显区别。

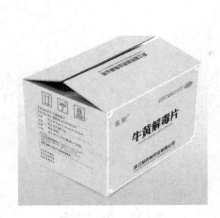

图 1-15 药品运输、储藏标签

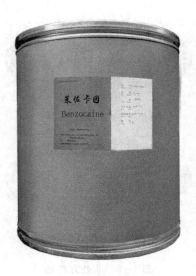

图 1-16 原料药的标签

二、药品说明书

在药品包装里面都会提供一份"药品说明书"，以帮助对该药的成分、适应证、禁忌、副作用、用法用量及药品贮藏等各方面的认识。在药品使用之前，应仔细阅读。药品说明书是帮助你认识药品的最好方法之一，但不应凭借一份说明书，便自以为对药品非常了解了，更不能借此擅自服用药品，必须得到医生的专业指导，经医生诊治后按医嘱服用药物。

1. 药品的名称及主要成分

药品名称：包括通用名、曾用名、商品名、化学名等，并说明该药品的主要成分及其化学名称和结构式等，复方制剂都应标明主要成分。通用名是指列入国家药品标准的法定药品名称，即国际非专利名称（INN）。商品名是生产药厂为其产品取的名称。同样成分的药品，或者化学名称相同的药品，可以有很多不同的商品名。所以在用药前要看清主要成分或药物组成是什么。千万不要同时使用相同成分的两种药物以免药物过量。

药品成分：有些药品为单一成分，有些为复合成分（复方）。成药里复方产品居多。此处标明的多为主成分，其他附加物如安定剂、保藏剂与酸碱调节剂等不一定会在成分栏里标明。成分含量有时指药品本身，有时包括制药需要而加添的盐类。成分栏中有的还加上性状描述。

2. 适应证

适应证乃是厂商所推荐的临床应用情况，由发证单位审查相关资料核准后才得以刊载的内容，缺乏充分文献作证的功能不应刊登于适应证栏。在有可靠的实验或文献依据时，应客观、科学地书写药理毒理、药代动力学、儿童用药、老年患者用药、药物过量等项，否则说明书中不应再保留该项标题内容。

3. 用法用量

如果没有特别说明，一般标明的剂量为成年人的常用量。儿童用量，通常会在此处提供换算方法。常用的方法是按每千克体重计算全日总量，再标明分次服用。多简写为毫克/（千克·日）或 mg/（kg·d），如某药标明为每日每千克体重 25 毫克，小儿 10 千克，则计算出全日总量为250毫克，再根据用药方法给予。肝肾功能不良的病人，如果必须调整剂量，亦会在此处指出。

4. 注意事项、孕妇及哺乳期妇女用药及药物相互作用

注意事项多半是警语，说明使用该药品时必须注意的问题，如服药期间的饮食禁忌、需要慎用的情况、用药过程中需要观察的情况和用药对临床检验的影响等。注意事项还包括孕妇、哺乳期妇女、儿童使用的安全性或与其他药品共同使用产生"相互作用"的情况。孕妇及哺乳期妇女用药，着重说明该药品对妊娠过程的影响以及对受乳婴儿的影响，并写明可否应用本品及用药注意。

药物相互作用列出与该药产生相互作用的药物并说明相互作用的结果及合并用药的注意事项。药物相互作用和其他类型的相互作用。各种药物单独进入人体，可产生各自的药理作用，当多种药物联合应用时，由于它们的相互作用或彼此影响，可使药效加强或不良反应减轻，此称为有益的相互作用；危害用药者，则称为不良的药物相互作用。一般来说，有益的药物相互作用较少，而不良的相互作用则较普遍。因此，同时应用两种以上药物前要注意这一问题，必要时可向医师或药师咨询。

5. 禁忌证

禁忌证与适应证是对立的，为不应使用此药的情况。禁忌证中列出禁止应用该药品的人群或疾病情况，并阐明其原因。绝对禁忌是完全不宜使用，而相对禁忌是"必须十分小心使用"。

"禁用"，这是对用药的最严厉警告。禁用就是禁止使用。比如对青霉素有过敏反应的人，就要禁止使用青霉素类药物，青光眼病人绝对不能使用阿托品等。

"慎用"，是提醒服药的人服用本药时要小心谨慎。就是在服用之后，要细心地观察有无不良反应出现，如果有就必须立即停止服用，如果没有就可继续使用。所以，"慎用"是告诉你要留神，不是说不能使用。比如哌甲酯对大脑有兴奋作用，高血压、癫痫病人应慎用。

"忌用"，比"慎用"进了一步，已达到不适宜使用或应避免使用的程度。标明"忌用"的药，说明其不良反应比较明确，发生不良后果的可能性很大，但因为人有个体差异而不能一概而论，故用"忌用"一词以示警告。比如患有白细胞减少症的人要忌用苯唑西林钠，因为该药可减少白细胞。

6. 不良反应

是指在按规定剂量正常应用该药品的过程中产生的有害而非所期望的反应，如与治疗无关的副作用、毒性和过敏反应等。

处方药应当实事求是地详细列出该药品的不良反应，并按不良反应的严重程度、发生的频率或症状的系统性列出；尚不清楚有无不良反应的，可在该项下以"尚不明确"来表述。

预防用生物制品应包括接种后可能出现的偶然或者一过性反应的描述，以及对于出现的不良反应是否需要特殊处理建议。

非处方药在本项目下应当实事求是地详细列出该药品已知的或者可能发生的不良反应。并按不良反应的严重程度、发生的频率或症状的系统性列出。国家药品监督管理部门公布的该药品不良反应内容不得删减。同时，标注"不良反应"的定义。

7. 规格、批号和有效期

规格包括药品最小计量单位的含量及每个包装所含药品的数量。

批号一般是指药品的生产日期，如210322就是2021年3月22日生产的。

有效期指该药品被批准的使用期限。有效期应当按照年、月、日的顺序标注，年份用四位数字表示，月、日用两位数字表示。其具体标注格式为"有效期至××××年××月"或者

"有效期至××××年××月××日"；也可以用数字和其他符号表示为"有效期至×××
×.××."或者"有效期至××××/××/××"等。

8. 批准文号、贮存和生产企业

批准文号指国家批准的该药品的生产文号。

贮存指药品的贮存条件，包括温度、湿度、明暗等。需要避光或冷藏的药品，一般会在此处说明贮存要求。此外，还必须注意药物过量以后的症状和应急处理措施，药品的贮藏条件等。

生产企业指生产该药品的企业，包括名称、地址等。

三、《药品说明书和标签管理规定》

第一章 总 则

第一条 为规范药品说明书和标签的管理，根据《中华人民共和国药品管理法》和《中华人民共和国药品管理法实施条例》制定本规定。

第二条 在中华人民共和国境内上市销售的药品，其说明书和标签应当符合本规定的要求。

第三条 药品说明书和标签由国家食品药品监督管理局予以核准。

药品的标签应当以说明书为依据，其内容不得超出说明书的范围，不得印有暗示疗效、误导使用和不适当宣传产品的文字和标识。

第四条 药品包装必须按照规定印有或者贴有标签，不得夹带其他任何介绍或者宣传产品、企业的文字、音像及其他资料。

药品生产企业生产供上市销售的最小包装必须附有说明书。

第五条 药品说明书和标签的文字表述应当科学、规范、准确。非处方药说明书还应当使用容易理解的文字表述，以便患者自行判断、选择和使用。

第六条 药品说明书和标签中的文字应当清晰易辨，标识应当清楚醒目，不得有印字脱落或者粘贴不牢等现象，不得以粘贴、剪切、涂改等方式进行修改或者补充。

第七条 药品说明书和标签应当使用国家语言文字工作委员会公布的规范化汉字，增加其他文字对照的，应当以汉字表述为准。

第八条 出于保护公众健康和指导正确合理用药的目的，药品生产企业可以主动提出在药品说明书或者标签上加注警示语，国家食品药品监督管理局也可以要求药品生产企业在说明书或者标签上加注警示语。

第二章 药品说明书

第九条 药品说明书应当包含药品安全性、有效性的重要科学数据、结论和信息，用以指导安全、合理使用药品。药品说明书的具体格式、内容和书写要求由国家食品药品监督管理局制定并发布。

第十条 药品说明书对疾病名称、药学专业名词、药品名称、临床检验名称和结果的表述，应当采用国家统一颁布或规范的专用词汇，度量衡单位应当符合国家标准的规定。

第十一条 药品说明书应当列出全部活性成分或者组方中的全部中药药味。注射剂和非处方药还应当列出所用的全部辅料名称。药品处方中含有可能引起严重不良反应的成分或者辅料的，应当予以说明。

第十二条　药品生产企业应当主动跟踪药品上市后的安全性、有效性情况，需要对药品说明书进行修改的，应当及时提出申请。根据药品不良反应监测、药品再评价结果等信息，国家食品药品监督管理局也可以要求药品生产企业修改药品说明书。

第十三条　药品说明书获准修改后，药品生产企业应当将修改的内容立即通知相关药品经营企业、使用单位及其他部门，并按要求及时使用修改后的说明书和标签。

第十四条　药品说明书应当充分包含药品不良反应信息，详细注明药品不良反应。药品生产企业未根据药品上市后的安全性、有效性情况及时修改说明书或者未将药品不良反应在说明书中充分说明的，由此引起的不良后果由该生产企业承担。

第十五条　药品说明书核准日期和修改日期应当在说明书中醒目标示。

第三章　药品的标签

第十六条　药品的标签是指药品包装上印有或者贴有的内容，分为内标签和外标签。药品内标签指直接接触药品的包装的标签，外标签指内标签以外的其他包装的标签。

第十七条　药品的内标签应当包含药品通用名称、适应证或者功能主治、规格、用法用量、生产日期、产品批号、有效期、生产企业等内容。包装尺寸过小无法全部标明上述内容的，至少应当标注药品通用名称、规格、产品批号、有效期等内容。

第十八条　药品外标签应当注明药品通用名称、成分、性状、适应证或者功能主治、规格、用法用量、不良反应、禁忌、注意事项、贮藏、生产日期、产品批号、有效期、批准文号、生产企业等内容。适应证或者功能主治、用法用量、不良反应、禁忌、注意事项不能全部注明的，应当标出主要内容并注明"详见说明书"字样。

第十九条　用于运输、储藏的包装的标签，至少应当注明药品通用名称、规格、贮藏、生产日期、产品批号、有效期、批准文号、生产企业，也可以根据需要注明包装数量、运输注意事项或者其他标记等必要内容。

第二十条　原料药的标签应当注明药品名称、贮藏、生产日期、产品批号、有效期、执行标准、批准文号、生产企业，同时还需注明包装数量以及运输注意事项等必要内容。

第二十一条　同一药品生产企业生产的同一药品，药品规格和包装规格均相同的，其标签的内容、格式及颜色必须一致；药品规格或者包装规格不同的，其标签应当明显区别或者规格项明显标注。同一药品生产企业生产的同一药品，分别按处方药与非处方药管理的，两者的包装颜色应当明显区别。

第二十二条　对贮藏有特殊要求的药品，应当在标签的醒目位置注明。

第二十三条　药品标签中的有效期应当按照年、月、日的顺序标注，年份用四位数字表示，月、日用两位数表示。其具体标注格式为"有效期至××××年××月"或者"有效期至××××年××月××日"；也可以用数字和其他符号表示为"有效期至××××．××．"或者"有效期至××××／××／××"等。

预防用生物制品有效期的标注按照国家食品药品监督管理局批准的注册标准执行，治疗用生物制品有效期的标注自分装日期计算，其他药品有效期的标注自生产日期计算。

有效期若标注到日，应当为起算日期对应年月日的前一天，若标注到月，应当为起算月份对应年月的前一月。

第四章　药品名称和注册商标的使用

第二十四条　药品说明书和标签中标注的药品名称必须符合国家食品药品监督管理局公布的药品通用名称和商品名称的命名原则，并与药品批准证明文件的相应内容一致。

第二十五条　药品通用名称应当显著、突出，其字体、字号和颜色必须一致，并符合以下要求：

（一）对于横版标签，必须在上三分之一范围内显著位置标出；对于竖版标签，必须在右三分之一范围内显著位置标出；

（二）不得选用草书、篆书等不易识别的字体，不得使用斜体、中空、阴影等形式对字体进行修饰；

（三）字体颜色应当使用黑色或者白色，与相应的浅色或者深色背景形成强烈反差；

（四）除因包装尺寸的限制而无法同行书写的，不得分行书写。

第二十六条　药品商品名称不得与通用名称同行书写，其字体和颜色不得比通用名称更突出和显著，其字体以单字面积计不得大于通用名称所用字体的二分之一。

第二十七条　药品说明书和标签中禁止使用未经注册的商标以及其他未经国家食品药品监督管理局批准的药品名称。

药品标签使用注册商标的，应当印刷在药品标签的边角，含文字的，其字体以单字面积计不得大于通用名称所用字体的四分之一。

第五章　其他规定

第二十八条　麻醉药品、精神药品、医疗用毒性药品、放射性药品、外用药品和非处方药品等国家规定有专用标识的，其说明书和标签必须印有规定的标识。国家对药品说明书和标签有特殊规定的，从其规定。

第二十九条　中药材、中药饮片的标签管理规定由国家食品药品监督管理局另行制定。

第三十条　药品说明书和标签不符合本规定的，按照《中华人民共和国药品管理法》的相关规定进行处罚。

第六章　附　则

第三十一条　本规定自 2006 年 6 月 1 日起施行。国家药品监督管理局于 2000 年 10 月 15 日发布的《药品包装、标签和说明书管理规定（暂行）》同时废止。

1. 第一个实训

按要求回答案例的提问以及原因分析。

（1）下列药物出现以下现象，但仍在有效期内，你认为可以用吗？

口服液：出现漏液或酸败　　　　　　　　药片：裂片、变色或霉变

胶囊剂：粘连、结块　　　　　　　　　　气雾剂：喷不出药雾

橡皮膏药：失去黏性　　　　　　　　　　　眼药水：开封使用超过一个月

消毒敷药：包装袋已破损

糖浆剂：沉淀、混浊、霉变；嗅之有异味，打开后有气泡产生

［提问］你认为有效期内的药品都是绝对安全有效的吗？

［结论］

［原因分析］

［提问］你认为过期药品可以服用吗？

［回答］

［原因分析］

（2）你认为在服药时，如果自己感觉病情加重了，是否可以自行加大用药剂量？

［学生］

① 可以观点：

② 不可以观点：

［原因分析］

［提问］你认为在服药时，如果自己感觉病情减轻了，那么是否可以自行减服用药剂量？

［学生］

① 可以观点：

② 不可以观点：

［结论］

［原因分析］

（3）小明同学感冒了，他认为感冒不是什么大病，所以他自行去药店买了"新康泰克""板蓝根""头孢霉素"等药品，服用一个星期后，他的感冒治愈了。你认为小明的这种做法好吗？你赞同他的做法吗？

［学生］

① 赞同：

② 不赞同：

［结论］

［原因分析］

（4）抗过敏药"氯苯那敏"可引起嗜睡（驾驶员、高空作业者应该特别注意）。大剂量服用阿司匹林，容易出现恶心、呕吐、上腹部不适或疼痛、胃出血等副作用。长期或大量服用六神丸会发生慢性砷中毒，导致肝、肾损害，严重时致惊厥，甚至脱水休克而危及生命。

［提问］如果一个药品没有标明副作用，是否表示该药品没有副作用呢？

［结论］

［原因分析］

2. 第二个实训

思考、回答以下问题。

（1）你认为怎样的药品说明书是合格的？

（2）你认为怎样服药才能发挥药品的最大效率？为什么？

（3）你知道干吞药片有什么害处吗？你认为可以用各种饮料替代水来送服药品吗？

（4）你知道什么时间服药才能发挥药品的最佳效果？并举例说明。

3. 第三个实训

（1）从网络上任意摘抄一份药品说明书。

（2）对药品说明书的项目进行解释。

① 药品名称。

② 药品成分。

③ 治疗机理。

④ 批号分析。

⑤ 有效期分析。

（3）查找 3 个同类药品，列出商品名、价格、生产厂家，比较 3 种药物的特点。

4. 随堂测验实训成果。

项目2

药店服务相关知识

<<<<<<<

任务 1 药店顾客接待与服务

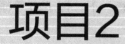 知识目标 <<<

1. 掌握完整的药店顾客接待与服务流程。
2. 掌握药店接待与服务特别需要注意的细节。
3. 掌握不同类型顾客的行为习惯。

技能目标 <<<

1. 能熟练针对不同类型顾客采取正确的接待方式。
2. 能流畅演练完整顾客接待与服务流程。

一、完整的药店顾客接待与服务流程

接待与服务顾客，是药店工作的每位员工每天最基本的工作，看起来是很自然很简单的过程，但真正能够完整做好确不是个简单的过程。完整的接待和服务流程可以总结出以下 11 个流程：进店招呼—顾客接触—产品导购—用药指导—关联销售—提示当前促销—邀请加入会员—收银结账—请顾客推荐顾客—促销预告—送客，这 11 步标准流程是愉悦购物体验的基础。

1. 进店招呼

打招呼的目的是让顾客知道我们欢迎他们的到来，但打招呼不一定是导购的开始。现在大部分药店都是开放式货架的卖场，动线设计的初衷就是让顾客可以更方便地接触商品，同时能够通过分区、布局和陈列的设计来拉长顾客的动线，引导顾客在店内多走动、多接触、多购买。

如果顾客一进店我们就问"您好，需要我为您服务吗？"顾客如果回答"我感冒了，有

点咳嗽……"，店员通常会说"请跟我来，感冒药在这边……"，然后就把顾客直接引到感冒药货架附近。实际上，上述招呼方式直接打断了顾客的购物行程，缩短了顾客的行走动线，没有给顾客在店内多走动的机会，自然也没有多接触商品，最终无法产生更多购买意向。着急的顾客不需要我们询问需求（比如腹泻病人、发烧病人等），而不着急的顾客我们也不需要问。

因而，正确的方式应该这样："您好，里面请！您好，欢迎光临！"与顾客在 5 米以内时可以用这种方式打招呼，但是如果在 5 米以外，也可以向顾客点头示意一下，挥手招呼都可以。

2. 顾客接触

很多店员在招呼之后会跟随顾客在卖场内来回走动，一是为了伺机导购，二是为了防止丢货损失。换位思考一下，当我们自己作为顾客去服装店买衣服时，真的喜欢有导购人员一直跟在身边吗？顾客通常都有害怕被推销的心理，所以跟随会让顾客立即产生防御心理，反而会为后续的产品推荐制造紧张气氛。而且有些顾客非常反感店员跟在自己身后，他们有需求的时候会主动招呼店员的。

曾有机构对服装店内的顾客消费行为进行调研统计，发现像 ZARA 这样完全无干扰而让顾客自选的门店，顾客在店内的停留时间和客单价远远超过有店员全程导购的门店。随意自由的购物氛围会让顾客更加放松，顾客会接触更多商品，最终消费更多商品。

所以，正确的方式是：在招呼顾客之后，我们可以一边理货一边观察，在顾客需要时才出现在顾客的身边。

通常，有四种情况是顾客需要我们的帮助：

① 顾客在一组货架面前来回踱步时，可能顾客在寻找某个商品，我们可以在这个时候走过去说"您好，需要帮忙吗？"然后帮助顾客找到商品。

② 顾客在一组货架前把一个商品拿起来又放下，又看另一个商品时，可能顾客在对比商品，我们可以在这时上前说"您好，需要帮忙吗？"然后为顾客提供选择建议。

③ 当顾客在某个货架面前驻足不动时，比如看看脑白金，又看看黄金搭档，可能是顾客对产品完全不了解，感到迷茫，这时我们可以问"您好，您准备送人还是自己用？"然后为顾客介绍产品。

④ 顾客在一组货架面前看了半天然后忽然抬头张望时，可能顾客需要找店员咨询一些问题，这时我们可以走过去说"您好，需要帮忙吗？"为顾客解答问题、讲解产品。

3. 产品导购

在顾客主动提出要购买某种商品时（通常，顾客主动要求购买的商品，要么是临床推广的商品，要么是有广告拉动的商品，通常毛利都会比较低），店员会通过问话的方式引导顾客购买店里主推的高毛利商品。这样的导购看似能够提高客单价或毛利，但拦截顾客的目标性产品会直接影响顾客的满意度。很多门店的客单价和毛利越来越高，但是客流量却不见增长，很可能就是这个原因造成的。

因此，正确的方式是：在顾客点名购买某种商品时，我们应该先引导顾客到产品陈列的区域，然后通过对比陈列的运用让顾客自己关注到我们想要推荐的商品，再通过标示卡的运用让顾客感受到这些商品具有同样功效，却因为价格或规格的差异更加实惠，让顾客自己对这些商品产生兴趣，店员再引导顾客做出购买决定。

上述导购方式是软性引导，和前面的硬性拦截性质完全不同，既可以达到推荐产品的目的，又不影响顾客的满意度。如果顾客是咨询购买，比如顾客腹泻严重询问服用什么药比较好时，店员应该先了解具体病因，再为顾客提供标准化的用药方案。

4. 用药指导

很多店员在为顾客提供了产品之后，常会忽略用药指导环节而直接进行关联销售，这会让顾客觉得我们过于功利，成功的比率会比较低。

正确的方式应该是：在为顾客导购过每一个产品之后，我们需要进行详细的用药指导，告诉顾客用法用量及注意事项，再为顾客提供一些简单的生活建议及健康嘱托，顾客会因为店员的这种专业表现而对我们产生信任，在这种状态下再通过开放性和闭锁性的问话，发现顾客的其他需求以展开关联销售。

5. 关联销售

如果一位顾客因为严重腹泻而进店购药，店员应该首先按照"常见疾病标准问话程序"来判断腹泻的性质和原因，如果发现是细菌感染引起的，就可以按照标准化的"常见疾病联合用药模板"为顾客提供导购，先推荐诺氟沙星治疗细菌感染，然后推荐蒙脱石散缓解腹泻症状，再推荐益生菌类产品重建肠道菌群平衡，最后再推荐维生素矿物质调节电解质平衡解决腹泻脱水问题。

围绕顾客需求为顾客提供完整的用药方案，既能保证疗效为顾客更好地解决问题，又能够在保证顾客满意度的前提下获得更好的客单价和毛利。

6. 提示当前促销

还是以前面的腹泻顾客导购举例，当完成关联销售后客单价可能已经达到了95元，这时我们应该提示顾客当前正在进行的促销活动，如果有买赠项目，我们应该提示顾客这项优惠，鼓励顾客再购买一些产品冲击高于95元的下一档赠品。在这种情况下，赠品才能真正发挥提高客单价的作用，否则顾客在交款时才知道有买赠活动，这些赠品就成为了补贴，完全失去了促销意义。

7. 邀请加入会员

结束前面的步骤以后，在收银结账前我们需要询问顾客是否拥有本药房的会员卡，如果已经办理过，我们需要向顾客提示一下会员权益，再邀请顾客扫描二维码加入我们的微信会员；反之，我们则需要用标准的会员办理话术向顾客说明会员权益，邀请顾客全面填写申请表。完整地收集会员信息是建立有价值的会员数据库的前提条件，办完会员卡之后也一样再邀请顾客扫描二维码加入微信会员。

填写会员卡申请表办理的传统会员，是药店收集顾客信息建立数据库的过程，而让顾客加入微信会员是为了和顾客建立起一个高效的互动沟通渠道。会员卡办理应该由接待并为顾客提供导购的店员负责，不可以到收银台办理，因为会降低收银台效率，或者会因为收银台繁忙而错失办理会员卡的机会。

8. 收银结账

收银台是与顾客接触最多的功能区，收银结账也是加单机会最多的环节，所以我们需要在收银台附近进行精心地布置——在收银员的左手边布置关联商品，如漱口水、维生素C泡腾片、小儿喂药器等，根据顾客已经购买的产品可以了解到顾客已有的需求，此时有针对性地向顾客推荐关联产品更容易成功。

药店可以发展出收银台的标准陈列模板，为收银台商品设计关联销售组合及话术。比如漱口水和牙痛治疗药物关联时强调能够辅助缓解牙痛；口腔溃疡治疗药物关联时强调能够消毒溃疡创面；便秘治疗药物关联时强调能够消除口腔异味等。在顾客的右手边要布置便利商品和应季商品，收银员在导购过自己左手边的关联商品之后，还要提示顾客看看右手边的便利商品和应季商品是否有需求。

收银台的商品选择、布置及加单话术如果比较成熟，加单成功率能达到25％以上，加单商品均价通常在 16 元以上，这一环节能够为门店和整个连锁企业带来巨大的收益。

加单完成之后在收银作业中要唱收唱付双手将购物袋交给顾客，然后单独将小票与找零交给顾客并提示核对商品和金额，保证收银工作准确无误避免纠纷。

9. 请顾客推荐顾客

收银结束后，我们还可以请顾客推荐亲友，可以使用以下标准话术"我相信您也一定希望亲友能够享受到和您一样的优质服务和优惠权益，如果您愿意，请留下两位亲友的姓名和电话，我们将为他们送上 10 元代金券，并邀请他们成为我们的会员，同时为了感谢您对我们的信任和支持，我们也将在您的会员账户里充值 10 元现金，您在下次购物时可以直接抵用"。

我们获得顾客留下的亲友号码以后，可以直接在店内发送短信给目标顾客邀请加入会员。通过这种顾客亲友推荐的方式开发新会员，成功概率更高，而且会员质量更好。

10. 促销预告

如果我们最近将要进行促销、主题已经出炉，我们可以在此时提前告知顾客促销的主题、时间和大致的优惠项目，邀请顾客届时参与，给顾客一个下次再来的理由。

11. 送客

完成以上所有程序后，当顾客准备离开时，应该由之前一直为顾客提供接待服务的店员再送至门口"谢谢您的光临，请慢走！欢迎下次惠顾"完成送客。

以上 11 步标准流程是愉悦购物体验的基础，既能够保证顾客的满意度帮助顾客解决问题，又能够让我们获得更好的收益（其中关联销售、提示当前促销、收银加单三个环节专门用来提升客单价和毛利），规范标准的顾客接待与服务流程可以让我们真正找到和顾客共赢的角度。

二、药店接待与服务特别需要注意的方面

（一）基本规范用语

接待顾客时的基本规范用语，并不是什么特别的语言，而是一些简短的待客用语。

① 老师（大姐，阿姨……），早上好（8∶00～9∶00），上午好（9∶00～12∶00），中午好（12∶00～14∶00），下午好（14∶00～18∶00），晚上好（18∶00～22∶00）。在打招呼的同时，必须注意语调应因人而异。如接待年纪较大的顾客，语调应略为低沉、稳重。接待年纪较轻的顾客，语调应以轻快活泼为宜。药店店员要以礼貌、友善、亲切的心态竭诚为顾客服务，对面向你的来客，3 米微笑都应主动点头，并说"您好"。请记住，微笑可以传达诚意。

此外，跟顾客打招呼的时机也是很重要的，柜台式药店应该是在顾客一进入店里的时候，开放式药店应是在和顾客视线交接的时候。至于"欢迎再次光临"这句话，是用在顾客即将离开药店时，店员表示感谢与再次欢迎的话语。

② 如顾客说"请拿这个给我看一下"，药店店员应面对着顾客，回答顾客"好的"或是"请您稍等一下"之后，再出示药品。

③ 不管顾客等待的时间长短，只要发生让顾客等待的情况就要说"请您稍等"，在说这句话之前药店店员可以简短地阐述让顾客等候的理由，例如"我马上去库房查一下有没有您要的药品，请您稍等一下"。就这样，顾客不仅明白为何要等一下，即使等待的时间稍长一些也不会觉得烦躁不安了。

④ 找到药品后，拿给顾客看的时候要说"让您久等了"或"很抱歉，让您久等了"。这

句话也可以用在药店店员包装好药品交给顾客的时候。

⑤"对不起"这是对顾客的要求无法做到时对其表示歉意的言语。例如："真是抱歉，这种药品刚好卖完，不过，请留下您的姓名和电话，一到货，我马上通知您，好吗？"及时而又坦诚的"对不起"，能够在很多时候将问题顺利解决。

⑥"谢谢您、慢走"这句话可以在接待顾客过程中的任何时候使用，即使对同一顾客使用多次也不用嫌多。此外，当顾客购买完药品要离去时，药店店员也应该以一种感激的心情向顾客说一声"谢谢您的惠顾"，送别顾客。

（二）语言表达的艺术

语言，是人们思想交流的工具。言为心声，语为人镜。药店店员每天要接待数以百计的顾客，主要是靠语言这种工具与顾客沟通和交流，药店店员的语言是否热情、礼貌、得体，直接影响着自身和药店的形象。如果只是机械地使用礼貌用语而不带有任何诚意，只会起到相反的作用，影响顾客对药品和服务的满意程度。因此，药店店员在接待顾客时，必须要讲究语言艺术，提高使用接待用语的技巧。

1. 态度要好

态度是指说话时的动作和神情。在销售服务中，有些药店店员受到了顾客的表扬，有些则受到顾客的指责和批评，这是在服务中常发生的事情，主要是由药店店员的态度和表现引起的。

例如：顾客进店，尽管药店店员在行为举动上是服从命令并且听从指挥的，按要求主动向顾客打了招呼"欢迎光临"，但是，不仅斜眼看着顾客，还面无表情一点笑容也没有；或者对买了东西之后的顾客说"谢谢"，就粗鲁地推出药品，身体转向另一侧，一点也没有感谢的意思。这些生硬、冷淡的语气和态度会带给顾客非常不愉快的感受。如果药店店员在打招呼时，辅之以点头示意、笑脸相迎，那么给顾客的印象就不同了。所以，主动、热情、耐心、周到的服务态度，不仅要由口头语言来表达，还要与其动作、神态互相配合地表现出来，才能达到语言、动作、神态三者的和谐统一，以取得服务态度最佳的效果。

但是态度也不能好得过分，以过于华丽的言词对待顾客，不仅不能打动顾客的心，还会使顾客对这个药店店员产生一种"敬而远之"的情绪。

2. 要突出重点和要点

销售用语的重点在于推荐和说明，而其他仅仅是铺垫。因此，药店店员在接待顾客时，必须抓住重点，突出要点，说话要精练、简短，以引起顾客的注意和兴趣。

如："有康泰克吗？""有！"；或者"有邦迪创口帖吗？""请问，您要哪种的？""哪种比较好？""这种比较常用。""就这种了。""好的。"就这样，简单、短暂的一段对话可以用最少的词语表达出最大的信息量。药店店员销售服务过程中应力求避免啰嗦。三番五次地重复介绍只会导致自身精力的过度消耗和嗓音嘶哑。

3. 表达要恰当、语气要委婉

恰当就是说话要准确、贴切。表达是否恰当不仅体现在接待中的回答上，还贯穿在整个接待过程的交谈当中，对一些特殊的顾客，要把顾客忌讳的话说得中听一些，让顾客觉得药店店员是尊重和理解他的。如面对一位胖顾客不要说"您长得太胖，不太适合用这种药"，可换成"身材较丰满""很壮实""很富态"；说顾客很瘦，不如说"苗条"；对皮肤较黑的顾客不要说"你的皮肤这么黑……"，应该说"您的肤色较暗"；对想买低档品的顾客，不要说"这个便宜"，而要说"这个价钱比较适中"。另外，在接待顾客时绝对不能涉及顾客的某些生理缺陷，如果实在避免不了，一定要考虑好措辞。

此外，在说明某些药品时，应尽量选择简单、易懂的词语来进行说明。例如："这种药一次服用多少？"如果回答"××毫升"，可能对方一时间对这个单位没有概念，应该说"××毫升，相当于×调羹的分量"。

4. 语调要柔和

药店店员与顾客交谈的语气和声调是很重要的，语调柔和与否是通过声音的高低、强弱和快慢来实现的。同样一句话，由于语气、声调的表达方式不同，效果则会大不一样。比如一声"好"字，如果语气拉长，声调提高，就会起到相反的作用；接待较忙碌时用高声而短促地说"等一下"，顾客即会产生反感，嫌药店店员态度生硬、不耐烦。如果说得轻柔些，就会使人产生舒服的感觉，若是加上"请您稍等一下"，就会显得很有礼貌。语言中的重音，是一种微妙的表达技巧。

5. 要通俗易懂

首先，要说普通话。尤其对于流动人口多的大、中城市的药店店员来讲，更要做到"说标准的普通话"。无论说话内容如何完美，倘若口齿不清，有浓重的地方口音，会给人听不下去或是听错意思。其次，要能听懂，甚至会讲一些地区的方言。因为有些异地顾客的方言非常浓重，可能会一时闹不清楚这位顾客在说什么，对待这种顾客，药店店员一定要有耐心才行。不仅如此，掌握一些外语（主要是英语）对于药店店员来说也是非常必要的。最后，在与顾客交谈时，千万不要使用商业专用术语或药品的专业代码，以使顾客更好地理解。

6. 要配合气氛

在上班时间不顾周围氛围，总是旁若无人地找同事闲聊天的药店店员不乏其人，有些是近距离地小声嘀咕，有些是只要在方圆十几米内活动的人都能听到的笑骂，再配合上那一双双灵活而令人生畏的眼睛，使得很多顾客不敢上前去自找麻烦，从而导致大部分顾客的流失。而有些药店店员在顾客面前使用了礼貌用语，可是当顾客刚一转身，她马上就找同事闲聊天或是议论顾客，且言语粗俗，顾客听到了不仅会感到不愉快，而且最初对这位药店店员的好印象也会荡然无存，进而对这家药店产生怀疑，失去信心。因此，在工作中禁止闲聊是药店店员必须遵守的，而同事之间的言谈也应注意使用礼貌用语。

7. 不夸大其词

不着边际地吹嘘夸大，可能暂时会推销出药品，但并非永久的良策。顾客吃亏上当只能是一次，其后绝不会重蹈覆辙，最终受损失的还是药店。所以，诚实客观地介绍、推荐药品，才是长久的良策。

8. 要留有余地

在销售服务过程中，药店店员应该在实事求是、真诚中肯的基础上，做到语言委婉，话不说绝。应运用留有余地的、好听且含蓄的、使顾客能得到安慰的语言。如某一药品缺货或刚刚卖完，药店店员不能对顾客说"没有货了""卖完了""不知道"等毫无伸缩余地的绝对性回答，应该告诉顾客何时才会有货，或者把顾客的电话和需求的货号记下，以便来货时及时通知，如："实在对不起，这种药品刚好卖完了，不过我们已经去进货了，能不能请您明天早上再买？"如确实无货供应，也应替顾客着想，热情地介绍某种类似品供顾客选择，或者，提供给顾客可能购买到所需药品的去处。如"真不巧，您需要的这种商品卖完了。如果您急需的话，我建议您到××药店去看看，那里可能有您需要的品种"。这样不计得失的热情建议很容易获得顾客的信任。即使顾客一时买不到称心的药品，也会在你的关切下得到心理上的安慰，从而对这个药店店员、对这家药店产生好感。

9. 要有问必答

营业过程中顾客向药店店员询问是常有的事情，可能会提出药品交易上的问题，也可能提出各种与药品无关的问题，如问路、乘车路线、游览等一些生活上的事情。那么作为一名优秀的药店店员要明白：顾客向我们提问，是相信是期望，我们为其服务，理应以诚相待，做到有问必答，尽量满足顾客的需求。基于此，药店店员不仅要钻研本职工作的各方面知识，还要熟悉当地有关方面的情况，如交通、旅店、景点、运输及重要的大中型场所地址。当然，药店店员不是"百科全书"，对于回答不上来的问题，要向顾客表示歉意，绝不能采取冷淡的态度。

三、不同类型顾客接待方式

1. 见多识广型及其接待方法

见多识广的顾客可分为三类：

① 深藏不露型。

② 一见面就表明态度的单刀直入型。

③ 认识不深却装作懂得很多的自我膨胀型。

这三种顾客都疏忽不得，特别是对待"深藏不露型"的顾客要谨慎小心。"单刀直入型"的顾客不管知识程度如何，如果店员应对时出现破绽，就会立刻遭到反击，有时会使店方下不了台。碰到这种顾客，店方下意识会产生反抗心理，并将反感表现在态度及言词上，这点是不可取的。通常，店方最容易轻视"自我膨胀型"的顾客。

但根据顾客至上的原则，顾客总是顾客，不管他们说些什么，都应以"聆听"的态度应对。应付见多识广顾客的最佳技巧是，用优于他们的商业知识，以正确、易懂、有感情的谈吐向他们解说。

2. 慕名型顾客及其接待方法

慕名型的顾客一般指那些喜欢到自己认可的特定药店去购买药品的顾客。慕名型顾客一般对其指定店名的药店印象较好，这样的药店也一向生意兴隆，然而要成为这些慕名顾客的指定目标，都需具备一定条件。尽管顾客对药店很信任，期待很久，可一旦因故失去他们的信任或使其期待落空，就很难挽回了。

和一般顾客不同，慕名型顾客在"爱之深，恨之切"的心理下，对其值得信任的药店一旦失望，不仅顾客本身难再争取，就连其亲戚朋友也会受到影响，可见影响非常深远。因此药店要时刻注意，不要以为美名在外，即高枕无忧，以为顾客会自动上门，相反要常常自我反省：顾客到底信任我们什么？期待我们什么？我们在保持现有优点外，如何"更上一层楼"。

3. 犹豫不决型顾客及其接待方法

日常生活中，很多人面临各种选择优柔寡断，百般踌躇。由于药品的专业性、特殊性，所以他们在挑选药品时也常常显得犹豫不定，面对诸多适应证相近的药品，难以取舍，这样的顾客即是犹豫不决的顾客。

面对这种类型的顾客，要记住对方第一次拿的是什么药品，数次看的是什么药品，根据其态度，留下几种适合其症状的药品，其余的则不动声色地拿开。若她再次拿起哪种，可用自信的口吻说："女士，我认为这种最适合您。"这通常会使顾客当场决定下来。

若旁边还有其他顾客时，也可征求第三方意见，这也是促使犹豫不决型顾客下定决心的方法之一。一般情况下，被问及的顾客会予以合作，且赞同率往往高达82%。

4. 商量型顾客及其接待方法

委托店方判断哪种药品适合自己的顾客，我们称作"商量型顾客"。顾客之所以找店员商量，完全是出于对店员的信任，因此店员应尽心尽责不使顾客失望。争取到顾客的信任，就等于争取到了本店的声望与巨大的商业利益。

面对这种类型的顾客，首先一点，店员应确立责任心，不能以随意的态度敷衍顾客。店员一般具有一定的经验，可以根据顾客的实际情况作出较为适当的判断，这也是顾客询问的原因。同时，店员应尽量避免为获取利润，极力推销贵重药品，而不管其是否适合顾客的病症。试想，一位顾客服用了店员推荐的药品，病情大有好转，他自然会感到十分高兴，因此下次必定还来，久而久之，便成为固定顾客。另外，作出合理的推荐，使顾客满意，往往也会促进相关药品的出售。

5. 慎重型顾客及其接待方法

有些人处世谨慎，凡事考虑得较为周到。这通常也反映在他们购买药品时的态度上。慎重型顾客和探价型顾客很相像，不同的是探价型顾客尚未确定买些什么，只是探求一下物美价廉的药品。而慎重型顾客已定下目标，只是交涉到最后才决定抽身逃走，俗话说：逃走的鱼儿特别大，店方必须反省，为什么顾客会空手而归？

6. 沉默型顾客及其接待方法

总有一些顾客，任凭你多殷勤，仍然金口难开。但绝不能因为如此，就期望这些客人不要登门。因为这种"个性很强的人"一旦中意某家药店，通常会成为永久顾客，这种客人很重要，店员应"明知山有虎，偏向虎山行"，即使第一次遇到困难也要想办法克服。

只要应对得法，沉默型顾客也可被征服。自从顾客踏入店门时，店员就应察言观色，注意他的目光投向哪里？注意哪些药品？接着，跟踪观察，像猎人一样，察看其下一个目标朝向哪里？是否与第一次关注的药品相同？若相同，则说明顾客的药品目标大体在此，对于其他方面的问题，则要继续"跟踪"，即接触步骤。从接触开始，这时则应查看对方的表情、谈吐，若判定他属于"沉默型"，店员应自行后退，让其"慢慢看"，轻松自由地选择药品。

7. 聊天型顾客及其接待方法

聊天型顾客的特征较为鲜明，这种类型的顾客就是那些一进门就天南地北扯个没完，忘了来这里主要是为了购买药品的人。

如何应付聊天型顾客呢？一般可采取三个步骤：

第一阶段——和顾客聊天。根据店方情况来衡量聊天的适当时间，如果没有其他顾客，这段时间不妨畅所欲言。

第二阶段——换成群众。觉得时间已差不多时，可停止对谈，做个听众，偶尔以"的确""是吗"等短句回答。通常话题到这里便告一段落。

第三阶段——把药品拿在手上。把尽量引起顾客注意的药品拿在手上，装作漠不关心地把玩。这时顾客往往会猛然醒悟："哎呀，聊过头了"！这样话题自然回到购买药品阶段。

8. 爽快型顾客及其接待方法

爽快型顾客一般最受店方欢迎。我们称选择快、不讲价的顾客为爽快型顾客，又叫即决型顾客。这种类型的顾客虽为药店店员欢迎，但往往也使药店店员良心不安，店员也在想为什么这些人出奇爽快，自己随意建议几句即可使他们下定决心。

9. 好讲道理型顾客及其接待方法

有一种顾客，总喜欢指点江山，抒发感慨，不理论一番便不甘心，心中便不痛快，这种顾客我们称为"好讲道理的顾客"。这类顾客往往最不受欢迎，遇到这类顾客一定要从有自信的话题开始，千万不可触及不太明白的问题，或请了解实情的人相助，切不可表现出情绪及动作上的不满。

10. 谦虚型顾客及其接待方法

谦虚是人类的美德，具有谦虚美德的顾客在挑选药品时，往往会选择价格不高的，或是质量不是太差的药品。对待有这样要求的顾客，还需仔细洞察其表情神态，最好如相面一般仔细。当顾客说出"只要便宜的就行"，若表情认真，或自言自语，这时通常是认真的要便宜货；若口气爽朗，不怕别人听见，大体上可断定是谦逊或怕店方推荐昂贵药品。另外，店员还应注意顾客更多注意哪种药品，再三翻看哪种药品，这些药品都是他们心中的理想价位。店员对这些应准确把握，不要轻信什么"便宜的就行"之类的无稽之谈。

11. 腼腆型顾客及其接待方法

有些人动不动就双颊绯红、面如桃花，额头沁汗手忙脚乱。这种人大多是极端内向，或自觉有某种弱点的人，多少次告诉自己不要害羞，但心跳却加快起来。其实，每个人都害羞，只是程度不同而已。"害羞是上帝单独赐给人类的好礼物"。

接待腼腆型顾客首要注意的一点是，不要直接注视他们。解说药品时，最好把药品拿在手上，一边看着它一边说明。强调产品重点功能或优点时，和蔼地直视对方，其他时间尽量避免直视。

12. 冲动型顾客

这类顾客往往性格豪爽，经常买眼药水三五支，钙片五六瓶，降压药十来盒。遇到这类顾客，一定要真诚地提醒，告知药品有效期，特别是眼药水一般效期短，购买太多易造成浪费。在维护顾客利益的同时，主动提醒也避免了顾客退货等矛盾的发生。

1. 实训要求

每组 6～8 人，2 人一小组，要求小组成员进行角色扮演（顾客和药师）。当一小组进行角色扮演时，其他人观摩、评价，填写接待任务表。一小组结束后再由其他小组依次进行。

2. 接待任务表样式

药店顾客接待任务表

序号	步骤	要点记录	评价		
			优	良	合格
1	进店招呼				
2	顾客接触				
3	产品导购				
4	用药指导				
5	关联销售				
6	提示当前促销				
7	邀请加入会员				
8	收银结账				
9	请顾客推荐顾客				
10	促销预告				
11	送客				
	综合评价				

3. 随堂测验实训成果

任务 2 药店平面图设计

知识目标 <<<

1. 了解药店布局的总原则。
2. 熟悉药店布局的基本原则。

技能目标 <<<

1. 能熟练运用药店布局的各项原则合理设计药店平面图。
2. 能熟练运用绘图工具绘制药店平面图。

一、药店布局的总原则

药店的店堂布局本身具有较强的促销与宣传功能，其基本特点在于把进入店堂的顾客群体看作是消费流，把店堂布局看作是以出入口为连接的消费通道。合理的店堂布局能使消费流合理流动，促进销售的实现。店堂布局的核心是顾客流动线的设计，成功的设计能最大限度地延长顾客在药店的停留时间。顾客流动线即顾客进入药店后移动的线路。不同顾客因年龄、性别、性格差异，其移动的线路当然有所不同。一般而言，中老年人进入药店停留的时间较长，往往停留在心脑血管、风湿类等处方药类处，慢慢地仔细阅说明书，选择自己所需要的药。而中青年人一般停留时间较短，喜欢选购一些 OTC 药品和广告性强的药，如补肾、减肥、健脑、益智类药品。他们进店后，想尽快地看到自己所需要的药品，购买后迅速离开。

顾客走动多的地方往往利于药品的促销，走得少的地方则为滞销区。在开架陈列时，要避免把畅销的药品放在顾客走动少的地方。与此同时，我们还必须考虑整体布局。店前面的药品陈列要整洁美观，在流动线设计方面应清晰分类，且能让顾客自由自在地选购。药店的卖场设计要先预估销售量，再决定营业面积、货架数量、摆放位置等。那种先规划位置再排放药品，再预估销售量的做法是没有根据的。

药店是激起消费者购买欲望并完成购药行为的场所，其所处位置、招牌设计、橱窗布置、店堂内部装修及商品陈列方式等诸多因素都能引起消费者不同的情绪感受，影响购买心理，左右购买决策的确立与施行。因此，迎合消费者心理，设法布置出一个优美的购物环境，可以增加销售量。药店在零售商业中属于专业商店的范畴，其经营的商品专业化程度高，行业准入条例苛刻。在店址选择上应选人口流动性大的商业街区、医院附近或居民住宅区内。为满足消费者购药时求快求近的心理，经营网点数目多的连锁药店占尽优势，此外尚可形成经营合力，提高抗风险能力。

药店的招牌设计得好，能够对消费者形成强烈的视觉感官刺激，吸引注意力。不但给购药者留下深刻的印象，还扩大了社会影响，起到广告宣传的作用。例如作为中华老字号的蔡同德堂药店、雷允上药店等，消费者一望见其木质黑底的"金字招牌"，就会对其药品品质产生信赖感，放心购药。

药店的橱窗既是一种广告形式，也是装饰店面的重要手段，它能形象生动地向消费者推介药品，激发起消费者的兴趣，增强其购买欲。为了做好橱窗设计工作，应该深入研究所展示药品的特色、消费者的审美习惯，揣摩消费者的心理需求，使之对消费者的购买心理产生正面作用。药店的店堂装修、内部设计也是营造美好的购物环境所不可或缺的一个环节。为了保证消费者在愉悦放松的情绪中购物，店内照明应适度，使光线明亮而柔和，内部装饰的色调要宜人，以便让消费者在恬静、安逸的氛围中精心选购。

药品摆放的位置，货架的布置方式也影响消费者的心理感受。我们应当追求顺应消费者购物习惯并满足其审美心理的摆放方式。据测算，消费者的视线在超市货架上平均停留的时间为 0.6 秒，这就意味着大部分商品在开架销售时并未引起顾客的注意。为此，为了使消费者更多地购买药店最希望卖掉的药品品种，也就是获利最大、最为畅销的品种，合理地分配货架的不同位置堆放不同产品品种就显得十分重要。消费者在平视时视线会在自己的头部与胸部之间的高度移动，这个区域的货架最为引人注目，具有较高的经济价值。有效地利用这一空间放置最易售出的药品，效果会较好。由于这个区域有限，所以应按优先次序安放品种。另外安放产品要适合消费者的购买习惯，便于其寻找。例如将感冒药等常见多发病用药放在正对门口的显眼位置，利于快速购买，合乎消费者追求便捷迅速的心理。季节性常用的当令药物放在显眼位置，例如夏天将凉茶等大批放在消费者触手可及之处，往往可使其在购药后顺便捎上一些。

二、药店布局的基本原则

（1）药店的营业面积足够大。一般性便民连锁药店面积要求至少在 40 平方米以上；而创办具有一定规模的超市连锁店，面积要在 100 平方米以上，做到营业场地宽敞、环境清洁，柜台及货架整齐合理，标志醒目，营业、办公、生活等场所分开或隔离。

（2）努力吸引顾客进店。利用知名而醒目的品牌店名及标识，吸引顾客的目光，也可以用本店最具代表性的、信誉度较高的荣誉牌及服务承诺牌装饰店门，增强顾客的信任度和安全感。

（3）让顾客进店后能轻松地观察到所陈列的药品，并能最快地找到自己需要的药品。这就要求连锁药店在处理店内布局时，商品陈列科学化、规范化、系列分类明细化、引导牌示醒目化。

（4）尽量延长顾客在店内的停留时间。如在店堂内合理地设置报刊栏、宣传栏，内容可涉及药品知识、新药信息、用药和保健的方法等，并经常更换内容，保持栏内内容的新鲜感。这样就很容易使顾客在无意中花费更多的时间停留在店内咨询、观看，也很容易激发起他们的选购欲望，实现销售或二次销售。即使不能实现当次销售，也会增强顾客对该店的印象，对他今后的药品消费产生影响。

（5）药店空间足够的话，四周墙壁都可设置橱子、柜子。上面橱子摆放药品的样品，下面橱子存放部分药品。

（6）药品要分门别类地排放。OTC 药品开架，非 OTC 药品放在柜台销售。比如说治疗感冒的药品——消炎的、退烧的等等，治疗三高的药品——治疗高血压、高血脂、高血糖的药品，都归类排放，这样方便顾客选择。

（7）中西药分区域。大型药店是可以有中药门诊的，要在一个固定区域，不和西药掺和，有专门的柜台，专门的药箱，很多大型药店的中药还是很不错的。

（8）保健品和药品分区域。很多人喜欢买保健品，但是，保健品不是药品，不能混在一块出售，对自己对顾客都不是明智的做法。可以把保健品集中到一个区域，由顾客自己选择。

（9）如果药店面积不大，可以在中间设立一个小柜台。可以把一些常用药品摆放在这里，方便顾客一进门就选择到自己想要的药品，也可以把一些新药放到上面，当然也得分门别类。

（10）店铺出入口设计。由于药店的卖场面积较小，因此，一般只设置一至两个出入口，既便于人员管理和防窃，也不会因太多的出入口而占用营业空间。出入口的设计一般在店铺门面的左侧，宽度为 3～6 米，根据行人一般靠右走的潜意识的习惯，入店和出店的人不会在出入口处产生堵塞。同时出入口处的设计要保证店外行人的视线不受到任何阻碍而能够直接看到店内。药店的外观在留出了出入口处之后，如果有剩余的平面，可以设计成广告灯箱，出售或租赁给生产商做产品宣传广告，或者可以做成连锁网络品牌形象标志。

（11）药店的招牌主要分为正面招牌与侧面招牌。正面招牌是表明和指示药店的名称和正面位置。侧面招牌用来提示过往行人，引起行人对商店的注意。连锁药店的招牌最主要的功能是突出表现连锁品牌的统一性、独立性，树立品牌形象，扩大品牌效应，必须鲜明地体现品牌的标志和品牌的名称。招牌的色调应绚丽、突出，以对比强烈为原则。

（12）药店的装潢效果应该最有效地突出商品的特色。装潢不宜采用丰富、鲜艳的色彩，不要让装潢的色调来分散顾客对商品的视觉注意力，最好是天、地、墙都采用反光性、衬托性强的纯白色。而且纯白色给人的感觉就是整洁、干净，同时天、地、墙统一色调，会给人造成较大空间的视觉偏差。药店对店铺层高的要求一般在 3 米以上，但由于所选择的店面多数处于底层，天花板下多数有下水管、电线管、消防管等管道，这时不要安装吊顶天棚将这些管道隔离，将这些管道粉刷成纯白色，并将光源置于管道之下即可，这样既可以保证商店的空间，又可以节省费用。

（13）药店的灯光应采用纯白双管日光灯，因为日光灯的照明度最为均衡，同时双管日光灯还能够弥补单管日光灯的直射死角，而且纯白的灯光能够毫无保留地反射出商品的原始色彩。日光灯应安装在购物通道的上方，距离货架的高度约等于购物通道宽度的一半，灯管的排列走向应与货架的排列一致，保证能够从正面直接照射到商品。在营业场所最里面或边角的地方，照度要求略高，一般要求 1200～1500 勒克司，用灯光效果来弥补顾客对边角的模糊视觉。商店的出入口处以及行人从店外能够直视到的店内部分，要求照度在 1500 勒克司以上，保证店内的光线始终高于室外光线，使商店对行人有足够的视觉吸引力。

（14）药店的收银台设在出入口处，由收银台在出入口处分隔成出入口通道。结账通道（出口通道）可根据商店规模的大小设置 1～2 条，然后根据营业规模的预测分别配置 1～4 台收银机（但收银机的网络线应留 8 条）。在条件许可的情况下，还可以设置一条"无购物通道"，作为无购物的顾客的专门通道，以免出入口处造成拥挤。结账通道的宽度一般设计为 1.2 米，这是两位顾客可正常通过的最佳尺寸；长度一般为 6 米，即扣除了收银台本身约为 2 米的长度之外，收银台与最近的货架之间的距离至少应该有 4 米以上，以保证有足够的空间让等候的顾客排队。

（15）收银台与货架之间的空间，以及商店入口通道的中间一般设计为堆头位，用来作为新商品、库存商品、推广期商品、标志性商品、品牌商品等重点品类的销售促进区域。由于堆头位的特殊位置，一般堆头位的长宽不超过 1 米，高不超过 1.2 米，以免造成对顾客视线的阻隔和通道的堵塞。堆头位处于商店的出入口通道上，是商店人流逗留时间最长的地方，是促销商品的最好区域，供应商也愿意支付时段性租金进行产品推广，因此，堆头费能够增加药店的纯利润。

（16）药店通道的设计应尽可能直而长，尽量减少弯道和隔断，并利用商品的陈列，使顾客不易产生疲劳厌烦感，潜意识地延长在店内的逗留时间。通道一般由货架分隔而成，货架的高度最好选择在 1.8～2 米之间，能使货架最上层的商品正好持平或略高于顾客自然视线，不会产生视觉疲劳。通道宽度一般为 1.4～1.8 米，能让 2 个人及其购物篮或购物车并行或逆向通过，并能随意转身。通道不能太宽，若通道宽度超出顾客手臂或者视力所及范围，那么顾客就会只选择单侧商品。而通道太窄，则会使购物空间显得压抑，影响到顾客走动的舒适性，产生拥挤感。

（17）非商品区域的设置。除了销售卖场外，药店还需要一些非商品区域，例如办公室（主控室）、员工休息室（更衣室）、卫生间等。药店的办公室，通常也称作主控室，它主要有两个功能：一是作为商店 POS 系统和监控系统的主机房，店里要按上监控。按上监控对人对己都有好处，可以监督顾客，也可以监督店员，害人之心不可有、防人之心不可无啊，有的人还是很不自觉的。二是作为商店主管管理商店的指挥平台。因此，办公室的设计一般高于平面 0.8～1 米，并且临商店的一侧为玻璃透视窗，便于商店主管能够对店内发生的事务随时监控和指挥。

药店平面图见图 2-1。

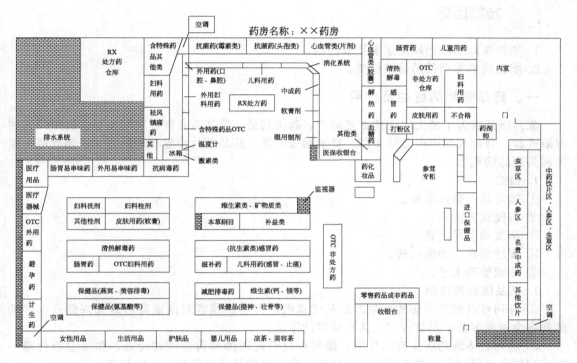

图 2-1 药店平面图

1. 实训要求

结合上面的理论学习，参考各药店布局，查找设计药店平面图的相关要素资料。设计一间药店（自己给药店设计一个名称）的平面图，用 WORD 绘图工具绘出图样。图样直接用 WORD 文件格式保存。

2. 样本

参照图 2-1 药店平面布置图样式。

3. 随堂测验实训成果。

任务 3 医药商品的陈列

 知识目标 ◀◀◀

1. 了解陈列的概念、目的和作用。
2. 熟悉陈列的原则。
3. 掌握陈列的类型和方式。

技能目标 ◀◀◀

1. 能熟练运用陈列原则正确摆放药品。
2. 能正确书写药品的价格标签。

一、药品陈列的目的及作用

陈列指药店为了最大限度地方便消费者购买药品，提高营业额和利润水平，利用门店的有限资源，合理规划店内总体布局、货架摆放顺序、药品摆放位置和堆码方式，创造便于顾客购买药品的环境。

1. 目的

① 提升店内整体形象。
② 方便顾客购买。
③ 诱发和引导消费。
④ 促进销售，加速周转。
⑤ 体现管理水平。

2. 药品陈列的作用

① 陈列可以塑造药店的形象。杂乱无章的陈列会使顾客对这家药店毫无兴趣；良好的陈列则会给顾客留下经营有方、认真待客的印象。

② 陈列有体现药店主旨的作用，能集中反映药店的经营范围和特点，如果主柜台第一排陈列的全是保健品，顾客就会认为这是一家以保健品的销售为重点的药店。

③ 陈列有信息功能。量多、巧妙的陈列，可以传递给顾客更多的药品信息；井井有条、一目了然的陈列，可以提高顾客选购药品的主动性。这样会减少顾客询问、药店经理回答的时间，从而缩短交易过程。

④ 陈列有美化效果。富有艺术性和感染力的陈列将大大增加顾客的视觉美，提高药店的素质与档次。

⑤ 陈列有选择机能。可以诱导顾客下决心选择或多购买店内的药品（当然是其现在和将来需要的）。

⑥ 陈列可以提高药店的竞争能力。药品陈列具有丰富的表现力和强大的吸引力，哪家店药品陈列得好，那它就能获得在经营上的有利地位。

二、药品陈列原则

1. 陈列总原则

① 醒目原则。

② 分类明确原则。

③ 易见易取原则。

④ 亲切原则。

⑤ 艺术性原则。

2. 陈列的基本原则

（1）分区分类 GSP（《药品经营质量管理规范》）陈列原则　药品与非药品分开陈列；处方药与 OTC 药品分开陈列；特殊管理药品，按国家有关规定存放；危险品不陈列，如必须陈列时，只能陈列代用品或空包装；拆零药品，集中存放于拆零专柜，保留原包装标签；中药饮片，装斗前需复核，不得错斗、串斗，斗标应用正名正字。

（2）易见易取原则　药品正面面向顾客，不被其他药品或价签挡住视线；与货架前方"面"保持一致；货架最底层不易看到的药品要倾斜陈列或前进陈列；货架最上层不宜陈列得过高、太重，不宜陈列易碎药品；对卖场主推的新品或 DM（直接邮寄广告）上宣传的药品突出陈列；同一货架，大包装药品陈列在上层；同一水平面的药品，保持同一高度，有差距时，左高右低。

（3）满陈列原则　满陈列就是把药品在货架上陈列得丰满些，要有量感；药品先陈列在货架上，多余的放在货柜里；药品不多时，铺开或前提；不忙时，及时进行理货，避免使顾客看到货架隔板及货架后面的挡板。

（4）先进先出原则　每次将上架药品放在原有药品的后排或把近效期药品放在前排以便于销售。

（5）关联性原则　感冒药区常和清热解毒消炎药相邻或与止咳药相邻，皮肤科用药和皮肤科外用药相邻，妇科药品和儿科药品相邻，维生素类药和钙制剂在一起等。这样在顾客消费时产生连带性，也方便了顾客购物。

（6）同一品牌垂直陈列原则　同一品牌垂直陈列原则是将同一品牌的药品，沿上下垂直方向陈列在不同高度的货架层位上。

（7）主辅结合陈列原则　主辅结合陈列原则是将高周转律药品与低周转律药品临近陈列，用高周转率的药品带动低周转率的药品销售，使店员推销药品时既有主力方向，又可以增加毛利。

（8）季节性陈列原则　季节性陈列原则是在不同的季节将应季药品陈列在醒目的位置，其药品陈列面、陈列量较大，并悬挂 POP［卖点广告（point of purchase）］，吸引顾客，促进销售。

三、药品陈列布局的磁石理论

1. 第一磁石点

卖场主通道两侧，顾客必经之地。主要药品有主力药品，购买频率高的药品，采购力强的药品。

2. 第二磁石点

主通道末端、电梯出口、通道拐角能诱导顾客在店内购物的位置。主要药品有最新的药品，具有季节感的时令药品，明亮、华丽的药品。

3. 第三磁石点

门店中央陈列货架两头的端架位置。主要药品有特价品，高利润的药品，季节药品，购买频率高的药品，促销药品。

4. 第四磁石点

卖场中副通道的两侧。主要药品有热门药品，有意大量陈列的药品，广告宣传的药品。

5. 第五磁石点

收银台前的中间卖场，是各门店按总部安排，根据各种节日组织大型展销、特卖活动的非固定卖场，以堆头为主。

四、药品陈列的类型与方式

（一）陈列的类型

1. 交易药品的陈列

交易药品的陈列，不论是何种药品，都具有待售、陈列、流动大、更换快等特点。因此，药店经理在摆放药品时要做到：整洁、美观、丰满、定位。

整洁：要按药品大类、分类、细类，及其规格、用途、价格等方面的特征，分门别类陈列摆放，使之一目了然。在药品整齐的基础上药店经理还应勤加整理，保持药品的清洁。

美观：摆放药品时应力求格调一致，色彩搭配。摆放的方法要尽可能归类摆放或适度穿插排列，在不影响美观的前提下，应将滞销的药品搭配在旺销的药品之中，以利于销售。

丰满：要做到药品多而不挤，少而不空，及时加货，不留空位，丰富多彩，方便顾客选购。

定位：要固定药品的摆放货位，这样既便于销售又易于管理。当然，药品定位不是永久不变的，而是应随季节变化和需求量的变化，做适当的调整。

2. 样品陈列

样品陈列给人以醒目、明了的感觉。如样品柜、平台的特点是一种局部陈列，具有一定的向导与美化药店的功能。由于陈列空间的范围较小，它只能容纳少量药品的陈列，因此，在陈列内容上，应从新产品、流行药品的颜色款式中，选择适量的样品；在陈列表现形式上，要力求简洁、明快、醒目；在陈列手法上，要顾及四面展示的效果，除沿着样品橱柜要考虑背景设计外，大都以采用无景象衬托的陈列为主，再辅之支架道具的配合，构成一个陈列体的立体画面。

橱柜顶陈列是一种较传统的陈列手法，在大型药店里可以见到。它起着一种标志柜组经营范围的作用，使顾客进入商场后一目了然。橱柜顶陈列除了选择实物作为样品外，还可以通过广告牌或广告灯箱上的图画和文字来代替实物陈列，这样可以避免实物样品受潮、积灰、变色、变质。

3. 储备药品的存放

储备药品的存放是指已进入销售现场但未摆上货架和柜台的备售药品。此类药品虽无需进行陈列，但也要注意摆放整齐，以利于药店经理自身管理药品。另外，切忌在通道口和药店的安全出口处堆放储备药品。

（二）陈列的方式

药品陈列有两种性质：一是供人浏览的陈列；二是让人产生购买欲望的陈列。这种划分方法是根据顾客心理过程而设置的。顾客购买药品的心理过程可以分为：注视—感兴趣—联想—产生欲望—比较权衡—信任—决定行动—满足，八个阶段。

在这一系列的心理过程中，有两个阶段是非常重要的，一个是"感兴趣"阶段，因为它直接关系到顾客是否进店，是否接触药品；另一个是"比较权衡"阶段，在这个阶段，顾客可以通过在同类药品的比较中，决定是否购买。正因为如此，药品陈列的方式也分为两种：

1. 展览陈列

展览陈列是专供顾客参观浏览的陈列，因此，担负此项工作的人员必须有某种程度的专业技巧，但这并不意味着药店经理不能胜任此事。展览陈列最主要的重点是必须引起顾客的注意，使其产生兴趣、联想，从而刺激顾客的购买欲望。

（1）中心陈列法 即以整个展览空间的中心为重点的陈列品编组法。把大型的陈列品放置于醒目的中心位置，小件展品按类别组合在靠墙四周的展台展架上，使顾客一进入展览空间就能看到大型主体展品。它对于展览主题的表达非常有利，具有突出、明快的效果。

（2）线型陈列法 以货架、柜台各层的展览空间为基础，将药品排列成一条平行线。可采用垂直、竖立、平卧、倾斜或平行排列的形式，视药品形状和摆放货位空间的大小，有顺序地排成直线。这种方法能统一、直观、真实、整齐地表现出展品的丰富内容，使顾客一目了然，并具有强烈的感染力。

（3）梯形法 即采用阶梯式样品陈列的方法。如：小型的药品应摆在前方（距离眼睛最近），大型药品摆在后方；较便宜的药品应摆在前方（容易拿取），较昂贵的药品摆在后方；暗色系的药品摆在前方，明亮色系的药品摆在后方；季节、常用药品及新药品摆在前方，一般药品摆在后方。这种陈列方法的层次感非常强。

（4）悬挂法 即运用悬挂的方法陈列药品。销售现场陈列和橱窗陈列，大都借助此法展示药品。销售现场陈列，药品一般都悬挂在货架上层装置的木档上，或在货架前位空间装置一根棒状物，将具有代表性的药品悬挂起来，以吸引顾客的视线。在悬挂时，应注意上下左右的间隔位置，以不影响货架陈列药品的视线为宜；橱窗和样品橱的陈列，悬挂也是一种主要的方法。也可悬挂一张网，将陈列样品、POP以及一些硬性中、小件药品装置在网上。

（5）堆叠法 是将样品由下而上堆叠起来的陈列方法。堆叠是使药品个体相叠后的体积升高，从而突出该陈列品的形象。堆叠的具体方法有三种：一是直接堆叠；二是组合堆叠，盒装的药品，可采取由底层向上逐层递减堆成山字形或其他形状；三是衬垫堆叠，在每层加放一块玻璃衬垫板，使陈列药品堆叠成所设想的形状。

（6）道具法 是利用各种材料制作的支架、托板、码台和模型来陈列药品的方法。

药品陈列时的诸多形式，往往都需要借助道具。用于药品陈列的道具，由于其类型的多种多样，因而具有很大的灵活性，能充分展示各种药品的特点。

（7）配套陈列法 将关联药品组合成一体的系列化陈列。将相关药品组合于同一展览空间内，提高顾客的想象力。

2. 推销陈列

推销陈列的目的主要是利于顾客的"比较权衡"，使其对药品产生信赖感。

（1）依种类分类陈列 大多数的药店在做推销陈列时，都是依照药品种类来分类的。因为依种类来分，无论是统计、还是进货都很方便。

（2）依原料分类陈列 如将以人参为原料制成的各种药品放在一块。虽然药品按原料进行分类，但是顾客在购买时，却往往不受这种陈列方式的影响，这是因为大多数顾客在购买这类药品时，都是在计划范围内选购，原料只不过是一个参考因素，主要还要看价格和实用程度。

（3）依使用方式分类 如将药品按外用与内服进行分类。这种分类陈列的方式，对顾客来说非常方便。因为他们购买药品的目的是满足某一用途、某一需要，而药品中能满足此需要的有很多，而这种方法有助于其在短时间内找到所需的药品。

（4）依对象分类 这是根据不同顾客的需要而进行的分类。即将药品按其主要使用对象的年龄进行分类。但大多数药品并没有比较明显地限定使用对象的年龄。

（5）依价格分类　虽然顾客购买药品一般都把药品的质量放在首位，但有些时候，仍会考虑药品的价格。因此将某些药品按价格分类将会方便顾客的比较选择。

五、药品陈列的组合技巧

（一）集中陈列组合

按药品规格大小、价格高低、等级优劣、花色繁简、使用对象、使用价值的关联性、品牌产地等顺序进行陈列，便于指导顾客选购。规格由大到小，价格由贱到贵，等级由低到高，花色由简到繁、由素到艳，使用对象如老人用药、小儿用药、妇科用药等。并可采用纵向分段陈列，将货架沿纵向分成若干段，每段陈列不同的药品，以表现出药品的色彩调节作用，给顾客以品种多的感觉；也可横向分段陈列，每层陈列不同药品，以突出中间段的药品，或者将两种方式结合起来灵活采用。

（二）特殊陈列组合

1. 橱窗陈列

利用药品或空包装盒，采用不同的组合排列方法展示季节性、广告支持、新药品及重点促销的药品。

2. 专柜陈列

按品牌设立，一般为同一品牌的各类药品的陈列。如史克专柜、立达专柜。

3. 按功能设立

将相同或关联功能的药品陈列为同一专柜。如男性专柜、减肥专柜、糖尿病专柜。

4. 利用柱子的"主题式"陈列

一般而言，柱子太多的店铺会导致陈列的不便，但若将每根柱子作"主题式"陈列，不但特别而且能营造气氛。

5. 端架陈列

指双面的中央陈列架的两头。展示季节性、广告支持、特价药品、利润高的药品、新药品及重点促销的药品；端架陈列可进行单一大量的药品陈列，也可几种药品组合陈列于端架，展示的药品在货架上应有定位。

端架黄金位置主要陈列季节性、高毛利、品牌、广告药品，同类的高毛利品种和品牌相邻陈列，尽量做到高毛利品种。陈列面大于品牌品种。每组端架上所陈列的药品大小、品类与色系相近，大小相差很大的药品不陈列在同一层端架上，每层陈列的药品品种数不超过5类，陈列位紧缺的药房不受陈列数量限制。

6. 货架上、中、下分段陈列

根据消费者心理，把货架分为上、中、下三段来陈列药品，以达到最大的经济效益。根据一项调查显示，药品在陈列中的位置进行上、中、下3个位置的调换，药品的销售额会发生如下变化：从下往上挪的销售一律上涨，从上往下挪的一律下跌。这份调查不是以同一种药品来进行试验的，所以不能将该结论作为普遍真理来运用，但"上段"陈列位置的优越性已经显而易见。

上段：陈列"希望顾客注意"的药品，如推荐药品、有意培养的药品，需求弹性高的药品、色彩靓丽的药品。

中段：陈列价格适中、销量稳定、主推药品。

下段：陈列周转快、体积大、重量重、需求弹性低、滞销的药品。

7. 黄金位置的陈列

要陈列重点推荐的药品，如高毛利率、需重点培养、重点推销的药品。黄金线指：男性：85～135厘米；女性：75～125厘米。黄金位置见图2-2。

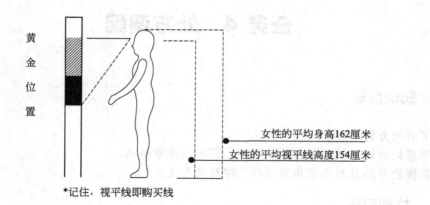

图 2-2 黄金位置

8. 量感陈列

如堆头陈列、多排面陈列、岛型陈列等。量感陈列产生"数大就是美"的视觉美感及"便宜""丰富"等刺激购买的冲动，它分为规则陈列和不规则陈列两种。规则陈列是将药品整整齐齐地码放成一定的立体造型，药品排列井然有序，通过表现药品的"稳重气息"，使顾客对药品的质量放心来扩大销售。不规则陈列，则是将药品随意堆放于篮子、盘子等容器里，不刻意追求审判的秩序性。这种陈列给顾客一种便宜、随和的印象，易使顾客产生购买的意向。

1. 目标

熟悉药店进行陈列的操作程序和要求，完成药品陈列操作。掌握药品陈列的原则和方法。

2. 准备

模拟药店：药品多种（每个种类若干，可以用空包装盒替代），货柜，货架，隔物板，空白价格标签，药店货位分配定位图表。

3. 实训具体步骤

（1）进行实训的学生，对需进行陈列的药品种类进行抽签，决定其操作对象。

（2）根据其所抽出的药品种类进行分类，并按零售现场的条件、药品用途和剂型特点，预测的销售规律和消费者可能的购买习惯，在遵守相关法规的前提下，提出该药品应陈列在本店的哪个区域？以什么方式来促进销售？并说明理由。

（3）确定了陈列位置与陈列方式后，应进行哪些准备工作？

（4）对药品进行具体的陈列操作，并放置填写好的价格标签。

（5）对所完成的陈列工作进行检查，看是否符合原有要求。

4. 随堂测验实训成果。

任务 4　处方调配

知识目标 <<<

1. 了解处方管理办法。
2. 熟悉处方调配的程序和处方审核、调配的注意事项。
3. 掌握处方的基本知识和常见外文缩写及含义。

技能目标 <<<

1. 能正确阅读理解处方的内容。
2. 能正确审核和调配处方。
3. 能根据处方对患者进行正确的用药指导和咨询。

一、处方概述

（一）处方定义

处方是指由注册的执业医师和执业助理医师（以下简称医师）在诊疗活动中为患者开具的，由取得药学专业技术职务任职资格的药学专业技术人员（以下简称药师）审核、调配、核对，并作为患者用药凭证的医疗文书。处方包括门诊处方和医疗机构病区用药医嘱单。

医师开具处方和药师调剂处方应当遵循安全、有效、经济的原则。

（二）处方的意义

（1）在法律上，可作为医疗责任的法律凭证。
（2）在经济上，可作为报销、预算及采购的依据。
（3）在技术上，它说明了药品的名称、规格、数量及用法用量。

（三）处方的结构

1. 前记

包括医院（或预防、保健）机构名称、处方编号、费别、患者姓名、性别、年龄、门诊或住院病历号、科别或病室和床位、临床诊断、开具日期等，并可添列专科要求的项目。

2. 正文

以 Rp 或 R（拉丁文 Recipe "请取" 的缩写）标示，分列药品名称、规格、数量、用法用量。

3. 后记

医师签名和（或）加盖专用签章，药品金额以及审核、调配、核对、发药的药学专业技术人员签名。

（四）处方的种类

1. 法定处方

主要是指《中华人民共和国药典》、局颁标准和地方标准收载的处方。它具有法律的约束力，在制造或医师开写法定制剂时，均需遵照其规定。

2. 医师处方

医师处方是医师对个别病人用药的书面文件。处方除了作为发给病人药剂的书面文件外，还具有法律上、技术上和经济上的意义。由处方而造成的医疗事故，医师或药剂人员均负有法律责任。处方的技术意义，在于它写明了药物名称、数量、剂型及用法用量等，保证了药剂的规格和安全有效。从经济观点来看，按照处方检查和统计药品的消耗量及经济价值，尤其是贵重药品、毒药和麻醉药品，供作报销、采购、预算、生产投料和成本核算的依据。

3. 协定处方

协定处方系指医院药房与医师根据经常的医疗需要，互相协商所制定的处方。它可以大量配制与贮备药剂，既能相对稳定工艺，保证质量，又可以减少病人等候调配取药的时间。协定处方药剂的制备必须经上级主管部门批准，并只限于本单位使用。

4. 经方与古方

经方系指《伤寒论》《金匮要略》等经典医籍中所记载的处方。而古方则泛指古典医籍中记载的处方。从清代至今出现的处方称为时方。

二、处方颜色与分类标注（四色处方）

① 普通处方白色，右上角标注"普通"，见图2-3。

② 急诊处方淡黄色，右上角标注"急诊"，见图2-4。

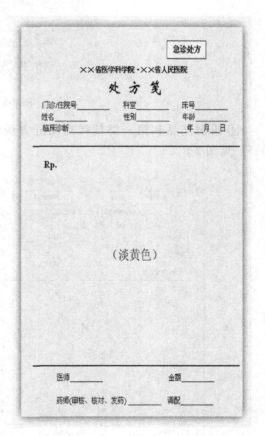

图2-3　普通处方　　　　　　　图2-4　急诊处方

③ 儿科处方淡绿色，右上角标注"儿科"（急诊须在处方笺右上角加盖红色"急诊"印

章),见图2-5。

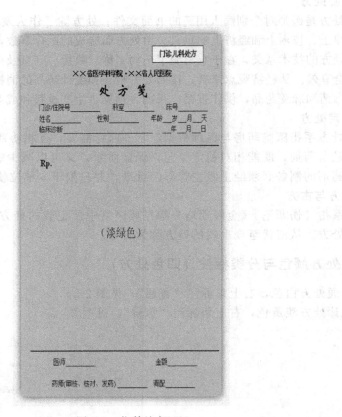

图 2-5　儿科处方

　　④ 麻醉药品和第一类精神药品处方淡红色,右上角标注"麻醉药品、第一类精神药品",见图2-6。

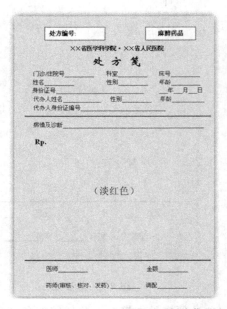 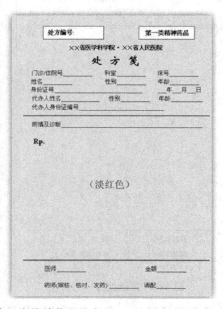

图 2-6　麻醉药品和第一类精神药品处方

⑤ 第二类精神药品处方白色，右上角标注“精二”，见图 2-7。

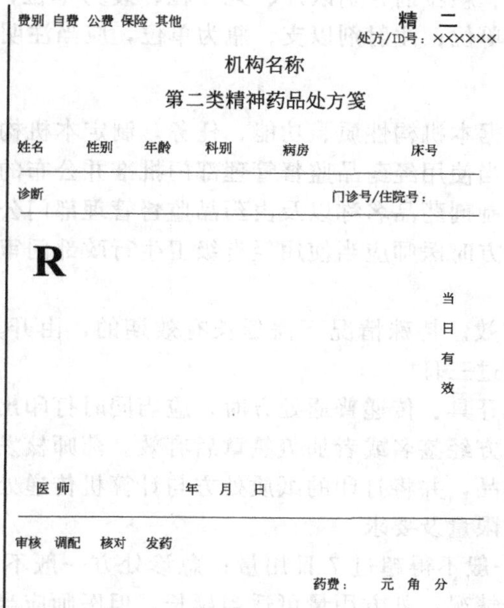
费别 自费 公费 保险 其他

精 二

处方/ID号：××××××

机构名称

第二类精神药品处方笺

姓名 性别 年龄 科别 病房 床号

诊断 门诊号/住院号：

R

当日有效

医 师 年 月 日

审核 调配 核对 发药

药费： 元 角 分

图 2-7 第二类精神药品处方

三、处方规则

（一）处方书写

（1）患者一般情况、临床诊断填写清晰、完整，并与病历记载相一致。

（2）每张处方限于一名患者的用药。

（3）字迹清楚，不得涂改；如需修改，医师须在修改处再次签名并注明修改日期。

（4）药品名称应当使用规范的中文通用名称书写，没有中文名称的可以使用规范的英文名称书写；医疗机构或者医师、药师不得自行编制药品缩写名称或者使用代号；书写药品名称、剂量、规格、用法、用量要准确规范，药品用法可用规范的中文、英文、拉丁文或者缩写体书写，但不得使用“遵医嘱”“自用”等含糊不清字句。

（5）患者年龄应当填写实足年龄，新生儿、婴幼儿写日、月龄，必要时要注明体重。

（6）西药和中成药可以分别开具处方，也可以开具一张处方，中药饮片应当单独开具处方。

（7）开具西药、中成药处方每一种药品应当另起一行，每张处方不得超过 5 种药品。

（8）药品用法用量应当按照药品说明书规定的常规用法用量使用，特殊情况需要超剂量使用时，应当注明原因并再次签名。

（9）除特殊情况外，应当注明临床诊断。

（10）开具处方后的空白处画一斜线以示处方完毕。

（11）处方医师的签名式样和专用签章，应当与院内医务处及药学部门留样备查的式样相一致，不得任意改动，否则应当重新登记留样备案。

（12）药品剂量与数量用阿拉伯数字书写。剂量应当使用法定剂量单位：重量以克（g）、毫克（mg）、微克（μg）、纳克（ng）为单位；容量以升（L）、毫升（mL）、微升

（μL）为单位；国际单位（IU）、单位（U）。

片剂、丸剂、胶囊剂、颗粒剂分别以片、丸、粒、袋为单位；溶液剂以支、瓶为单位；软膏和乳膏剂以支、盒为单位；注射剂以支、瓶为单位，应当注明含量。

（二）处方开具

（1）医疗机构应当根据本机构性质、功能、任务，制定本机构的药品处方集。

（2）医师开具处方应当使用经药品监督管理部门批准并公布的药品通用名、新活性化合物的专利药品名称和复方制剂药品名称以及由药品监督管理部门公布的药品习惯名称。

（3）开具院内制剂处方时医师应当使用经省级卫生行政部门审核、药品监督管理部门批准的名称。

（4）处方开具当日有效。特殊情况下需延长有效期的，由开具处方的医师注明有效期限，但有效期最长不得超过三日。

（5）医师利用计算机开具、传递普通处方时，应当同时打印出纸质处方，其格式与手写处方一致；打印的纸质处方经签名或者加盖签章后有效。药师核发药品时，应当核对打印的纸质处方，无误后发给药品，并将打印的纸质处方与计算机传递处方同时收存备查。

（6）各种药品处方的限量及要求

① 普通药品：处方一般不得超过 7 日用量；急诊处方一般不得超过三日用量；对于某些慢性病、老年病或特殊情况，处方用量可适当延长，但医师应当注明理由。

② 医疗用毒性药品及放射性药品：医疗用毒性药品、放射性药品的处方用量，应当严格按照国家有关规定执行。开具医疗用毒性药品，每张处方剂量不得超过两日极量（西药只限开制剂，不得开原料）。

③ 麻醉药品及精神药品

a. 医师应当按照卫计委制定的麻醉药品和精神药品临床应用指导原则，开具麻醉药品、第一类精神药品和第二类精神药品的处方。

b. 门（急）诊症疼痛患者和中、重度慢性疼痛患者需长期使用麻醉药品和第一类精神药品的，首诊医师应当亲自诊查患者，建立相应的病例，要求其签署《知情同意书》。病例中应当留存下列材料复印件：二级以上医院开具的诊断证明；患者户籍簿、身份证或者其他相关有效身份证明文件；为患者代办人员身份证明文件。

c. 除需长期使用麻醉药品和第一类精神药品的门（急）诊癌症疼痛患者和中、重度慢性疼痛患者外，麻醉药品注射剂仅限于医疗机构内使用。

d. 为门（急）诊患者开具的麻醉药品注射剂，每张处方为一次常用量；控、缓释制剂，每张处方不得超过 7 日常用量；其他剂型，每张处方不得超过 3 日常用量。

第一类精神药品注射剂，每张处方为一次常用量；控、缓释制剂，每张处方不得超过 7 日常用量；其他剂型，每张处方不得超过 3 日常用量。哌甲酯用于治疗儿童多动症时，每张处方不得超过 15 日常用量。

第二类精神药品，一般每张处方不得超过 7 日常用量；对于慢性病或某些特殊情况的患者，处方用量可以适当延长，医师应当注明理由。

e. 为门（急）诊癌症疼痛患者和中、重度慢性疼痛患者开具的麻醉药品、第一类精神药品注射剂，每张处方不得超过 3 日常用量；控、缓释制剂，每张处方不得超过 15 日常用量；其他剂型，每张处方不得超过 7 日常用量。

f. 为住院患者开具的麻醉药品和第一类精神药品处方应当逐日开具，每张处方为 1 日常用量。

g. 对于需要特别加强管制的麻醉药品，盐酸二氢埃托啡处方为一次常用量，仅限于二级以上医院内使用；盐酸哌替啶处方为一次常用量，仅限于医疗机构内使用。

h. 医疗机构应当要求长期使用麻醉药品和第一类精神药品的门（急）诊癌症患者和中、重度慢性疼痛患者，每三个月复诊或者随诊一次。

（三）处方监督管理规则

（1）医疗机构应当加强对本机构处方开具、调剂和保管的管理。

（2）医疗机构应当建立处方点评制度。

（3）未取得处方权的人员及被取消处方权的医师不得开具处方。未取得麻醉药品和第一类精神药品处方资格的医师不得开具麻醉药品和第一类精神药品处方。

（4）未取得药学专业技术职务任职资格的人员不得从事处方调剂工作。

（5）处方由调剂处方药品的医疗机构妥善保存。普通处方、急诊处方、儿科处方保存期限为1年，医疗用毒性药品、第二类精神药品处方保存期限为2年，麻醉药品和第一类精神药品处方保存期限为3年。

处方保存期满后，经医疗机构主要负责人批准、登记备案，方可销毁。

（6）医疗机构应当根据麻醉药品和精神药品处方开具情况，按照麻醉药品和精神药品品种、规格对其消耗量进行专册登记，登记内容包括发药日期、患者姓名、用药数量。专册保存期限为3年。

（四）处方和药品说明书中常见外文缩写（表2-1）

表2-1 处方和药品说明书中常见外文缩写对应的拉丁文和中文

缩写	拉丁文	中文
a. c.	Ante cibos	饭前
a. d.	Ante decubitum	睡前
a. j.	Ante jentaculum	早饭前
a. m.	Ante meridiem	上午，午前
a. p.	Ante parndium	午饭前
Ad us. ext	Ad usum externum	外用
Ad us. int.	Ad usum internum	内服
Alt. die. (a. d.)	Alternis diebus(alterno die)	隔日
Abt. ccen.	Ante coenam	晚饭前
Aq.	Aqua	水
b. i. d.	Bis in die	1日2次
c. c.	Centimetrum cubicum	西西,公撮,立方公分
c. g.	Centigramma	厘克,百分之一公分
c. t.	Cutis testis	皮试
d. d.	De die	每日
d. i. d.	Dies in dies	每日,日日
Fort.	Fortis	强的,浓的
Inj.	Injectio	注射剂
i. h.	Injectio hypodermatica	皮下注射
i. m.	Injectio musculosa	肌内注射
i. v.	Injectio venosa	静脉注射

四、处方调剂

处方调剂是指销售药品时，药学技术人员根据医师处方调剂、调配药品的过程。

1. 药品调剂的程序

收处方—审核处方—收费—调配处方—包装标示—核对检查—发药，见图2-8。

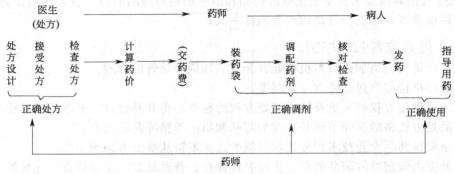

图2-8 调剂流程

2. 药学专业技术人员应按操作规程调剂处方药品

（1）认真审核处方。

（2）准确调配药品。

（3）正确书写药袋或粘贴标签，应注明患者姓名和药品名称、用法、用量、包装。

（4）向患者交付处方药品时，按照说明书或处方用法，进行用药交待与指导，包括每种药品的用法、用量、注意事项等。

（5）药学专业技术人员在完成处方调剂后，应当在处方上签名。

3. 处方审核

（1）处方规范审核

药师应当逐项检查处方前记、正文和后记书写是否清晰、完整，并确认处方是否合法。

审核处方内容是否完整，书写是否规范，字迹是否清晰，有否执业医师或执业助理医师签字，有否医疗机构盖章，有修改的地方是否有执业医师或执业助理医师签字并注明日期等。

（2）处方用药适宜性审核的内容

① 规定必须做皮试的药品，处方医师是否注明过敏试验及结果的判定。

② 处方用药与临床诊断的相符性。

③ 剂量、用法的正确性。

④ 选用剂型与给药途径的合理性。

⑤ 是否有重复给药现象。

⑥ 是否有潜在临床意义的药物相互作用和配伍禁忌。

⑦ 其他用药不适宜情况。

4. 用药不适宜情形的处理

告知处方医师，请其确认或重新开具处方。发现严重不合理用药或用药错误，告知处方医师并记录，按照有关规定报告。

5. 调剂处方"四查十对"

（1）查处方，对科别、姓名、年龄；

（2）查药品，对药名、剂型、规格、数量；

（3）查配伍禁忌，对药品性状、用法用量；

（4）查用药合理性，对临床诊断。

6. 其他

（1）须凭医师处方调剂处方药品，非经医师处方不得调剂。

（2）药师对于不规范处方或者不能判定其合法性的处方，不得调剂。

（3）药师完成调剂后，在处方上签名或加盖专用签章。

（4）医疗机构不得限制门诊就诊人员外购药品。

1. 处方审核

每位学生随机从审核处方箱中抽取十张处方，根据自己所学知识对每张处方进行审核，包括规范审核和用药适宜性审核，填写处方审核表。

处方审核表

	审核内容	审核结果	计分
处方规范审核	前记		
	正文		
	后记		
用药适宜性审核	规定必须做皮试的药品,处方医师是否注明过敏试验及结果的判定		
	处方用药与临床诊断的相符性		
	剂量、用法的正确性		
	选用剂型与给药途径的合理性		
	是否有重复给药现象		
	是否有潜在临床意义的药物相互作用和配伍禁忌		
	其他用药不适宜情况		

2. 处方调配

每2位学生为一组，模拟药师和顾客（患者），随机从正确处方箱中抽取1张处方，按照标准的处方调配流程调配。

处方调配流程	计分（百分制）
收处方	
审核处方	
收费	
调配处方	
包装标示	
核对检查	
发药	
用药指导	

3. 随堂测验实训成果

第二部分

常见病用药指导

项目3

循环系统疾病用药指导 ‹‹‹‹‹‹‹

任务 1 循环系统

 知识目标 ‹‹‹

熟悉循环系统医学基础知识。

一、循环系统概述

循环系统是封闭的管道系统，它包括心血管系统和淋巴管系统两部分。心血管系统是一个完整的循环管道，它以心脏为中心通过血管与全身各器官、组织相连，血液在其中循环流动；淋巴管系统则是一个单向的回流管道，它以毛细淋巴管盲端起源于组织细胞间隙，吸收组织液形成淋巴液，淋巴液在淋巴管内向心流动，沿途经过若干淋巴结，并获得淋巴细胞和浆细胞，最后汇集成左、右淋巴导管开口于静脉。

循环系统的主要机能是把机体从外界摄取的氧气和营养物质送到全身各部，供给组织进行新陈代谢之用，同时把全身各部组织的代谢产物，如 CO_2、尿素等，分别运送到肺、肾和皮肤等处排出体外，从而维持人体的新陈代谢和内环境的稳定；它还将为数众多的与生命活动调节有关物质（如激素）运送到相应的器官，以调节各器官的活动；淋巴系统是组织液回收的第二条渠道，既是静脉系统的辅助系统，又是机体防御系统的一环。

二、心血管系统

心血管系统由心脏、动脉、毛细血管、静脉和流动于其中的血液组成的系统。它是一个密闭的循环管道，血液在其中流动，将氧、各种营养物质、激素等供给器官和组织，又将组织代谢的废物运送到排泄器官，以保持机体内环境的稳态、新陈代谢的进行和维持正常的生命活动。心脏能自动并在神经系统控制下发生节律性的收缩和舒张，保证血液沿一定方向循环流动。动脉连于心脏和毛细血管之间，将血液从心脏运至组织。毛细血管连于动脉和静脉之间，互相连接成网，是血液与组织间进行物质交换的部位。静脉连于毛细血管和心之间，收集血液流回心脏。

心脏和血管构成血液运输的网络——心血管系统。通过该系统将血液泵入身体的大血管系统，血液将养分和氧气运送至细胞，并带走细胞代谢产生的废物。体内有 3 种血管：动脉、静脉和毛细血管。在压力的作用下，血液离开心脏，并通过动脉的分支系统运输到全身。最后一级动脉——微动脉，将含氧量丰富的血液运送至毛细血管。氧气、养分、代谢产生的废物及细胞外液中的其他物质在由毛细血管构成的毛细血管床中进行交换。血液再经毛细血管床进入类似毛细血管的薄壁微静脉。微静脉的血汇入小静脉，小静脉再汇入较大的静脉，最后由大静脉——腔静脉把含氧量较低的血液又运回心脏。

在神经体液调节下，血液沿心血管系统循环不息。根据循环途径不同，可分为大（体）循环和小（肺）循环两种。

大循环（体循环）：血液由左心室搏出，经主动脉及其分支到达全身毛细血管，血液在此与周围的组织、细胞进行物质和气体交换，再通过各级静脉，最后经上、下腔静脉及心冠状窦返回右心房。

小循环（肺循环）：血液由右心室搏出，经肺动脉干及其各级分支到达肺泡毛细血管进行气体交换，再经肺静脉进入左心室。体循环和肺循环同时进行。

体循环的路程长，流经范围广，以动脉血滋养全身各部，并将全身各部的代谢产物和二氧化碳运回心脏。肺循环路程较短，只通过肺，主要使静脉血转变为氧饱和的动脉血。

大循环和小循环见图 3-1。

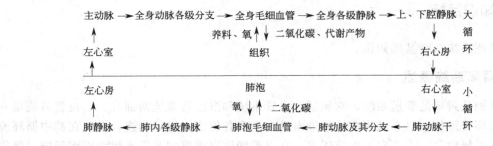

图 3-1　大循环和小循环

血液循环受神经体液因素的调节，这些因素在中枢神经高级部位的整合下能使心血管系统保持适当的血压和血流，这是确保各组织器官正常物质交换，维持正常功能活动的先决条件。血液只有在全身不停地循环流动才能完成其多种功能，血液循环的停止是死亡的前兆，具有最重要的生理意义。到达各器官的各有其特点的血液循环叫作特殊区域循环或器官循环。这种循环在高等动物中以脑循环和冠状循环最为重要，因为二者的短时阻断都将导致严重的后果乃至死亡。冠脉阻断后几乎立即使心搏停止，脑循环阻断后脑细胞 4～6 分钟后死亡。

人的全身血量约占体重的 6%～8%。全身血液并非都在心血管系统中流动而有一部分流动极慢甚至停滞不动的血存储在脾、肝、皮肤、肺等部位。流动的血叫循环血，不流动或流动极慢的血叫存储血。那些存储血液的器官叫作储血库或简称血库。储血库可以调节循环血量，其中以脾的作用最大。静息时脾脏松弛，与循环血液完全隔离，可以储存全身总血量的 1/6 左右。其中血细胞比容较大，血细胞数约可达全身红细胞总数的

1/3。当剧烈运动、大出血、窒息或血中缺氧时，在神经体液因素调节下，脾脏收缩，放出大量含血细胞很多的血液（比循环血多40%）到心血管中增加循环血量以应急需。但是，无论是循环血，还是存储血都受到血量变动的影响，血量和血细胞的过多都可引起人体的不良反应，甚至病变。

1. 心脏

心脏是心血管系统的动力器官，位于胸腔内、两肺之间，像个前后略扁的圆锥体。心脏分为左、右心房和左、右心室4个腔。房中隔和室中隔把心脏分为左、右两半，每半又由房室口及周围的瓣膜分为上部的心房和下部的心室。左心房接受左右肺的血液，属动脉血。左心室接受左心房的血液，收缩时把血液压入主动脉，推动大循环。右心房接受全身流回心脏的静脉血，收缩时把血液压入右心室。右心室收缩时再把血液压入肺动脉。由此可见，心脏是个泵血器官。而心排血量（每分钟心脏所射出的血量）又是泵血功能的重要指标。健康成人安静时平均心跳为每分钟75次，计算心排血量5升左右。剧烈运动时，心排血量可增加到安静时的5~6倍，可见心脏的泵血功能是有一定的储备的。心脏具有传导兴奋和调节节律跳动的结构，叫心脏传导束。心脏传导束是由特化的心肌纤维构成的，包括窦房结、房室结、房室束和左右束支，其中窦房结是心跳的起搏点。心脏的一次收缩和舒张称为心动周期。在心动周期中，由于心脏各腔内压力、容积的变化，瓣膜的开闭等保证了血液沿一定方向流动。加上心脏传导系统的作用，使得心脏终生有节律地收缩和舒张，推动和维持血液的不断循环，保证体内的血液供应。

2. 心传导系统

心传导系统由特殊的心肌纤维所组成，能自发性地产生和传导兴奋，使心肌进行有规律的收缩和舒张。如果心传导系统发生功能障碍，就会出现心律失常等症状。心传导系统包括窦房结、房室结、房室束和浦肯野氏纤维。

（1）窦房结 为心脏的起搏点，位于前腔静脉与右心耳之间的终沟内，在心外膜下。如果实验性破坏窦房结，心跳就会减缓或停止。

（2）房室结 位于房间隔右心房侧的心内膜下，由不规则的小分支状的结细胞构成，与心房肌和房室束相连。

（3）房室束 起始于房室结，穿过纤维环至室间隔上部，分为左右脚。

（4）浦肯野氏纤维 与房室束左右脚的细小分支相续，在心内膜下交织成浦肯野氏纤维网，与心室肌相连。

3. 冠状动脉

冠状动脉为心脏的营养动脉，分左右两支，分别起始于主动脉根部，在心肌内形成丰富的毛细血管网。左冠状动脉：一般较粗，起始于主动脉球的左窦。右冠状动脉：起始于主动脉球的右窦。

4. 血管

血管是血液流通的管道，分为动脉、静脉和毛细血管三种。从心脏运送血液到全身各器官的血管叫动脉。动脉逐级分支，由大到小，越分越细，最后分成许多毛细血管。毛细血管再逐级汇合成静脉，返回心脏。动脉和静脉都是运送血液的管道，它们的结构有着基本的共同点，即管壁都可分为3层：外膜、中膜和内膜。但两者毕竟有不同点，如动脉的管腔小、管壁厚、弹性大，所以动脉可以承受从心脏搏出的压力较高的血液，并借助平滑肌的回缩，推动血液继续前进。静脉比动脉多，管径大，管腔也比较不规则。静脉具有静脉瓣，防止血液倒流。毛细血管管径最细，管壁最薄，分布最广，其管壁构造简单，主要由内皮及一薄层基膜组成，外面有一层结缔组织包绕。毛细血管总的截面积非常大，血流缓慢，有较大的通透性，这就保证了血液与组织液之间的物质交换。

三、淋巴系统

淋巴也叫淋巴液，是人和动物体内的无色透明液体，内含淋巴细胞，部分由组织液渗入淋巴管后形成。淋巴管是结构跟静脉相似的管子，分布全身。淋巴在淋巴管内循环，最后流入静脉，部分组织液经此流入血液往复循环。淋巴存在于人体的各个部位，对于人体的免疫系统有着至关重要的作用。淋巴系统是人体内重要的具有防御功能的系统，由淋巴管（分为毛细淋巴管、淋巴管、淋巴干与淋巴导管）、淋巴组织（分为弥散淋巴组织与淋巴小结）、淋巴器官（如胸腺、骨髓、脾、扁桃体等）构成。淋巴系统一方面引流淋巴液，清除机体内的异物、细菌等；另一方面淋巴系统是身体防御的前哨，分散于身体各部分的淋巴结似一滤过装置，可有效阻止经淋巴管进入的微生物。

1. 淋巴管

淋巴管（lymphatic vessels）可区分为毛细淋巴管、淋巴管、淋巴干和淋巴导管等。

（1）毛细淋巴管　以盲端起于组织间隙，由一层内皮细胞构成，管腔粗细不一，没有瓣膜，互相吻合成网，中枢神经、上皮组织、骨髓、软骨和脾实质等器官组织内不存在毛细淋巴管。

（2）淋巴管　由毛细淋巴管汇合而成，管壁与静脉相似，但较薄、瓣膜较多且发达，外形粗细不匀，呈串珠状。淋巴管根据其位置分为浅、深两组，浅淋巴管位于皮下与浅静脉伴行；深淋巴管与深部血管伴行，二者间有较多交通支。淋巴管在行程中通过一个或多个淋巴结，从而把淋巴细胞带入淋巴液。

（3）淋巴干　由淋巴管多次汇合而形成，全身淋巴干共有9条，即收集头颈部淋巴的左、右颈干；收集上肢、胸壁淋巴的左、右锁骨下干；收集胸部淋巴的左、右支气管纵隔干；收集下肢、盆部及腹腔淋巴的左、右腰干以及收集腹腔器淋巴的单个的肠干。

（4）淋巴导管　包括胸导管（左淋巴导管）和右淋巴导管。胸导管的起始部膨大叫乳糜池，位于第11胸椎与第2腰椎之间，乳糜池接受左、右腰干和肠干淋巴的汇入。胸导管穿经膈肌的主动脉裂孔进入胸腔，再上行至颈根部，最终汇入左静脉角，沿途接受左支气管纵隔干、左颈干和左锁骨下干的汇入。总之是收集下半身及左上半身的淋巴。右淋巴导管为一短干，收集右支气管纵隔干、右颈干和右锁骨下干的淋巴，注入右静脉角。

2. 淋巴结

淋巴结（lymph nodes）是灰红色的扁圆形或椭圆形小体，常成群聚集，也有浅、深群之分，多沿血管分布，位于身体屈侧活动较多的部位。胸、腹、盆腔的淋巴结多位于内脏门和大血管的周围。淋巴结的主要功能是滤过淋巴液，产生淋巴细胞和浆细胞，参与机体的免疫反应。

3. 脾

脾是体内最大的淋巴器官，同时又是储血器官，并具有破坏衰老的红细胞、吞噬致病微生物和异物，产生白细胞和抗体的功能。脾位于腹腔左季肋部，第9～11肋之间，其长轴与第10肋一致，正常情况下在肋弓下缘不能触及。活体脾为暗红色，质软而脆，易因暴力打击而造成破裂。脾的表面除脾门以外均被腹膜覆盖。

任务 2 高血压病的用药指导

 知识目标 <<<

1. 掌握高血压分级依据及病因。
2. 掌握高血压病治疗用药及用药机理。

技能目标 <<<

1. 能分析判断患者高血压病的级别。
2. 能熟练运用高血压病专业知识指导患者用药。

一、疾病概述

高血压也称血压升高，是血液在血管中流动时对血管壁造成的压力值持续高于正常的现象。高血压常被称为"无声的杀手"，大多数患者可在没有任何症状的情况下发病，血管壁长期承受着高于正常的压力会导致冠心病、脑卒中等严重疾病。在我国约每 3 位成人中就有 1 例高血压患者。高血压是一种可控制但须终身治疗的疾病，主要通过改善生活方式及药物治疗来控制病情。

根据最新《中国高血压防治指南》（2021 年修订版），高血压定义为在未使用降压药物的情况下，有 3 次诊室血压值均高于正常，即诊室收缩压（俗称高压）≥140mmHg 和（或）舒张压（俗称低压）≥90mmHg，而且这 3 次血压测量不在同一天内。诊室血压是近年出现的新名词，是指由医护人员在标准条件下按统一规范进行测量获得的血压值。如果患者既往有高血压史，目前正在使用降压药，即使血压低于 140/90 mmHg（数值以"收缩压/舒张压"的形式表示），也应诊断为高血压。

二、流行病学

在我国，高血压患者超过 2.45 亿，也就是说，大约每 3 位成人中就有 1 例高血压患者，而且 70%脑卒中死亡和 50%心肌梗死与高血压有关，同时患病率趋势总体还在逐渐增高。在最新的调查中还发现，农村地区患病率首次超越了城市地区；藏族、满族和蒙古族人群高血压患病率比汉族高；从南方到北方，高血压患病率呈现递增趋势。

高血压在 5 类人群中易发：有家族史的人群；情绪易激动的人群，因交感神经兴奋导致肾上腺素水平上升会引起血压升高；"重口味"的人群，指摄入盐量偏高的人群；嗜酒人群；工作或生活压力大的人群。

三、疾病类型

根据血压升高的水平，可将高血压分为高血压 1 级（轻度）、2 级（中度）、3 级（重度），见表 3-1。

表 3-1 血压分级

分类	收缩压/mmHg	舒张压/mmHg
正常血压	<120 和	<80

续表

分类	收缩压/mmHg	舒张压/mmHg
正常高值	120～139 和/或	80～89
高血压	≥140 和/或	≥90
1级高血压（轻度）	140～159 和/或	90～99
2级高血压（中度）	160～179 和/或	100～109
3级高血压（重度）	≥180 和/或	≥110
单纯收缩期高血压	≥140 和	＜90

高血压并不只是在老年人群中有，按患病群体不同，可分为儿童与青少年高血压、妊娠高血压、中青年高血压和老年高血压。

四、患者最常问的问题

1. 高血压可以治好吗？

目前为止还没有方法可以治愈高血压，高血压治疗的目的是控制病情，将高血压控制在正常范围内，不会引发别的并发症，患者就可以像正常人一样生活和工作。对于高血压患者最重要的是生活方式干预，包括运动、制定压力管理策略、健康饮食、戒烟等，其他治疗都是在此基础上进行的。常用降压药物包括钙拮抗剂（CCB）、血管紧张素转化酶抑制剂（ACEI）、血管紧张素受体拮抗剂（ARB）、利尿剂和β受体阻滞剂等五类。此外还有调脂治疗、抗血小板治疗、血糖控制等治疗方式。

2. 高血压的饮食禁忌有哪些？

高血压患者最需要注意的是"限盐"，世界卫生组织希望把盐限制在每人每天5克以内，国内是6克以内，日常生活可以用"控盐小勺"去衡量。同时需要注意的是，在日常生活中还会摄入其他含钠高的调味品（味精、酱油等）、腌制品、零食等，均需要控制摄入。如果做不到，能够比之前的盐摄入量减少对于血压控制也是有益的。

此外，还需要增加膳食中的钾摄入，如新鲜蔬菜、水果和豆类等，增加富含膳食纤维的全谷物、植物来源的蛋白质等，不饮或限制饮酒。

3. 高血压的症状是什么？

很多高血压患者在感觉不到任何不适症状的情况下，就已发生了无症状的其他疾病，这就是通常说的靶器官损害，所以高血压被称为"无声的杀手"。

其实，高血压有时候会有一些不太特异的症状，比如头部胀痛、阵发性眩晕、胸闷不适、四肢麻木等，这时患者及接诊医生都要警惕是不是早期高血压的信号。高血压的典型症状包括：头痛、疲倦或不安、心律失常、心悸耳鸣等。

若已达高血压危象（≥180/120 mmHg），患者可发生卒中、视物模糊、意识丧失、失忆、心肌梗死、肾功能损害、主动脉夹层、心绞痛、肺水肿以及子痫。

不同亚型的高血压有其特殊症状：妊娠期高血压由妊娠诱发，主要症状为蛋白尿、水肿，严重者可发生抽搐、昏迷甚至死亡；婴幼儿高血压可表现为烦躁、过于兴奋、夜间尖声哭叫、生长发育迟缓等；更年期高血压，可表现为腰膝酸软、四肢浮肿等症状；特殊诱因导致的高血压会有其特殊的症状，如颈性高血压表现为肩颈部疼痛、上肢麻木不适；肾性高血压可出现腰背或肋腹部疼痛。

五、病因

1. 高血压的发病病因

高血压发病病因是全世界科学家在不断探索的难题，大部分高血压患者的病因至今仍未明确。既往将这类高血压称为"原发性高血压"，但这个名称已经成为过去式，目前统称为高血压。在表现为高血压的患者中，5％是由于某些确定的疾病或病因引起血压升高，被称为继发性高血压，这类高血压可通过治疗导致血压升高的疾病而得到根治或改善。

高血压发病原因不明确，更多谈及其危险因素，包括遗传因素、年龄以及不良生活方式等多方面，其中70％～80％的高血压发生与不健康的生活方式有关。随着高血压危险因素聚集，高血压患病风险就会增大。继发性高血压病因，对于中重度年轻高血压患者若其药物联合治疗效果差时应考虑是否为继发性高血压，是否存在以下疾病而导致血压升高：

肾脏疾病：如肾小球肾炎、慢性肾盂肾炎等；

内分泌疾病：如绝经期综合征、嗜铬细胞瘤等；

心血管病变：如主动脉瓣关闭不全、主动脉缩窄等；

颅脑病变：如脑肿瘤、脑外伤等；

睡眠呼吸暂停综合征；

其他原因有：妊娠高血压综合征、红细胞增多症、药物等。

2. 诱发因素

高血压是一种"生活方式疾病"，很多日常行为习惯是高血压发生的危险因素。

(1) 高钠低钾饮食　高钠低钾膳食是我国人群重要的高血压发病危险因素。世界卫生组织推荐普通人每天钠盐摄入量为5克，而我国居民平均每天钠盐摄入量为8～15克；世界卫生组织推荐每人每天钾的摄入量为3.51克，而我国人群每天钾的摄入量只有1.89克。

(2) 超重和肥胖　超重和肥胖是高血压患病的重要危险因素，尤其是中心型肥胖。超重和肥胖人群的高血压发病风险是体重正常人群的1.16～1.28倍。

(3) 过量饮酒　高血压的患病率随饮酒量增加而增加，高血压患者中约5％～10％是由过量饮酒引起的。过量饮酒包括危险饮酒（单次饮酒量：男性41～60克，女性21～40克）和有害饮酒（单次饮酒量：男性60克以上，女性40克以上）。

(4) 长期精神紧张　人在紧张、愤怒、惊恐、压抑、焦虑、烦躁等状态下，体内交感神经兴奋，从而升高血压。研究显示，精神紧张者发生高血压的风险是正常人群的1.5倍左右。

(5) 体力活动不足　我国城市居民（尤其是中青年）普遍缺乏体力活动，体力活动不足是高血压的危险因素。

(6) 其他因素　其他危险因素还包括年龄、高血压家族史、合并糖尿病、血脂异常等。近年来，大气污染也备受关注，有研究显示大气中的一些污染物与高血压发病可能相关。

六、诊断流程

当出现高血压典型症状或相关可疑症状时，患者应及时、尽快就诊。诊断流程如下：

(1) 由专业医生确立高血压诊断，确定血压水平分级；

(2) 判断高血压原因；

(3) 分析危险因素、靶器官损害以及相关临床症状，做出病因和鉴别诊断，评估患者心脑血管危险因素。

七、治疗

高血压治疗的根本目标是降低发生心脑肾及血管并发症和死亡的总危险。降压治疗的获益主要来自血压降低本身。对普通高血压患者，建议在改善生活方式的基础上，根据高血压患者的总体风险水平决定是否给予降压药物以及药物治疗方案。

1. 利尿降压药

降压机理：早期的降压作用是靠利尿，使血容量减少，心排血量短期下降。长期的降压效果是由于小动脉平滑肌细胞内的钠离子浓度下降，血管的紧张度降低，血管阻力下降，进而使血压下降。

利尿剂分为几种，不同的利尿剂利尿的原理或者作用的部位不一样，副作用大同小异。利尿剂都可以导致血压下降、脱水、大部分的利尿剂引起低钾血症（除了保钾利尿剂）。低钾血症时鼓励病人吃富含钾的食物。使用利尿剂时要注意血钾的情况，因为低钾血症容易导致洋地黄药物中毒。利尿剂一般建议上午服用，不要在晚上睡觉前服用，以免影响睡眠。使用利尿剂后要注意观察尿量。

噻嗪类利尿剂（中效能利尿药）：比如氢氯噻嗪、氯噻酮。主要作用于肾脏的远曲小管，抑制钠的重吸收，这样钠被排出去了，水也就跟着排出去了。噻嗪类药物利尿作用和降压作用温和、持久，属于基础降压药，降压过程平稳，能增强其他降压药物的作用。多制成复方降压药物如赖诺普利氢氯噻嗪、替米沙坦氢氯噻嗪等复方降压药用于治疗高血压。副作用：肾损害，所以有肾脏疾病的患者不宜使用。还有低钾低钠血症，低血压，血液抑制，水、电解质平衡紊乱，高尿酸血症、代谢性障碍等副作用。

髓袢利尿剂，也叫亨氏环利尿剂（高效能利尿药）：主要作用于髓袢升支粗段，通过袢利尿药抑制 Na^+-K^+-$2Cl^-$ 同向转运，影响尿液稀释和浓缩过程而发挥强大的利尿作用。经典的袢利尿药是呋塞米（速尿），在临床上常用于急性肺水肿、脑水肿、严重水肿、高钙血症和心衰患者的治疗，及用于其他利尿药无效的严重病例。其与血浆蛋白结合率为 $91\%\sim97\%$，几乎均与白蛋白结合。这种结合形式使得呋塞米到达肾脏近端小管并分泌到管腔内，才能到达它的作用靶点。副作用：引起低钠低钾，胃肠道不适，低血压，血液抑制，耳毒性等。

保钾利尿剂：主要药物是螺内酯（安体舒通）、氨苯蝶啶，这两种属低效能利尿药；阿米洛利属强效能利尿药。螺内酯为类固醇，是作用强烈的内源性盐类皮质激素醛固酮。螺内酯与醛固酮有类似的化学结构，在远曲小管和集合管的皮质段上皮细胞内与醛固酮竞争结合醛固酮受体，从而抑制醛固酮促进 K^+-Na^+ 交换的作用。使 Na^+ 和 Cl^- 排出增多，起到利尿作用，而 K^+ 则被保留。该药利尿作用较弱，缓慢而持久。连续用药一段时间后，其利尿作用逐渐减弱。同时具有抗雄激素活性，可选择性地破坏睾丸及肾上腺微粒体细胞色素 P450，从而抑制性腺产生雄激素，并能在靶组织处与二氢睾酮竞争受体，减少雄激素对皮脂腺的刺激。氨苯蝶啶和阿米洛利的留钾排钠作用与螺内酯相似，但其作用机制与后者不同。它们不是醛固酮拮抗剂，而是直接抑制肾脏远曲小管和集合管的 Na^+ 进入上皮细胞，进而改变跨膜电位，从而减少 K^+ 的分泌。Na^+ 的重吸收减少，从而使 Na^+、Cl^- 及水排泄增多，而 K^+ 排泄减少。作用较迅速，但较弱，其留钾作用弱于螺内酯。这类型的药物常用于肝硬化腹水、高血压、慢性心力衰竭患者，还能够辅助治疗高血压、诊断和治疗原发性醛固酮增多症以及预防低钾血症等。这一类药主要的副作用是高钾血症、血液抑制，使用时应低钾饮食。

渗透利尿剂（脱水药）：主要有甘露醇、尿素。是通过提高血浆及原尿渗透压，稀释血液，增加肾小球滤过，减少肾小管重吸收而发挥利尿作用，主要作用于髓袢及肾小管其他部位。其作用强、排泄快，绝大多数情况下是治疗急性脑水肿的首选药物。

碳酸酐酶抑制剂：主要代表药为乙酰唑胺。是通过抑制碳酸酐酶活性，进而减少 H^+-Na^+ 交换及 HCO_3^- 的重吸收，发挥较弱的利尿作用，主要作用于近曲小管。

2. 钙离子拮抗剂

降压机理：阻止钙离子进入平滑肌细胞内，降低平滑肌细胞内钙离子浓度，促使血管扩张；

可使心肌细胞钙浓度下降，心肌收缩下降，心排血量减少；促进肾脏排钠利尿，减少血容量。

钙离子拮抗剂有多种，1987年世界卫生组织将其分为选择性和非选择性两大类，在选择性钙离子拮抗剂中又分为：维拉帕米类、硝苯地平类和地尔硫草类三种。而非选择性的钙离子拮抗剂不用于抗高血压治疗。

根据其化学结构，又可以分为以下几种类型：二氢吡啶类（硝苯地平、氨氯地平、乐卡地平、尼莫地平、尼卡地平、尼群地平、尼索地平、非洛地平、贝尼地平、拉西地平等）；苯噻氮草类（地尔硫草等）；苯烷胺类（维拉帕米等）；三苯哌嗪类（氟桂利嗪、桂利嗪、利多氟嗪等）。

适合于各型高血压尤适于重症高血压伴冠心病、心绞痛、脑血管意外、肾脏病变的患者。代表药为硝苯地平、地尔硫草、氨氯地平、非洛地平、拉西地平、尼群地平等。不良反应有头痛、心悸、心跳加快、面部潮红、夜间排尿次数增多，以及眼睑、踝部水肿等，中年人和更年期妇女更明显。

3. β受体阻断药

降压机理：β受体阻断药可竞争性地和β肾上腺素受体结合而产生拮抗作用，β受体又分为 β_1 和 β_2 两种亚型。根据药物的选择性又可分为 β_1 和 β_2 受体阻断药，持续给予此类药物能使心率降低，心脏收缩力和房室传导减弱，心排出量降低，从而起到降压的作用。广泛用于轻、中度高血压患者，尤适于年轻的高血压病人及治疗劳力型心绞痛，但不宜用于伴心功能不全、支气管哮喘、糖尿病（因能减少胰岛素分泌、干扰糖代谢）的患者。

α、β受体阻断药具体可分为3类：非选择性的β受体阻滞剂，同时阻断 β_1 和 β_2 受体，如普萘洛尔等；选择性的β受体阻滞剂，只阻断 β_1 受体，对 β_2 受体影响小或几乎无影响，如美托洛尔、比索洛尔、阿替洛尔等；选择性 α_1 和β受体阻滞剂，阻断 α_1 和 β_1 受体，具有扩张外周血管的作用，如卡维地洛、拉贝洛尔等。

这类药物对支气管上的β受体也有阻断作用，可能会引起支气管痉挛，禁用于哮喘患者，其他的不良反应有诱发和加重心力衰竭、心动过缓、心脏传导阻滞等。本类药物可减慢心率、降低心脏的排血量等，也是有效的降压药，能降低静息状态下和运动时的血压，控制运动时的高血压优于其他降压药。

4. 血管紧张素转化酶（ACE）抑制药

降压机理：通过抑制血管紧张素Ⅰ转换为血管紧张素Ⅱ的生成，从而取消血管紧张素Ⅱ收缩血管、刺激醛固酮释放、增加血容量、升高血压与促心血管肥大增生作用，有利于高血压、心力衰竭与心血管的重构的防治。可减少缓激肽的灭活，从而保存缓激肽的作用。现知缓激肽能激活产生 NO 和诱生 PGI_2（前列环素）。NO 与 PGI_2 都有舒张血管，降低血压，抗血小板聚集与抗心血管细胞肥大增生重构作用。

对原发性、肾性高血压症有很好疗效，能改善糖及脂质代谢、防治心功能不全、逆转心室肥大，常用于伴心室肥大、心衰、糖尿病、高脂血症、老年中重度高血压患者。但不宜用于肾功能不全、肾动脉狭窄、妊娠等高血压患者。代表药有卡托普利、依那普利、培哚普利、贝那普利、福辛普利、雷米普利等。

5. 血管紧张素Ⅱ受体拮抗剂（ARB）

降压机理：这一类药物作为拮抗剂阻断血管紧张素Ⅰ型受体（AT_1 受体）的激活。阻断 AT_1 受体可直接引起血管舒张、血管升压素分泌减少、醛固酮合成及分泌减少等等，综合作用使血压下降。

临床使用的血管紧张素Ⅱ受体拮抗剂为非肽类药物，依据结构可分为两类：联苯四氮唑类，包括氯沙坦、缬沙坦、厄贝沙坦、坎地沙坦酯及他索沙坦；非联苯四氮唑类，包括依普罗沙坦及替米沙坦。不良反应有血管性水肿、呼吸道感染、背痛、鼻窦炎、腹泻及嗜睡、头晕和过敏反应等。

6. 肾上腺素 α_1 受体阻断药

降压机理：阻止肾上腺素与血管平滑肌细胞上的 α_1 肾上腺素能受体结合，使血管舒张，增加静脉容量，增加肾素活性，从而降低血压，且不易引起反射性心率增加。主要用于中度及重度高血压，常与利尿药和（或）β 受体阻断药合用。典型药物有哌唑嗪、特拉唑嗪、多沙唑嗪等。不良反应有首剂现象，易产生耐药性，导致水钠潴留，体位性低血压，心慌，甚至晕倒。其次是出现轻微鼻塞、乏力、头痛反应等。

7. 中枢性降压药

可乐定：过去认为其降压是通过兴奋延髓背侧孤束核突触后膜的 α_2 受体，抑制交感神经中枢的传出冲动，使外周血管扩张，血压下降。后来研究表明其也作用于延髓腹外侧区的咪唑啉受体，使交感神经张力下降，从而降压。用于中度高血压，兼有溃疡病的高血压患者。不良反应有口干、便秘、嗜睡、抑郁等。

8. 血管平滑肌扩张药

硝普钠：在血管平滑肌内代谢产生一氧化氮，直接松弛小动脉和小静脉平滑肌。用于高血压急症的治疗，高血压合并心力衰竭或嗜铬细胞瘤发作引起的血压升高。

9. 神经节阻断药

降压机理：神经节阻断药作用于自主神经节，为乙酰胆碱（ACh）竞争性拮抗剂，防止ACh 作用于胆碱受体所引起的去极化，从而阻断神经节。由于交感神经节阻断而产生明显的血压下降和立位低血压，心排出量减少，外周阻力降低，回心血流减少。典型药物有樟磺咪芬、美卡拉明、六甲溴铵。其对交感神经节和副交感神经节均有阻断作用，对效应器的具体效应则视两类神经对该器官的支配以何者占优势而定。

10. 去甲肾上腺素能神经末梢阻断药

本类药物有：利血平、胍乙啶、倍他尼定、胍那决尔。其主要通过影响儿茶酚胺的储存及释放产生降压作用。

11. 钾通道开放药

本类药物有：米诺地尔、吡那地尔、尼可地尔。通过使钾通道开放，钾外流增多，细胞膜超极化，膜兴奋性降低，Ca^{2+} 内流减少，血管平滑肌舒张，血压下降。

12. 降压中成药

牛黄降压丸：为清热剂，具有清心化痰、平肝安神之功效。用于心肝火旺、痰热壅盛所致的头晕目眩、头痛失眠、烦躁不安，高血压病见上述证候者。

山楂降压胶囊：平肝降火，利湿化痰。适用于高血压病合并高脂血症之肝火亢盛证，症见头痛眩晕、耳鸣目胀、面赤、脉弦等。

传统医学认为，高血压主要由肝脏经络的气血失调、阴阳失衡所致。现代生物科学研究证实，高血压病是一种由多基因缺损而导致的疾病。在不升高血压的前提下增加心脏血液输出量，可增加冠状血流量，扩张冠状血管，降低心肌耗氧量，改善心肌供血能力。

13. 其他

其他降压药有前列环素合成促进药沙克太宁、肾素抑制药雷米克林、5-HT 受体阻断药酮色林、内皮素受体阻断药波生坦等。

八、用药的四个步骤

第一步：利尿剂（氢氯噻嗪）从排钠和减低血容量着手，或用 β 受体阻滞剂（普萘洛尔）以减低心肌收缩力、减慢心率、减低心搏出量，以达到降压目的，若无效，则进行第二步治疗。

第二步：可同时用两种药物治疗，利尿剂加 β 受体阻滞剂，或用其中的任何一种，另加其他一种降压药如利血平或可乐定或甲基多巴等。或 β 受体阻滞剂（普萘洛尔）加肼屈嗪。如仍无效，则进行第三步治疗。

第三步：同时应用 3 种药物，如利尿剂加 β 受体阻滞剂、加血管扩张剂（肼屈嗪），若再无效，可改为第四步治疗。

第四步：同时应用 4 种药物，利尿剂加 β 受体阻滞剂、加血管扩张剂，再加其他降压药如钙通道阻滞剂或 ACE I 或血管紧张素 II 受体拮抗剂等。

在治疗中，血压得到适当控制，经一段时间巩固后，可试行减药，即逐步"下阶梯"的方法，直至减至最少的药物及最小的剂量，且仍使血压稳定，得到适用于每个病人的药物量，同时亦减少了药物的副作用，疗效可达个体最佳水准。本阶梯疗法适用于无合并症的病人。

总结：

① 利尿药＋β 受体阻断药；

② 利尿药＋ACE I／ARB；

③ 二氢吡啶类钙通道阻断药＋β 受体阻断药；

④ β 受体阻断药＋ACE I／ARB；

⑤ 利尿药＋钙通道阻断药；

⑥ α 受体阻断药＋β 受体阻断药；

⑦ 三种以上药物配合。

实训项目

1. 播放高血压病的相关学习视频。

2. 解析什么是高血压病。

3. 写出 3 种常用高血压病治疗药物的成分和功效（包括西药和中成药）。

4. 上网查找 3 个市场份额较高的高血压病治疗药物，指出其商品名、通用名、价格、适应证、生产厂家，比较其特点。

5. 案例分析

（1）病例描述　患者，男，42 岁，农民。患高血压有 10 余年，最高达 220/120mmHg，无明显症状，未规律用药，否认其他病史。患者由于经济状况不佳，断断续续使用一些中草药和尼群地平、硝苯地平等一些较便宜的药物，血压忽高忽低。近期感觉不适。查体：血压 180/112mmHg。心电图：左心室高电压，提示心肌肥厚。心脏超声：左心室舒张功能减退。尿常规（－）、血脂、血糖均在正常范围内。

（2）病例分析。

（3）制订推荐用药方案并写出用药机理。

（4）模拟情景对话。

6. 随堂测验实训效果。

任务 3　冠心病的用药指导

 知识目标 <<<

1. 掌握冠心病的分类及病因。
2. 掌握冠心病治疗用药及用药机理。

技能目标 <<<

1. 能分析判断患者冠心病的类型。
2. 能熟练运用冠心病的专业知识指导患者用药。

一、疾病概述

冠状动脉粥样硬化性心脏病简称为冠心病（CHD），是一种缺血性心脏病。冠状动脉（冠脉）是向心脏提供血液的动脉。当冠状动脉发生粥样硬化引起管腔狭窄或闭塞，导致心肌缺血、缺氧或坏死而出现胸痛、胸闷等不适，这种心脏病称为冠心病。典型症状为胸痛、胸闷、活动后加重。冠心病多发于 40 岁以上成人，男性多于女性，男性发病早于女性，近年来呈年轻化趋势。治疗包括生活方式改变、药物和手术治疗。

二、疾病类型

1. WHO 分型

（1）隐匿型　患者有冠状动脉粥样硬化，但病变较轻或有较好的侧支循环，或患者痛阈较高因而无疼痛症状。

（2）心绞痛型　在冠状动脉狭窄的基础上，由于心肌负荷的增加引起心肌急剧的、短暂的缺血与缺氧的临床综合征。

（3）心肌梗死型　在冠状动脉病变的基础上，发生冠状动脉供血急剧减少或中断，使相应的心肌严重而持久的急性缺血导致心肌坏死。

（4）心力衰竭型（缺血性心肌病）　心肌纤维化，心肌的血供长期不足，心肌组织发生营养障碍和萎缩，或大面积心肌梗死后，以致纤维组织增生所致。

（5）猝死型　患者心搏骤停的发生是由于在动脉粥样硬化的基础上，发生冠状动脉痉挛或栓塞，导致心肌急性缺血，造成局部电生理紊乱，引起暂时的严重心律失常所致。

2. 新分型

（1）慢性冠脉疾病　慢性冠脉疾病（CAD）也称慢性心肌缺血综合征（CIS），包括稳定型心绞痛、缺血性心肌病和隐匿性冠心病等。

（2）急性冠状动脉综合征　急性冠状动脉综合征（ACS）包括不稳定型心绞痛（UA）、非 ST 段抬高型心肌梗死（NSTEMI）和 ST 段抬高型心肌梗死（STEMI），也有学者将冠心病猝死包括在内。

三、病因

冠状动脉是向心脏提供血液的动脉，随着胆固醇及其他沉积物组成的斑块在动脉壁积聚，会导致冠脉狭窄或闭塞，进而引起冠心病。导致冠心病的危险因素有很多，除了年龄、性别、遗传因素等不可控的因素外，还包括高血压、血脂异常、糖尿病、超重、肥胖、吸烟等可控的因素，对这些因素进行积极防控将有助于防治冠心病。

由于脂质代谢异常，血液中的脂质沉着在原本光滑的动脉内膜上，在动脉内膜上一些类似粥样的脂类物质堆积而成白色斑块，这些斑块渐渐增多造成动脉腔狭窄，使血流受阻，导致心脏缺血，产生心绞痛。如果动脉壁上的斑块形成溃疡或破裂，就会形成血栓，使整个血管血流完全中断，发生急性心肌梗死，甚至猝死。冠心病的少见发病机制是冠状动脉痉挛（血管可以没有粥样硬化），产生变异性心绞痛，如果痉挛超过 30 分钟，也会导致急性心肌梗死（甚至猝死）。此外，随着时间的推移，冠心病还可以削弱心肌，使心脏无法正常地泵血，导致心力衰竭；还可能导致不规则的心跳，也就是心律失常。

四、诱发因素

1. 传统危险因素

20 世纪 60 年代 Framingham 等研究发现的危险因素，包括年龄、性别、遗传因素、吸烟、高血压、血脂异常、糖尿病、超重、肥胖、缺乏体力活动、精神压力大、不健康饮食和大量饮酒等。其中，除了年龄、性别和遗传因素属于不可控的危险因素外，其余都是可以控制的危险因素，也就是说绝大部分冠心病危险因素是可以通过生活方式或药物干预而控制的。

年龄：年龄增长会增加动脉损伤和狭窄的风险。

性别：通常男性的冠心病风险更高，但绝经后女性的风险也增加。

遗传因素：心脏病家族史与冠心病高风险相关，特别是近亲患有早期心脏病。如果父亲或兄弟在 55 岁之前被诊断患有心脏病，或者母亲、姐妹在 65 岁之前患有心脏病，那么风险最高。

吸烟：吸烟的人患心脏病的风险显著增加，二手烟也会增加冠心病风险。

高血压：没有得到控制的高血压会导致动脉粥样硬化和血管壁变厚，从而缩小血液流经的管腔。

血脂异常：血液中高水平的胆固醇会增加斑块和动脉粥样硬化形成的风险。其中低密度脂蛋白胆固醇（LDL-C）通常被称为"坏"胆固醇，高密度脂蛋白胆固醇（HDL-C）通常被称为"好"胆固醇。"坏"胆固醇水平高和"好"胆固醇水平低，都会促进动脉粥样硬化的发展。

糖尿病：糖尿病与冠心病风险增加有关。2 型糖尿病和冠心病具有相似的危险因素，如肥胖和高血压。

超重或肥胖：体重过重通常会加重其他危险因素。

缺乏体力活动：缺乏运动也与冠心病及其一些危险因素有关。

压力大：生活中没有缓解的压力可能会损害动脉，并加重冠心病的其他危险因素。

不健康饮食：吃太多含有饱和脂肪酸、反式脂肪酸、盐和糖的食物会增加冠心病风险。

饮酒：大量饮酒会导致心肌损伤，还可以加重冠心病的其他危险因素。

2. "新"危险因素

随着研究进展，学者发现还有一些危险因素，包括睡眠呼吸暂停、高敏 C 反应蛋白水平升高、高甘油三酯血症、同型半胱氨酸血症、子痫前期、自身免疫性疾病等，都是冠心病的危险因素。

睡眠呼吸暂停：这种疾病会导致患者在睡觉时呼吸反复停止再开始。睡眠呼吸暂停期间发生的血氧水平突然下降会升高血压并使心血管系统紧张，可能导致冠心病。

高敏 C 反应蛋白水平升高：高敏 C 反应蛋白（hs-CRP）是一种正常蛋白质，当身体某处出现炎症时，它的水平会升高。高 hs-CRP 水平可能是心脏病的危险因素。通常认为，随着冠状动脉变窄，血液的 hs-CRP 会增多。

高甘油三酯：这是血液中的一种脂肪（脂质）。高水平甘油三酯可能会增加冠心病风险，尤其是女性。

同型半胱氨酸：同型半胱氨酸是人体用来制造蛋白质以及构建和维持组织的氨基酸。但高水平的同型半胱氨酸可能会增加冠心病风险。

子痫前期：怀孕期间女性可能出现的这种情况会导致高血压和尿液中较高的蛋白质含量。它可能导致生命后期患心脏病的风险增加。

自身免疫性疾病：类风湿关节炎、狼疮及其他炎性风湿病可以增加动脉粥样硬化风险。

冠心病的危险因素通常会同时存在，并可能互相影响，比如肥胖会导致 2 型糖尿病和高血压。而多个危险因素组合在一起时，可能存在累加效应，导致更高的冠心病风险。此外，体力劳动或情绪激动可诱发冠心病发作，尤其是诱发出现胸痛症状（心绞痛），饱食、寒冷、吸烟、心动过速、休克等也可诱发冠心病症状发作或加重。

五、流行病学

（1）45 岁以上的男性、55 岁以上或者绝经后的女性。

（2）父兄在 55 岁以前、母亲/姐妹在 65 岁前死于心脏病。

（3）低密度脂蛋白胆固醇（LDL-C）过高、高密度脂蛋白胆固醇（HDL-C）过低和伴有高血压、尿糖病、吸烟、超重、肥胖、痛风、不运动等情况的人群。

六、症状

冠状动脉（冠脉）出现狭窄后，无法为心脏提供足够的含氧血液，尤其是在剧烈运动时。最开始时，血流量减少可能不会引起任何冠心病症状，但随着冠脉内的斑块不断积聚，冠脉越来越窄，最终会导致冠心病体征和症状。其中最常见的症状为胸痛，也可能出现心悸、不正常呼吸短促等。

1. 早期症状

早期可无任何症状，仅表现为做运动平板心电图检查时有异常的 ST-T 改变。也可表现为剧烈体育活动或重体力劳动后，出现心绞痛症状，休息后或服用扩张冠状动脉药物后可迅速缓解。

2. 典型症状

（1）胸痛（心绞痛）　短暂的冠脉狭窄阻塞引起的胸痛，也就是心绞痛，患者可能会感到胸部有压迫感或紧绷，就好像被人踩着胸口一样，通常发生在胸部的中间或左侧。

心绞痛通常由劳累或情绪激动引发。通常在停止活动或平静休息几分钟后疼痛会消失。在某些人中，特别是女性，这种疼痛可能是短暂的或尖锐的，并且可能疼痛感同时"放射"到颈部、手臂或背部。

（2）胸部压迫　冠脉被完全堵塞时会引起心脏病发作，即心肌梗死。心脏病发作的典型症状包括胸部压迫性压力和肩膀或手臂疼痛，有时伴有呼吸短促和大汗。女性比男性更容易出现心脏病发作的不典型症状，如颈部或下颌疼痛。有时心脏病发作时，患者没有任何明显的体征或症状。

（3）呼吸短促　如果心脏无法泵出足够的血液来满足身体需求，在用力时则可能出现呼吸短促，并感到极度疲劳。

3. 伴随症状

（1）牙疼：与一般的牙疼相比，因冠心病导致的牙疼，往往是牙床的一侧或两侧疼痛，以左侧居多，常常难以确定具体是哪颗牙，牙龈、脸颊不红肿。

（2）突然出现冷汗、头晕、恶心或消化不良的感觉。

（3）活动时颈部疼痛，呼吸短促感觉加剧。

（4）慢性冠脉疾病也可引起心绞痛、焦虑或紧张、疲劳、颈部疼痛等症状，还会引起睡眠障碍、虚弱等症状。

（5）当出现心律失常、心源性休克、心衰、卒中、心搏骤停等并发症时，可能出现心悸、心慌、劳累后气喘、头晕、昏厥等症状。

七、相关检查

1. 血液检查

检查胆固醇、甘油三酯、血糖、脂蛋白以及各种炎症标志物水平，水平异常是冠心病的危险因素。

2. 心电图

用于确定心脏的节律是稳定的还是不规则的，还可以记录电信号通过心脏时的强度和时间。心电图可以为既往存在心肌梗死或正在发作的心肌梗死提供证据。动态心电图有助于发现日常活动时心肌缺血的证据和程度。

3. 超声心动图

可以检测到坏死区或缺血区心室壁的运动异常，也有助于了解左心室功能。心室壁运动减弱可能是在心肌梗死发作时受到损伤或是缺氧所致。超声心动图不仅可以用于诊断冠心病，还可以用于排除其他心脏病。

4. 负荷试验

如果经常在运动过程中出现症状和体征，医生可能会要求在特制跑步机上行走或脚踏固定自行车，并在运动期间监测心电图变化，这就是运动负荷试验。在某些情况下，比如不能运动者，可以使用药物刺激心脏，进行药物负荷试验。

也有一些负荷试验采用超声心动图进行监测。医生可能在运动前后进行超声检查，或者在超声检查时使用药物刺激心脏，或在磁共振成像（MRI）时使用药物来刺激心脏。

5. 放射性核素检查

该检查可观察心肌的代谢变化，是目前唯一能直接评价心肌存活性的影像技术。临床可将药物负荷试验与之相结合，有助于检查静息和负荷时心肌的供血情况。

6. 冠脉CT血管成像

冠脉CT血管成像（CTA）是经静脉注射造影剂后利用螺旋CT扫描再经过计算机三维重建显示心脏冠状动脉成像，可以直接判断冠脉病变和狭窄情况。

7. 冠脉造影

通过注射造影剂对心脏血管进行显像，能够清晰准确地明确狭窄的血管以及其部位，明确诊断、指导治疗并评估预后。

这是一项有创检查，费用较高，是诊断冠心病较为准确的方法，常被称为冠心病诊断的"金标准"。在经无创检查后需确定是否行血运重建时，应进行冠脉造影检查。

八、治疗

冠心病症状的严重程度可能差异很大，并且可能随着斑块积聚、冠脉进一步狭窄而加重。当胸痛或不适持续不缓解或更严重、更频繁时，应立即就医。特别是出现胸痛的同时，有呼吸短促、心悸、头晕、心跳加快、恶心或者大汗等症状的患者，若怀疑心脏病发作，应立即拨打急救电话就诊。

（一）急性期治疗

对于稳定型心绞痛，发作时应立刻休息，一般患者在停止活动后症状即逐渐消失。较重的发作，可使用硝酸酯制剂，比如舌下含服硝酸甘油或硝酸异山梨酯。

对于不稳定型心绞痛/非 ST 段抬高型心肌梗死（UA/NESTEMI），在急诊室经过恰当检查评估后，要立即开始恢复再灌注治疗。

对于 ST 段抬高型心肌梗死（STEMI），"时间就是心肌，心肌就是生命"，强调及早发现、及早住院，要尽快开始溶栓或介入治疗，恢复心肌的血液灌注，从而降低死亡率，减少并发症，改善患者预后。

（二）一般治疗

休息：急性期卧床休息，保持室内安静，减少探视，减少不良刺激，解除焦虑，对于有焦虑的患者，医生会视情况适当给予患者抗焦虑、镇静的药物。

监护：密切监测心电图、血压、心率、呼吸、心功能、血氧饱和度等变化，为适时采取治疗措施、防止猝死提供客观依据。

吸氧：呼吸困难和血氧饱和度降低患者，应予持续吸氧。

（三）药物治疗

1. 抗血栓药物

包括抗血小板和抗凝血药物。抗血小板药物常用的是环氧化酶（COX）抑制剂，环氧化酶抑制剂主要通过抑制环氧化酶，阻断产生血栓烷 A_2（TXA_2），防止或延迟血小板在粥样硬化斑块表面形成血栓。TXA_2 是血小板活化和血管收缩强有力的激动剂，通过与 G-蛋白偶联受体结合，引起磷脂酶 C（PLC）β 活化，细胞内钙离子增加，随后血小板被激活。主要药物有阿司匹林、氯吡格雷（波立维）、替罗非班、吲哚布芬等。

阿司匹林为首选药物，是抗血小板治疗的基石。维持量为每天 75～100 毫克，所有冠心病患者没有禁忌证应该长期服用。阿司匹林是目前在抗血小板治疗中研究和应用最为广泛的抗血小板药物，主要通过抑制花生四烯酸环氧酶（COX），使 Ser-529 和 Ser-516 不可逆地乙酰化，从而阻断 TXA_2 的合成，发挥抗血小板的作用。阿司匹林不耐受患者，可考虑使用吲哚布芬。阿司匹林的副作用是对胃肠道的刺激，胃肠道溃疡患者要慎用。冠脉介入治疗术后应坚持每日口服氯吡格雷，通常 6 个月至 1 年。

抗凝血药物可用于防治血管内栓塞或血栓形成的疾病，预防脑卒中或其他血栓性疾病，是通过影响凝血过程中的某些凝血因子阻止凝血过程的药物。正常人由于有完整的血液凝固系统和抗凝及纤溶系统，所以血液在血管内既不凝固也不出血，始终自由流动完成其功能，但当机体处于高凝状态或抗凝及纤溶减弱时，则发生血栓栓塞性疾病。临床使用频率最高的抗凝血药包括：非肠道用药抗凝血剂（如肝素）、香豆素抗凝血剂类（如华法林）、新型口服抗凝药等。通常用于不稳定型心绞痛和心肌梗死的急性期，以及介入治疗术中。此外蛇毒溶栓剂如去纤酶、抗栓酶和清栓酶可溶解已形成的血栓使血管再通。

肝素在体内外均有很强的抗凝作用，这是通过抗凝血酶Ⅲ来实现的，对凝血过程的多个环节均有抑制作用，其作用迅速。该制剂只能静脉给药，因为使用方便（皮下注射），常用于需迅速抗凝治疗者或用作口服抗凝血剂前用药，当用量过多引起出血时，可用等量鱼精蛋白中和。长期使用肝素有引起出血的危险，副作用较大。

香豆素类常用的有双香豆素、华法林和醋硝香豆素等，通过拮抗维生素 K 使肝脏合成凝血酶原及因子Ⅶ、Ⅸ和Ⅹ减少而抗凝，因为用药开始体内仍有足量凝血因子，故只有当这些因子耗尽后才能发挥抗凝作用，所以其作用开始较慢，但作用持续时间较长，适用于需较长时间抗凝者如深静脉血栓形成和肺栓塞等，当用量不当引起出血时，除给维生素 K 外，最主要的是输新鲜血以补充凝血因子。

目前新型口服抗凝药物特指新研发上市的口服Ⅹa 因子和Ⅱa 因子直接抑制剂，前者包括阿哌沙班、利伐沙班、依度沙班等，后者有达比加群。这两类药物都是针对单个有活性的凝血因子，抗凝作用不依赖于抗凝血酶，口服起效快，相对于华法林半衰期较短，具有良好的剂效关系，与食物和药物之间很少相互作用，口服使用无需监测常规凝血指标，可以减少或者尽量避免因用药不当造成的药物疗效下降或者出血不良事件，且剂量个体差异小只需固定剂量服用，对医生及患者均极为方便。

2. 二磷酸腺苷（ADP）P2Y12 受体拮抗剂

ADP 受体拮抗剂与血小板膜表面 ADP 受体结合后，阻止了与 ADP 受体相偶联的 GPⅡb/Ⅲa 受体的结合位点暴露，使配体无法结合，血小板的聚集受到抑制。ADP 受体主要有两种亚型：P2Y1 和 P2Y12。与 P2Y1 相比，ADP 与 P2Y12 结合后，能触发形成稳定、持久的血小板聚集效应。

除非有禁忌证，急性冠脉综合征患者建议在阿司匹林基础上联合应用该药物，并至少维持使用 12 个月。常用药物为氯吡格雷、替格瑞洛，具有副作用小、作用快的特点。

3. 硝酸酯类药物

本类药物通过对其血管平滑肌的直接作用而扩张各类血管，扩张静脉可增加静脉贮备量，使回心血量减少，降低心室壁张力而减少心肌耗氧量，但对卧位心绞痛的治疗效果差；扩张动脉主要是大动脉，可减少左心室后负荷和左心室做功。心脏前后负荷的减少，均可降低心肌氧耗量。通过改善心肌顺应性，减少对心内膜下血管压力，增加心内膜下的血液供应区。选择性扩张心外膜较大的输送血管，开放侧支循环，增加缺血区的血液供应。

本类药物主要有：硝酸甘油、硝酸异山梨酯（消心痛）、5-单硝酸异山梨酯、长效硝酸甘油制剂（硝酸甘油油膏或橡皮膏贴片）等。硝酸酯类药物是稳定型心绞痛患者的常规用药。心绞痛发作时可以舌下含服硝酸甘油或使用硝酸甘油气雾剂。对于急性心肌梗死及不稳定型心绞痛患者，先静脉给药，病情稳定、症状改善后改为口服或皮肤贴剂，疼痛症状完全消失后可以停药。硝酸酯类药物持续使用可发生耐药性，有效性下降，可间隔 8～12 小时服药，以减少耐药性。

4. β 受体拮抗剂

可降低心肌耗氧量、减少心肌缺血反复发作，可有效改善患者预后。常用药物有美托洛尔、比索洛尔和艾司洛尔。

5. 钙通道阻滞剂

可用于足量硝酸酯类药物和 β 受体拮抗剂治疗后仍不能控制症状的患者。

6. 凝血酶受体拮抗剂

凝血酶受体的蛋白酶激活受体（protease-activated receptor，PAR）属于 G-蛋白偶联受体家族。它有 4 种亚型，其中 PAR-1 和 PAR-4 在人类的血小板中表达。由于 PAR-4 仅在高浓度凝血酶条件下才会诱导血小板聚集，且在 PAR-1 功能表达完整时，PAR-4 不表达，所以 PAR-1 是最主要的凝血酶受体。凝血酶受体拮抗剂也是目前最受关注和最有发展前景的抗血小板药物。

7. 血小板糖蛋白（glycoprotein，GP）Ⅱb/Ⅲa 受体抑制剂

由于纤维蛋白与 GPⅡb/Ⅲa 相互作用是血小板聚集的最后一个关键步骤，并且 GPⅡb/Ⅲa 只在血小板表达，显然，发展 GPⅡb/Ⅲa 受体拮抗剂是抗血小板治疗的一个最有力的手段，可以发挥强大的抑制血小板聚集的作用。

8. 纤溶药物

溶血栓药主要有链激酶、尿激酶、组织型纤溶酶原激活剂等，可溶解冠脉闭塞处已形成的血栓，开通血管，恢复血流，用于急性心肌梗死发作时。

9. 肾素血管紧张素系统抑制剂

包括血管紧张素转换酶抑制剂（ACEⅠ）、血管紧张素Ⅱ受体拮抗剂（ARB）以及醛固酮拮抗剂。对于急性心肌梗死或近期发生心肌梗死合并心功能不全的患者，尤其应当使用此类药物。常用 ACEⅠ类药物有依那普利、贝那普利、雷米普利、福辛普利等。如出现明显的干咳副作用，可改用血管紧张素Ⅱ受体拮抗剂。ARB 包括缬沙坦、替米沙坦、厄贝沙坦、氯沙坦等。用药过程中要注意防止血压偏低。

10. 调脂治疗

调脂治疗适用于所有冠心病患者。冠心病在改变生活习惯基础上给予他汀类药物，他汀类药物主要降低低密度脂蛋白胆固醇，治疗目标为下降到 100 毫克/分升。常用药物有洛伐他汀、普伐他汀、辛伐他汀、氟伐他汀、阿托伐他汀等。最近研究表明，他汀类药物可以降低死亡率及发病率。

（四）手术治疗

手术治疗主要是为了冠脉血运重建，包括经皮冠脉介入治疗（PCI）和冠脉旁路移植术（CABG）。经皮冠脉介入治疗（PCI）是将一根细长的导管插入冠状动脉的开口，带有球囊的导丝从导管中穿过，到达冠脉狭窄部位，然后球囊膨胀，挤压动脉壁上的斑块，然后置入支架完成对狭窄冠脉的机械支撑。支架包括裸金属支架、药物洗脱支架和生物可吸收支架。

冠脉旁路移植术（CABG）也就是通常所说的搭桥手术，心外科医生使用身体其他部位的血管作为"桥血管"，绕过闭塞的冠脉。由于手术需要开胸，所以多用于多支、严重冠脉狭窄的情况。

（五）中医治疗

已有多项研究提示中医药在治疗甚至改善冠心病患者预后方面的疗效，但尚需大样本、随机对照试验证实，建议到正规医疗机构就诊，在医师指导下治疗。

（六）前沿治疗

我国自主研发的生物可降解支架已经上市，被称为冠心病介入治疗的"第四次革命"。与传统支架相比，生物可降解支架在置入体内一段时间后，缓慢降解并被组织吸收，使血管功能完全恢复，有望降低血栓形成和再狭窄的发生率。

九、预防

戒烟，控制饮酒；控制血压至<120/80mmHg 为佳；监测并控制血脂水平，尤其关注低密度脂蛋白胆固醇（LDL-C）在正常范围内；严格的血糖管理；适量运动并保持健康的体

重;均衡饮食,避免摄入过多饱和脂肪酸和反式脂肪酸、过多盐和过多糖;尽可能减轻压力;注射流感疫苗,每年接种流感疫苗,以降低患流感的风险。

冠心病的二级预防见表 3-2。

表 3-2 冠心病二级预防

五部分	内容	意义
A	阿司匹林(Aspirin)和血管紧张素转换酶抑制剂(ACEⅠ)	前者具有抗血小板凝集作用,可减少冠脉内血栓形成;后者可改善心脏功能,减少心脏重塑、变形,对合并有高血压、心功能不全者更有帮助
B	β受体阻滞剂(betablocker)和控制血压(blood Pressure)	若无禁忌证的心梗后患者使用β受体阻滞剂,可明显降低心梗复发率、改善心功能和减少猝死的发生。控制高血压,对防治冠心病的重要性是众所周知的
C	降低胆固醇(cholesterol)和戒烟(cigarettes)	胆固醇增高是引起冠心病的罪魁祸首,血清胆固醇增高应进行饮食控制和适当服用降脂药如他汀类药(如辛伐他汀、氟伐他汀、普伐他汀等)。戒烟!
D	控制饮食(diet)和治疗糖尿病(diabetes)	心梗后的患者应当远离高胆固醇食物,提倡饮食清淡,多吃鱼和蔬菜,少吃肉和蛋。在同等条件下,糖尿病患者的冠心病患病率比血糖正常者要高出 2~5 倍
E	教育(education)和体育锻炼(exercise)	冠心病患者应学会一些急性冠脉事件的急救知识,如发生心绞痛或出现心梗症状时可含服硝酸甘油和口服阿司匹林等,在医生指导下,适当参加体育锻炼及减肥

1. 播放冠心病相关学习视频。

2. 解析什么是冠心病。

3. 写出 3 种常用冠心病治疗药物的成分和功效(包括西药和中成药)。

4. 上网查找 3 个市场份额较高的冠心病治疗药物,指出其商品名、通用名、价格、适应证、生产厂家,比较其特点。

5. 案例分析

(1)病例描述 患者,男,55 岁。主诉间断胸闷、心悸。5 天前无明显诱因出现胸闷、心悸,伴头痛恶心,有明显便意,持续约半小时后缓解,无胸痛背痛,无大汗呕吐,就诊于当地医院,测血压 140/90mmHg。自发病以来,无明显诱因多次出现心前区闷痛,伴左背部疼痛,无放射性疼痛,持续约 2~3 分钟后可缓解。初步诊断为冠心病,不稳定型心绞痛。作冠状动脉造影示冠状动脉粥样硬化。

(2)病例分析。

(3)制订推荐用药方案并写出用药机理。

(4)模拟情景对话。

6. 随堂测验实训效果。

任务 4 高脂血症的用药指导

 知识目标 ◀◀◀

1. 熟悉心血管系统医学基础知识。
2. 掌握高脂血症的分类及病因。
3. 掌握高脂血症治疗用药及用药机理。

 技能目标 ◀◀◀

1. 能分析判断患者高脂血症的类型。
2. 能熟练运用高脂血症的专业知识指导患者用药。

一、疾病概述

高脂血症（hyperlipidemia），常被称为高血脂，医学上又称为血脂异常（dyslipidemia），通常指血浆中甘油三酯（TG）和（或）总胆固醇（TC）升高，也包括低密度脂蛋白胆固醇（LDL-C）升高和高密度脂蛋白胆固醇（HDL-C）降低。血浆中胆固醇和（或）甘油三酯的水平升高多数无典型症状，多在体检或有并发症时发现，饮酒、吸烟、超重、肥胖及糖尿病人群易发，经生活方式改变及药物治疗，预后较好。

高脂血症可见于不同年龄及性别的人群，随年龄增加患病率升高，发病高峰在 50～69 岁，50 岁以前男性高于女性，50 岁以后女性高于男性。某些家族性高脂血症还可见于婴幼儿。

二、疾病类型

根据升高脂蛋白的种类不同，临床上常将高脂血症分为以下四种类型：高胆固醇血症、高甘油三酯血症、混合性高脂血症、低高密度脂蛋白胆固醇血症。见表 3-3。

表 3-3　血脂异常的临床分类

临床分类	总胆固醇	甘油三酯	高密度脂蛋白胆固醇
高胆固醇血症	增高	正常	正常
高甘油三酯血症	正常	增高	正常
混合性高脂血症	增高	增高	正常
低高密度脂蛋白胆固醇血症	正常	正常	降低

三、病因

脂肪摄入过多、脂蛋白合成及代谢过程的异常均可导致血脂异常，按照发病原因，高脂血症可分为原发性和继发性两种。

1. 原发性高脂血症

原发性高脂血症多与基因突变有关，具有明显的遗传倾向，因此具有家族聚集性。相当数量的人群原发性高脂血症原因不明，可能是基因突变与环境因素相互作用的结果。相关环境因素有不良饮食习惯、体力活动不足、肥胖、抽烟、酗酒以及年龄增加。

2. 继发性高脂血症

由其他疾病及已知原因导致的血脂异常称为继发性高脂血症。导致继发性高脂血症的常见疾病主要包括糖尿病、肾病综合征、肝脏疾病、甲状腺功能减退、系统性红斑狼疮、多囊卵巢综合征、库欣综合征等。

长期应用某些药物可能引起高脂血症：糖皮质激素、噻嗪类利尿剂、β受体阻滞剂、部分抗肿瘤药物等。另外，雌激素缺乏也可导致高脂血症的发生。

四、症状

高脂血症一般没有明显的不适症状，大多数都是在因其他疾病就诊或常规体检时发现，也有部分患者因出现血管疾病并发症而得以确诊。

1. 典型症状

高脂血症的典型临床表现包括黄色素瘤、早发性角膜环、眼底改变，但发生率并不高，多见于家族性高胆固醇血症患者。

（1）黄色素瘤 脂质在局部沉积形成，常见于眼睑周围，可为黄色、橘黄色或棕红色，质地柔软。

（2）早发性角膜环 常发生于40岁以下人群，位于角膜外缘，呈灰白色或白色。

（3）眼底改变 见于严重高甘油三酯血症患者。

2. 伴随症状

长期高脂血症可导致一系列伴随疾病的表现：引起动脉粥样硬化时可能会出现胸闷、胸痛、头晕、跛行等症状；引起糖尿病时可能出现多饮、多尿症状；过多脂质沉积于肝脏及脾脏，患者出现肝脏、脾脏体积增大。

五、就医

大多数高脂血症都是在因其他疾病就诊或常规体检时发现。发现血脂异常时，医生会重点关注患者是否有冠心病、脑血管疾病和周围动脉疾病的症状，如胸痛、气短、虚弱、呼吸困难或跛行，询问患者的家族史和饮食、运动情况，有助诊断和治疗。

以下人群建议定期进行血脂检测：

① 有心脑血管疾病病史者；

② 有患心血管疾病危险因素的人群，危险因素包括高血压、糖尿病、吸烟、过量饮酒、肥胖；

③ 有早发性心血管疾病家族史；

④ 有家族性高脂血症者；

⑤ 皮肤或肌腱有黄色素瘤者。

六、诊断标准

当符合以下空腹静脉血浆检查指标≥1项，可诊断血脂异常：

总胆固醇（TC）≥6.2毫摩尔/升；

低密度脂蛋白胆固醇（LDL-C）≥4.1毫摩尔/升；

甘油三酯（TG）≥2.3毫摩尔/升；

高密度脂蛋白胆固醇（HDL-C）＜1.0毫摩尔/升。

TC≥5.2毫摩尔/升和LDL-C≥3.4毫摩尔/升定为边缘升高，旨在提醒患者加强血脂检测。

七、治疗

高脂血症的治疗主要包括生活方式干预和药物治疗。生活方式干预是基础的治疗措施，继发性血脂异常以治疗原发病为主。

高脂血症是动脉粥样硬化性心血管疾病发生、发展的关键因素，其中低密度脂蛋白胆固醇（LDL-C）升高影响最大。因此，临床上常把控制LDL-C水平作为高脂血症治疗的首要目标，以降低心血管疾病的患病率和死亡率。

（一）治疗原则及目标

可以根据血脂谱异常的危险分层，确定个体化的治疗目标，一般危险性越大，调脂治疗的要求越严格。值得注意的是LDL-C目标值存在明显下调趋势，新近共识是将高危患者LDL-C目标值下调至<1.4毫摩尔/升（55毫克/分升）。血脂异常危险分层见表3-4。治疗目标值见表3-5。

表3-4　血脂异常危险分层

危险分层	TC 5.18~6.19毫摩尔/升 或LDL-C 3.37~4.14毫摩尔/升	TC≥6.19毫摩尔/升 或LDL-C≥4.14毫摩尔/升
无高血压且其他危险因素数<3	低危	低危
高血压或其他危险因素数≥3	低危	中危
高血压且其他危险因素数≥1	中危	高危
冠心病及其他危症	高危	高危
急性冠脉综合征	极高危	极高危
缺血性心血管病合并糖尿病	极高危	极高危

注:其他危险因素包括年龄(男≥45岁,女≥55岁)、吸烟、低高密度脂蛋白胆固醇(HDL-C)、肥胖、早发缺血性心血管疾病史。

表3-5　治疗目标值

危险等级	TLC开始	药物治疗起始	治疗目标值
低危	TC≥6.21毫摩尔/升 LDL-C≥4.14毫摩尔/升	TC≥6.99毫摩尔/升 LDL-C≥4.92毫摩尔/升	LDL-C<4.14毫摩尔/升 （160毫克/分升）
中危	TC≥5.2毫摩尔/升 LDL-C≥3.41毫摩尔/升	TC≥6.21毫摩尔/升 LDL-C≥4.14毫摩尔/升	LDL-C<3.41毫摩尔/升 （130毫克/分升）
高危	TC≥4.14毫摩尔/升 LDL-C≥2.6毫摩尔/升	TC≥4.14毫摩尔/升 LDL-C≥2.6毫摩尔/升	LDL-C<2.6毫摩尔/升 （100毫克/分升）
极高危	TC≥4.14毫摩尔/升 LDL-C≥2.07毫摩尔/升	TC≥4.14毫摩尔/升 LDL-C≥2.07毫摩尔/升	TC<3.1毫摩尔/升 LDL-C<1.8毫摩尔/升 （70毫克/分升）

注：TLC为治疗性生活方式改变。

（二）一般治疗

医生会对患者进行生活方式的指导，包括饮食、运动等方面，患者需要长期坚持，也就是治疗性生活方式改变（TLC）方案。

1. 饮食

减少饱和脂肪酸和胆固醇摄入，补充植物固醇和可溶性纤维。

2. 运动

坚持运动，控制体重，达到或接近标准体重。

3. 其他

戒烟，限制盐摄入量，限制饮酒，禁饮烈性酒。

（三）药物治疗

医生会根据患者的血脂异常危险评估、血脂异常的特点及药物调脂机制选择不同种类、不同剂量的药物。对于严重的高脂血症，为取得良好疗效，通常需要多种调脂药物联合应用。

调脂药物按照降低血脂成分的不同，分为主要降低胆固醇的药物和主要降低甘油三酯的药物。

1. 他汀类调脂药

他汀类药物，即 3-羟基-3-甲基戊二酰辅酶 A（HMG-CoA）还原酶抑制药，是目前最有效的降脂药物，不仅能强效地降低总胆固醇（TC）和低密度脂蛋白（LDL），而且能一定程度上降低甘油三酯（TG），还能升高高密度脂蛋白（HDL），所以他汀类药物也可以称为较全面的调脂药。他汀类药物的作用机制是通过竞争性抑制内源性胆固醇合成限速酶 HMG-CoA 还原酶，阻断细胞内羟甲戊酸代谢途径，使细胞内胆固醇合成减少，从而反馈性刺激细胞膜表面低密度脂蛋白（LDL）受体数量和活性增加，使血清胆固醇清除增加、水平降低。临床上主要用于降低胆固醇尤其是低密度脂蛋白胆固醇（LDL-C），治疗动脉粥样硬化，现已成为冠心病预防和治疗的最有效药物。近年来，研究发现他汀类药物具有多方面非降脂作用，其中包括抑制动脉粥样硬化与血栓形成，还具有缓解器官移植后的排异反应、治疗骨质疏松症、抗肿瘤、抗老年痴呆等多种作用。

临床上常用的有洛伐他汀、辛伐他汀、阿托伐他汀等，如果服用一种他汀出现不良反应，可减少剂量、换用另一种他汀或改用非他汀类调脂药。失代偿性肝硬化、肝功能异常（转氨酶升高 3 倍以上）患者应慎用，急性肝功能衰竭患者禁用。

2. 其他降胆固醇的药物

依折麦布：抑制肠道胆固醇吸收，哺乳期、妊娠期妇女禁用。

普罗布考：可用于减轻皮肤黄色素瘤，可有胃肠道反应、头晕、头痛等不良反应。心律失常、血钾过低者禁用。

3. 贝特类调脂药

能增强脂蛋白酯酶活性，贝特类可激活过氧化物酶增殖体激活受体（PPARa），诱导脂蛋白酯酶表达，促进富含甘油三酯的脂蛋白颗粒中甘油三酯水解，导致血浆极低密度脂蛋白（VLDL）减少。促进肝脏摄取脂肪酸和抑制肝脏合成甘油三酯，还抑制脂肪组织的激素敏感性酯酶以减少脂肪酸的生成，进一步抑制肝脏合成甘油三酯。PPARa 激活 HDL 代谢关键基因的表达，促进 HDL-C 合成。同时，增加 HDL 受体的表达，加速肝外细胞胆固醇的流出和被肝细胞所摄取，促进胆固醇逆向转运。减少中性脂质在 VLDL 和 HDL 之间的交换，避免形成含有较多甘油三酯的 HDL，减慢 HDL 和 Apo-A$_1$ 的清除速度。目前，临床常用药物有非诺贝特、吉非贝齐和苯扎贝特等。

主要用于高甘油三酯血症，及以甘油三酯升高为主的混合型高脂血症，并能升高 HDL-C 水平，有非诺贝特、苯扎贝特等，不良反应与他汀类相似。贝特类药物能增加抗凝药的作用，在与抗凝药一起应用时需注意不良反应。禁用于肝肾功能异常患者、儿童、孕妇、哺乳期妇女。

4. 其他降低 TG 的药物

烟酸：即维生素 B_3，是治疗高血脂的常用药物之一。烟酸通常作为维生素补充剂使用，当烟酸的使用量超过维生素的食用量时，就可以发挥降低血脂的作用。烟酸衍生物还有阿昔莫司、烟酸肌醇等，前者是一种人工合成的药物，其药效比烟酸强，持续时间长。禁用于慢性肝病活动期、活动性消化性溃疡和严重痛风，目前欧美国家已经较少应用。

高纯度鱼油：主要成分为不饱和脂肪酸，不良反应较少，可有消化道症状，少数患者会出现转氨酶及肌酸激酶升高。有出血倾向者禁用。

胆酸整合剂：主要作用是减少肠道对胆酸或胆固醇的吸收，从而达到降低血脂的目的。胆酸整合剂药物主要有树脂类、新霉素类等，能够促进胆酸从粪便排出，帮助降低体内的胆固醇含量。这类药物比较适合除了家族性高胆固醇血症以外的高胆固醇病症，但是毒副作用比较多。常见的药物有考来替泊、考来烯胺、盐酸考来维仑等。

亚油酸：是一种不饱和酸，能够和胆固醇结合，并将其降解为胆酸。有研究表明，胆固醇要和亚油酸结合才能正常代谢。如果身体缺乏亚油酸，胆固醇就会在血管壁上沉积下来，导致心血管疾病。

（四）手术治疗

对于高脂血症合并重度肥胖者，医生可视情况安排不同术式的减重手术进行治疗。

（五）中医治疗

中医对高脂血症的治疗有独特的认识，中医将血脂异常诊断为"血浊"。由于辨证体系的不同，结合中医研究成果，血脂异常分为：痰浊内阻证、气滞血瘀证、脾虚湿盛证、肝肾阴虚证等。辨证论治，选用相应处方或中成药治疗。

（六）针灸治疗

按照经络理论，可根据不同分期、证候选择合理的穴位配伍和适宜的手法进行针灸治疗，包括耳针、体针、腹针等。

（七）前沿治疗

微粒体总胆固醇（TC）转移蛋白抑制剂（如 Lomitapide）、ApoB100 合成抑制剂（如 Mipomersen）、前蛋白转化酶枯草杆菌蛋白酶 9（PCSK9）抑制剂等新型调脂药的研究有望增加调脂药种类。

其中，前蛋白转化酶枯草杆菌蛋白酶 9（PCSK9）抑制剂，其降 LDL-C 作用极为显著，可达 70%，未来有望用于他汀类不耐受、治疗不达标或 LDL-C 水平较高的高危患者。

（八）其他治疗

严重难治性高脂血症及对降脂药物完全不能耐受者，医生可采用脂蛋白血浆置换治疗。

八、预后

经积极的综合治疗，高脂血症的预后良好。但应注意高脂血症可导致冠心病等疾病发生，并能增加脑卒中发生的风险，积极防治对于降低心血管病发病率及提高生活质量具有重要意义。

九、并发症

血脂在血管内沉积可引起动脉粥样硬化，引起冠心病、脑血管病、周围血管病，甚至心肌梗死。高脂血症通过脂毒性导致糖耐量受损及糖尿病。高脂血症同时合并多种代谢障碍（肥胖、糖尿病、高血压、心脑血管病等），称为代谢综合征。少数患者甚至可能因为血脂过高（TG＞10 毫摩尔/升）形成栓子阻塞胰腺毛细血管导致急性胰腺炎。

十、日常

1. 合理饮食

限制胆固醇摄入：每日摄入量＜300 毫克。

低脂饮食：高甘油三酯血症患者应尽可能减少每日摄入脂肪量（＜30 克食用油）。最好选用不饱和脂肪酸（植物油、鱼油）。

增加膳食纤维成分，其能降低 LDL-C 水平。

戒烟：避免吸入二手烟。

限酒：饮酒可使高甘油三酯血症患者的甘油三酯水平进一步升高，因此高脂血症患者应限制酒精摄入。

2. 运动治疗

每周 5～7 天，每次 30 分钟中等强度体育运动。

3. 日常病情监测

患者定期监测血脂水平对于医生评价治疗效果及调整调脂治疗方案至关重要。

1. 播放《专家谈高脂血症的影响》视频。

2. 解析什么是高脂血症。

3. 写出 3 种常用高脂血症治疗药物的药名、成分和功效（包括西药和中成药）。

4. 上网查找 3 个市场份额较高的高脂血症治疗药物，指出其商品名、通用名、价格、适应证、生产厂家，比较其特点。

5. 案例分析

（1）病例描述 患者男性，60 岁，肥胖，体检时发现 TC 5.96 毫摩尔/升，TG 2.24 毫摩尔/升，HDL-C 0.92 毫摩尔/升。腹部彩超显示中度脂肪肝。

（2）病例分析。

（3）制订推荐用药方案并写出用药理由和机理。

（4）模拟情景对话。

6. 随堂测验实训效果。

项目4

消化系统疾病用药指导 <<<<<<<

任务 1　消化系统

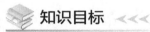 知识目标 <<<

熟悉消化系统医学知识。

一、消化系统概述

消化系统（digestive system）由消化道和消化腺两大部分组成。消化道包括口腔、咽、食管、胃、小肠（十二指肠、空肠、回肠）和大肠（盲肠、阑尾、结肠、直肠、肛门）等部。临床上常把口腔到十二指肠的这一段称为上消化道，空肠以下的部分称为下消化道。消化腺有小消化腺和大消化腺两种。小消化腺散在于消化管各部的管壁内，大消化腺有三对唾液腺（腮腺、下颌下腺、舌下腺）、肝脏和胰脏。

人体共有 5 个消化腺，分别为：唾液腺（分泌唾液、唾液淀粉酶，将淀粉初步分解成麦芽糖）、胃腺（分泌胃液，将蛋白质初步分解成多肽）、肝脏（分泌胆汁，储存在胆囊中将大分子的脂肪初步分解成小分子的脂肪，称为物理消化，也称作"乳化"）、胰腺（分泌胰液，胰液是对糖类、脂肪、蛋白质都有消化作用的消化液）、肠腺（分泌肠液，将麦芽糖分解成葡萄糖，将多肽分解成氨基酸，将小分子的脂肪分解成甘油和脂肪酸，也是对糖类、脂肪、蛋白质有消化作用的消化液）。

二、消化系统的基本功能

消化系统的基本生理功能是摄取、转运、消化食物和吸收营养、排泄废物，这些生理的完成有利于整个胃肠道协调的生理活动。食物的消化和吸收，供机体所需的物质和能量，食物中的营养物质除维生素、水和无机盐可以被直接吸收利用外，蛋白质、脂肪和糖类等物质均不能被机体直接吸收利用，需在消化管内被分解为结构简单的小分子物质，才能被吸收利用。食物在消化管内被分解成结构简单、可被吸收的小分子物质的过程就称为消化。这种小分子物质透过消化管黏膜上皮细胞进入血液和淋巴液的过程就是吸收。对于未被吸收的残渣部分，消化道则通过大肠以粪便形式排出体外。

消化过程包括物理性（机械性）消化和化学性消化两种功能。就对食物进行化学分解而言，由消化腺所分泌的各种消化液，将复杂的各种营养物质分解为肠壁可以吸收的简单的化合物，如糖类分解为单糖，蛋白质分解为氨基酸，脂类分解为甘油及脂肪酸。然后这些分解后的营养物质被小肠（主要是空肠）吸收进入体内，进入血液和淋巴液。这种消化过程叫化学性消化。机械性消化和化学性消化两种功能同时进行，共同完成消化过程。

三、消化系统各部分具体功能

消化系统从口腔延续到肛门，负责摄入食物、将食物粉碎成为营养素（这一过程称为消化）、吸收营养素进入血液，以及将食物的未消化部分排出体外。

1. 口腔与食管

口腔是消化道和呼吸系统的入口，其内覆盖有黏膜层，位于两颊、舌下和颌下的唾液腺的腺管都开口于此。舌位于口腔底部，其功能是感觉食物的味道和搅拌食物。口腔后下是咽部。

食物经前方的牙齿（切牙）切断和后面的牙齿（磨牙）嚼碎成为易于消化的小颗粒。唾液腺分泌的唾液带有消化酶覆盖于这些颗粒表面，并开始消化。在未进食时，唾液的流动可洗掉那些能引起牙齿腐蚀和其他疾病的细菌。唾液还含有一些抗体和酶，如溶菌酶，可分解蛋白质和直接杀灭细菌。

吞咽由主动开始，并自动持续下去。吞咽时，一小片肌肉（会厌）关闭，以防止食物经气道（气管）进入肺脏，口腔顶的后部分（软腭）升高以防止食物进入鼻腔。

食管是一个内覆有黏膜层的薄壁肌肉管道，连接着咽部和胃。食物在食管的推进不是靠重力，而是靠肌肉有节律地收缩和松弛，称为蠕动。

2. 胃

胃是一个大的蚕豆形肌性空腔脏器，包括三部分：贲门、胃体和胃窦。食物通过能开闭的环状肌肉（括约肌），从食管进入胃内。此括约肌能防止胃内容物反流到食管。通过蠕动搅磨食物，使食物与胃液充分混合。

胃是储存食物的器官，可有节律地收缩，并使食物与酶混合。胃表面的细胞分泌三种重要物质：黏液、盐酸和胃蛋白酶（一种能分解蛋白质的酶）前体。黏液覆盖于胃的表面，保护其免受盐酸和酶的损伤。任何原因造成此黏液层破坏，如幽门螺杆菌感染或阿司匹林都能导致其损伤，发生胃溃疡。

盐酸提供了一种胃蛋白酶分解蛋白质所需要的高酸环境。胃内高酸还能杀灭大多数细菌而成为一种抵御感染的屏障。到达胃的神经冲动、胃泌素（胃释放的一种激素）和组胺（胃释放的一种活性物质）都能刺激胃酸的分泌。胃蛋白酶大约能分解食物中 10% 的蛋白质，它是唯一能消化胶原的酶。胶原是一种蛋白质，是肉食的一种主要成分。

仅有少数几种物质，如酒精和阿司匹林能从胃直接吸收，但仅能小量吸收。

3. 小肠

胃运送食物到第一段小肠即十二指肠。经幽门括约肌进入十二指肠的食物量受小肠消化能力的调节。若食物已充满，则十二指肠会发出信号使胃停止排空。

十二指肠接受来自胰腺的胰酶和来自肝脏的胆汁。这些消化液通过奥迪括约肌的开口进入十二指肠，它们在帮助食物消化和吸收过程中起着重要作用。肠道通过蠕动来搅拌食物，使其与肠的分泌液混合，也有助于食物消化和吸收。

十二指肠最开始的 10 厘米左右表面光滑，其余部分都有皱褶、小突起（绒毛）和更小的突起（微绒毛）。它们显著地增加了十二指肠的表面面积，有利于营养物质的吸收。

位于十二指肠以下的其余小肠分为两部分，即空肠和回肠，前者主要负责脂肪和其他营养物质的吸收。同样，肠表面的皱褶、绒毛和微绒毛所形成的巨大表面积使其吸收功能大大增强。小肠壁血供丰富，它们运载着肠道吸收的营养物质经门静脉到达肝脏。肠壁分泌的黏液能润滑肠道及其内容物，水分能帮助溶解食物片段。小肠还释放小量的酶以消化蛋白质、糖和脂肪。

肠内容物的稠度随其在小肠中的运行而逐渐改变。在十二指肠时，肠液被迅速泵出以稀释胃酸。当肠内容物经过下段小肠时，由于水、黏液、胆汁和胰酶的加入而变得更加稀薄。

4. 胰腺

胰腺有两种基本的组织成分：分泌消化酶的胰腺腺泡和分泌激素的胰岛。消化酶进入十二指肠，而激素进入血液。

消化酶由胰腺腺泡产生，再经各种小管汇集到胰管，后者在奥迪括约肌处加入胆总管，故胰酶与胆汁在此处汇合，再一并流入十二指肠。胰腺分泌的酶能消化蛋白质、碳水化合物和脂肪。分解蛋白质的酶是以无活性的形式分泌出来的，只有到达肠腔时才被激活。胰腺还分泌大量的碳酸氢盐，通过中和从胃来的盐酸保护十二指肠。

胰腺分泌的激素有三种：胰岛素，作用是降低血中糖（血糖）的水平；胰高血糖素，作用是升高血糖水平；生长抑素，抑制上述两种激素的释放。

5. 肝脏

肝脏是一个有多种功能的大器官，仅某些功能与消化有关。

食物的营养成分被吸收进入小肠壁，而小肠壁有大量的微小血管（毛细血管）供血。这些毛细血管汇入小静脉、大静脉，最后经门静脉进入肝脏。在肝脏内，门静脉分为许许多多细小的血管，流入的血液即在此进行处理。

肝脏对血液的处理有两种形式：清除从肠道吸收来的细菌和其他异物；进一步分解从肠道吸收来的营养物质，使其成为身体可利用的形式。肝脏高效率地进行这种身体所必需的处理过程，使富含营养物质的血液流入体循环。

肝脏产生的胆固醇占全身胆固醇的一半，另一半来自食物。大约 80％肝脏产生的胆固醇用于制造胆汁。肝脏也分泌胆汁，储存于胆囊供消化时用。胆汁无法起到消化作用，但可以促进脂肪乳化，有利于脂肪的消化和吸收。

6. 胆囊与胆道

胆汁流出肝脏后，经左右肝管流入二者合并而成的肝总管。肝总管与来自胆囊的胆囊管汇合成胆总管。胰管就是在胆总管进入十二指肠处汇合到胆总管的。

未进餐时，胆盐在胆囊中浓缩，仅有小量胆汁来自肝脏。当食物进入十二指肠时，通过一系列的激素和神经信号引起胆囊的收缩，胆汁则被排入十二指肠，并与食物混合。胆汁有两个重要功能：帮助脂肪消化和吸收；使体内的一些废物排出体外，特别是红细胞衰老破坏所产生的血红蛋白和过多的胆固醇。胆汁具有以下特别作用：胆盐增加了胆固醇、脂肪和脂溶性维生素的溶解性，从而有助于它们的吸收。胆盐刺激大肠分泌水，从而有助于肠内容物在其中的运行。红细胞破坏后的代谢废物胆红素（胆汁中的主要色素）在胆汁中被排出。药物和其他废物在胆汁中排出，随后被排出体外。在胆汁的功能中起重要作用的各种蛋白质也分泌入胆汁。胆盐被重吸收进入小肠壁，继而被肝脏摄取，然后又被分泌进入胆汁。这种胆汁的循环称为肠肝循环。体内的所有胆盐一天大约循环 10～12 次。在每一次经过肠道时，小量的胆盐会进入结肠，并由细菌将其分解为各种成分。一些成分被再吸收，其余随粪便排出体外。

7. 大肠

大肠由升结肠（右侧）、横结肠、降结肠（左侧）和乙状结肠组成，后者连接直肠。阑尾是一较小的、手指状小管，突出于升结肠靠近大肠与小肠连接的部位。大肠也分泌黏液，并主要负责粪便中水分和电解质的吸收。肠内容物到达大肠时是液体状，但当它们作为粪便到达直肠时通常是固体状。生长在大肠中的许多细菌能进一步消化一些肠内容物，有助于营养物质的吸收。大肠中的细菌还能产生一些重要物质，如维生素 K。这些细菌对健康肠道的功能是必需的。一些疾病和抗生素能破坏大肠中各种细菌间的平衡，产生炎症，导致黏液和水分泌的增加，引起腹泻。

8. 直肠与肛门

直肠是紧接乙状结肠下面的管腔，止于肛门。通常，由于粪便储存于降结肠内，故直肠腔是空的。当降结肠装满后，粪便就会排入直肠，引起便意。成人和年长儿童可忍住便意，一直到他们到达厕所。婴儿和年幼儿童则缺少这种为推迟排便所必需的肌肉控制。

肛门是消化道远端的开口，废物就由此排出体外。肛门，部分由肠道延续而成，部分则由体表所组成，包括皮肤。肛门内面是肠黏膜的延续。肛门的环状肌肉（肛门括约肌）使肛门保持关闭。

任务 2　消化性溃疡的用药指导

 知识目标 ◄◄◄

1. 掌握消化性溃疡的分类及病因。
2. 掌握消化性溃疡治疗用药及用药机理。

 技能目标 ◄◄◄

1. 能分析判断患者消化性溃疡的类型。
2. 能熟练运用消化性溃疡的专业知识指导患者用药。

一、疾病概述

消化性溃疡（PU）常被误称为消化道溃疡，指胃肠道黏膜被胃酸或胃蛋白酶自身消化而引起的溃疡，是指在各种致病因子的作用下，黏膜发生的炎性反应与坏死、脱落、形成溃疡，病变可深达黏膜肌层或更深层次。可发生于食管、胃、十二指肠、胃-空肠吻合口附近，以及含有胃黏膜的梅克尔憩室等。其中，最常见的包括胃溃疡（GU）和十二指肠溃疡（DU）。

消化性溃疡多位于胃和十二指肠，常由感染、长期使用非甾体抗炎药（NSAID）、应激等引起。常见上腹部疼痛或不适，但症状不特异。经有效治疗，大多可以治愈。

二、流行病学

消化性溃疡是一种慢性常见病。胃溃疡好发于中老年人，十二指肠溃疡则以中青年人为主。男性患消化性溃疡的比例高于女性。十二指肠溃疡较胃溃疡多见，据统计前者约占70%，后者约占25%，两者并存的复合性溃疡约占5%。与食用谷物等含糖物质相比，食用肉类时胃酸分泌会增加。当胃酸过多的状态长期持续，积存在十二指肠球部（十二指肠的入口处）时，就容易损害黏膜导致十二指肠溃疡。近年来，消化性溃疡及其并发症的发病率有下降趋势，可能与幽门螺杆菌感染率下降、非甾体抗炎药（NSAID）应用更为合理、新疗法的使用等有关。

三、疾病类型

（一）按发病部位分类

溃疡类型和发生部位见表 4-1。

表 4-1　溃疡类型和发生部位

溃疡类型	发生部位
胃溃疡	胃任何部位,常见于胃角或胃窦、胃体小弯侧
十二指肠溃疡	多发生于十二指肠球部
球后溃疡	多发生于十二指肠乳头近端
幽门管溃疡	发生在胃出口幽门附近的幽门管的溃疡
复合溃疡	胃和十二指肠都有溃疡(十二指肠溃疡常常比胃溃疡更早出现)
对吻溃疡	在胃或十二指肠球部前后壁对应的部位同时发生的溃疡

（二）按溃疡的数目分类

1. 单发性溃疡

消化性溃疡大多数是单发的，即仅有一个溃疡。

2. 多发性溃疡

少数患者在胃和（或）十二指肠有≥2个溃疡并存。

（三）按溃疡的大小分类

1. 一般溃疡

溃疡的直径一般<2厘米。

2. 巨型溃疡

巨型胃溃疡指 X 线胃钡餐检查测量溃疡的直径超过 2.5 厘米者，并非都属于恶性。疼痛常不典型，往往不能为抗酸药所完全缓解。呕吐与体重减轻明显，并可发生致命性出血。有时可在腹部触到纤维组织形成的硬块。长病程的巨型胃溃疡往往需要外科手术治疗。

巨型十二指肠溃疡系指直径在 2 厘米以上者，多数位于球部，也可位于球后。球部后壁溃疡的周围常有炎性团块，且可侵入胰腺。疼痛剧烈而顽固，常放射到背部或右上腹部。呕吐与体重减轻明显，出血、穿孔和梗阻常见，也可同时发生出血和穿孔。有并发症的巨型十二指肠溃疡以手术治疗为主。

（四）按发病年龄分类

1. 老年人溃疡

表现不典型，与青壮年消化性溃疡不同。其中胃溃疡是最多见的，也可发生十二指肠溃疡。胃溃疡直径常可超过 2.5 厘米，且多发生于高位胃体的后壁。老年人消化性溃疡常表现为无规律的中上腹痛、呕血和（或）黑粪、消瘦，很少发生节律性痛、夜间痛及反酸。易并发大出血，常常难以控制。

2. 儿童期溃疡

主要发生于学龄儿童，发生率低于成人。

（1）婴儿型 婴儿型溃疡系急性溃疡，发生于新生儿和两岁以下的婴儿。发病原因未明。在新生儿时期，十二指肠溃疡较胃溃疡多见。这种溃疡或是迅速愈合，或是发生穿孔或出血而迅速致死。在新生儿时期以后至两岁以内的婴儿，溃疡的表现和新生儿患者无大差别，主要表现为出血、梗阻或穿孔。

（2）继发型 此型溃疡的发生与一些严重的系统性疾病，如脓毒病、中枢神经系统疾病、严重烧伤和皮质类固醇的应用有关。它还可发生于先天性幽门狭窄、肝脏疾病、心脏外科手术以后，此型溃疡在胃和十二指肠的发生频率相等，可见于任何年龄和性别的儿童。

（3）慢性型 此型溃疡主要发生于学龄儿童。随着年龄的增长，溃疡的表现愈与成年人相近。但在幼儿，疼痛比较弥散，多在脐周，与进食无关。时常出现呕吐，这可能是由于十二指肠较小，容易因水肿和痉挛而出现梗阻的缘故。至青少年才呈现典型的局限于上腹部的节律性疼痛。十二指肠溃疡较胃溃疡多，男孩较女孩多。此型溃疡的发病与成年人溃疡病的基本原因相同。

（4）并发于内分泌腺瘤的溃疡 此型溃疡发生于胃泌素瘤和多发性内分泌腺瘤病Ⅰ型，即 Wermer 综合征。

（五）其他分类

1. 无症状性溃疡

指无明显症状的消化性溃疡患者，因其他疾病作胃镜或 X 线钡餐检查时偶然被发现；或当发生出血或穿孔等并发症时，甚至于尸体解剖时始被发现。这类消化性溃疡可见于任何年龄，但以老年人尤为多见。

2. 穿透性溃疡

较深的溃疡可以穿透浆膜层引起穿孔，前壁穿孔可引起急性腹膜炎，后壁穿孔可导致肝、胰、横结肠等邻近器官与之粘连。

3. 难治性溃疡

指经正规抗溃疡治疗后仍未愈合或愈合缓慢、频繁复发。难治性溃疡的产生可能与下列因素有关：穿透性溃疡、幽门梗阻等并发症存在；特殊部位的溃疡（如球后、幽门管等）内科治疗效果较差；病因未去除（如焦虑、紧张等精神因素）以及饮食不当、治疗不当等；引起难治性溃疡的疾病，如胃酸高分泌状态（如胃泌素瘤、甲状旁腺功能亢进症等）。

4. 应激性溃疡

应激性溃疡系指在严重烧伤、颅脑外伤、脑肿瘤、颅内神经外科手术和其他中枢神经系统疾病、严重的其他外伤和大手术、严重的急性或慢性内科疾病（如脓毒病、肺功能不全）等应激的情况下在胃和十二指肠产生的急性溃疡。

严重烧伤引起的急性应激性溃疡又称为 Cushing 溃疡；颅脑外伤、脑肿瘤或颅内神经外科手术引起的溃疡亦称为 Cushing 溃疡。应激性溃疡的发病率近年来有增加的趋势。应激性溃疡的发病机理尚不明确，其发病可能有两种原因：应激时出现胃酸分泌过多，从而导致黏膜的自身消化和形成应激性溃疡；严重而持久的应激导致的强烈的交感刺激和循环儿茶酚胺水平的增高可使胃/十二指肠黏膜下层的动静脉短路开放。因此，正常流经胃/十二指肠黏膜毛细管床的血液便分流至黏膜下层动静脉短路而不再流经胃/十二指肠黏膜。这样，在严重应激期间黏膜可以发生缺血，可持续数小时甚至数天，最终造成严重的损伤。当黏膜缺血区域发生坏死时便形成应激性溃疡。此时，盐酸和胃蛋白酶的消化作用可以加速应激性溃疡的形成，缺血的胃/十二指肠黏膜较正常黏膜更易被盐酸和胃蛋白酶所消化。导致胃/十二指肠黏膜缺血性损伤的另一可能原因便是播散性血管内凝血引起的胃黏膜血管内的急性血栓形成。

应激性溃疡的主要表现是出血，多发生在疾病 2～15 天，往往难以控制。这是因为应激性溃疡发生急剧，位于溃疡下面的血管未能形成血栓的缘故。此外，也可以发生穿孔。有时仅仅具有上腹痛。

应激性溃疡的诊断主要依靠急诊内镜检查，其特征是溃疡多发生于高位胃体，呈多发性浅表性不规则的溃疡，直径在 0.5～1.0 厘米，甚至更大。溃疡愈合后不留疤痕。

5. 复合性溃疡

指胃与十二指肠同时存在的溃疡，多数是十二指肠的溃疡发生在先，胃溃疡在后。本病约占消化性溃疡的 5％，多见于男性。其临床症状并无特异性，但幽门狭窄的发生率较高，出血的发生率高达 30％～50％，出血多来自胃溃疡。一般认为，胃溃疡如伴随十二指肠溃疡，则其恶性机会较少，但这只是相对而言。本病病情较顽固，并发症发生率高。

6. 食管溃疡

其发生也是和酸性胃液接触的结果。溃疡多发生于食管下段，多为单发，约 10％为多发。溃疡大小自数毫米到相当大。本病多发生于反流性食管炎和滑动性食管裂孔疝伴有贲门食管反流的患者。溃疡可发生在鳞状上皮，也可发生在柱状上皮。食管溃疡还可发生于食管胃吻合术或食管腔吻合术以后，它是胆汁和胰腺分泌物反流的结果。食管溃疡多发生于30～70 岁间，约有 2/3 的病人在 50 岁以上。主要症状是胸骨下段后方或高位上腹部疼痛，常发生于进食或饮水时，卧位时加重。疼痛可放射至肩胛间区、左侧胸部，或向上放射至肩部和颈部。咽下困难亦较常见，它是继发性食管痉挛或纤维化导致食管狭窄的结果。其他可以出现的症状是恶心、呕吐、嗳气和体重减轻。主要并发症是梗阻、出血和穿孔至纵隔或上腹部。诊断主要依靠 X 线检查和内镜检查。

四、病因

消化性溃疡的发生主要与胃/十二指肠黏膜的损害因素和黏膜自身防御-修复因素之间失衡有关。如果将消化道黏膜屏障比喻为"屋顶"，胃酸、胃蛋白酶比喻为"酸雨"，遇到幽门螺杆菌（Hp）感染或非甾体抗炎药（NSAID）这种不仅存在破坏"屋顶"的倾向，还有促使"酸雨"加量的作用，很容易就出现"屋顶"与"酸雨"的平衡被打破，形成"漏洞"——溃疡。

1. 幽门螺杆菌（Hp）感染

Hp 感染是消化性溃疡的主要病因，在发展中国家更为常见。Hp 既可增强侵袭因素，又可损害局部黏膜的防御-修复。在 Hp 黏附的上皮细胞可见微绒毛减少，细胞间连接丧失，细胞肿胀、表面不规则，细胞内黏液颗粒耗竭，空泡样变，细菌与细胞间形成黏着蒂和浅杯样结构。消化性溃疡患者胃黏膜中 Hp 检出率很高，胃溃疡和十二指肠溃疡患者的 Hp 感染率分别是 80％～90％和 90％～100％。

2. 长期服用 NSAID

长期服用非甾体抗炎药（NSAID）是引起消化性溃疡的另一个主要原因。NSAID 被摄入后与胃黏膜接触的时间比十二指肠黏膜长，所以它与胃溃疡的关系更为密切。

NSAID不仅局部发挥毒性作用损伤细胞膜，还会发挥系统作用，使内源性前列腺素（PG）合成减少，削弱胃/十二指肠黏膜的防御作用。长期摄入NSAID可诱发消化性溃疡、延缓溃疡愈合、增加溃疡的复发率以及出血、穿孔等并发症的发生率。

溃疡发生的危险性与服用的NSAID种类、剂量、疗程有关，还与患者年龄（>70岁）、既往溃疡病史及并发症史、Hp感染、吸烟、同时应用抗凝药或者肾上腺皮质激素等因素有关。皮质类固醇和二磷酸盐联合NSAID、西罗莫司、选择性血清素再摄取抑制剂（SSRI）及部分抗肿瘤药物如5-氟尿嘧啶（5-FU）等药物也可促进溃疡形成。

3. 胃酸分泌过多

胃蛋白酶在消化性溃疡的"自身消化"过程中起到主要作用，而胃蛋白酶原的激活和胃蛋白酶活性的维持都依赖胃酸（pH<4.0），因此胃酸和胃蛋白酶在消化性溃疡的发病过程中发挥重要作用。

胃泌素瘤又称卓-艾综合征，导致胃泌素过多分泌，刺激胃酸分泌明显增多，可产生多发溃疡或难治性溃疡，并且常常伴有腹泻。

4. 胃排空延缓和胆汁反流

发生胃溃疡病时胃窦和幽门区域的这种退行性变可使胃窦收缩失效，从而影响食糜的向前推进。胃排空延缓可能是胃溃疡病发病机理中的一个因素。

十二指肠内容物中某些成分，如胆汁酸和溶血卵磷脂可以损伤胃上皮。十二指肠内容物反流入胃可以引起胃黏膜的慢性炎症。受损的胃黏膜更易遭受酸和胃蛋白酶的破坏。发生胃溃疡病时空腹胃液中胆汁酸结合物较正常对照者的浓度显著增高，从而推想胆汁反流入胃可能在胃溃疡病的发病机理中起重要作用。

5. 遗传因素

现已一致认为消化性溃疡的发生具有遗传性，而且证明胃溃疡和十二指肠溃疡病系单独遗传，互不相干。胃溃疡患者的家族中，胃溃疡的发病率较正常人高3倍；而在十二指肠溃疡患者的家族中，较多发生的是十二指肠溃疡而非胃溃疡。

五、诱发因素

1. 吸烟

吸烟者消化性溃疡的发生率高于不吸烟者。吸烟可妨碍溃疡愈合、促进溃疡复发、增加溃疡并发症的发生率。

2. 应激和心理因素

长期精神紧张、焦虑或情绪波动的人更易患消化性溃疡。十二指肠溃疡愈合后，精神应激可引起溃疡复发或者发生并发症。重大手术，如烧伤、颅脑手术、Wipple等术后常常发生溃疡。

3. 饮食因素

酒、浓茶、咖啡等饮品可刺激胃酸分泌，但还没有充分的证据表明长期饮用可增加溃疡发生的危险性。必需脂肪酸可促进前列腺素合成，可能与消化性溃疡的发病率下降有关。高浓度盐可损伤胃黏膜，因此高盐饮食可能会增加患消化性溃疡的危险性。

六、相关疾病

与消化性溃疡相关的疾病见表4-2。

表 4-2　相关疾病

相关疾病	可能的机制
慢性肺病	黏膜缺氧、吸烟
肝硬化	肝脏不能灭活刺激胃酸分泌的物质、胃/十二指肠黏膜的血流改变
慢性肾功能不全	高胃泌素血症

七、症状

消化性溃疡的典型症状是中上腹痛和反酸，呈周期性和节律性发作，十二指肠溃疡疼痛一般发生在空腹或夜间，而胃溃疡疼痛多发生在餐后 0.5～1 小时。

部分患者可无明显症状，部分以出血、穿孔等并发症为首发表现，或表现为恶心、厌食、纳差、腹胀等消化道非特异症状。

1. 典型症状

(1) 上腹部疼痛　这是消化性溃疡的主要症状，但也可以无疼痛症状，尤其是 NASID 导致的溃疡常常无任何症状。

但因为其他疾病如功能性消化不良、胃癌等也可表现为类似的疼痛，所以消化性溃疡的疼痛症状敏感性和特异性不高。

疼痛多位于上腹中部，可偏左或偏右。胃溃疡在上腹部偏左，十二指肠溃疡在上腹部或偏右，后壁溃疡（尤其是穿透性溃疡）疼痛可以放射到背部。可表现为隐痛、胀痛、钝痛、饥饿样痛或烧灼样痛。

典型的十二指肠溃疡疼痛常发生在两餐之间、餐前或夜间，进食或服用抗酸剂可缓解；胃溃疡疼痛一般在餐后 1 小时内出现，经过 1～2 小时后逐渐缓解，直到下餐进食后再重新出现上述节律。每年春秋季节变化时易发病。饮食不当或精神紧张等可诱发腹痛。

(2) 特殊类型溃疡的症状　特殊类型溃疡没有典型溃疡的疼痛特点，缺乏疼痛的节律性。约 15%～35% 消化性溃疡患者可无任何症状，可见于任何年龄，但以老年人最为多见。维持治疗时复发的溃疡有半数以上无症状，NSAID 诱发的溃疡有 30%～40% 无症状。

老年人消化性溃疡表现多不典型，很多患者无明显症状，疼痛也多无规律，食欲缺乏、恶心呕吐、贫血、体重减轻等症状比较突出。胃体中上部的高位溃疡和胃巨大溃疡多见，需要与胃癌相鉴别。

胃、十二指肠复合溃疡，一般认为，伴有十二指肠溃疡的胃溃疡恶性的概率较低。

幽门管溃疡常缺乏典型溃疡的节律性疼痛，以餐后上腹痛多见，对抗酸剂的反应差，易出现呕吐等幽门梗阻症状，穿孔、出血等并发症也较多见。

十二指肠球后溃疡多具有十二指肠溃疡的临床特点，但夜间疼痛和背部放射痛更多见，对药物治疗的反应稍差，比较容易并发出血。

2. 伴随症状

除上腹部疼痛外，消化性溃疡患者还可有反酸、嗳气、上腹饱胀/不适、胃灼热、恶心、呕吐、食欲减退等症状，但是这些症状也缺乏特异性。

八、就医

消化性溃疡若不及时发现并治疗，可能会引起出血、穿孔等严重并发症。因此，当感到上腹部不适，且疼痛具有节律性的时候，应立即就医。无明显症状者也建议定期行内镜检查，以便及时发现无症状的消化性溃疡。

九、治疗

消化性溃疡的治疗目的在于去除病因、消除症状、促进溃疡愈合、预防溃疡复发和避免并发症的出现，通常治疗包括消除幽门螺杆菌、停止或减少服用非甾体抗炎药、服用促进溃疡愈合的药物。除此之外还应注意生活规律、劳逸结合、饮食清淡、戒烟戒酒，必要时可以进行手术治疗。医生会根据不同患者的病因及发病机制，制订个体化的治疗方案。

（一）急性期治疗

急性溃疡穿孔或瘢痕梗阻应予以急诊手术治疗，急性溃疡合并活动性出血时首选胃镜下止血治疗，无条件行胃镜治疗或胃镜治疗失败时也可以考虑放射介入或外科手术治疗。

（二）一般治疗

生活规律，注意劳逸结合，避免过度劳累及精神紧张。注意饮食卫生，共餐者有 Hp 感染者时使用公筷，注意分餐。结合自身病情，酌情停用或减少服用非甾体抗炎药物，如阿司匹林、布洛芬等。溃疡活动期避免吃辛辣食物或喝酒、咖啡、浓茶等饮品，戒烟、戒酒有利于促进溃疡愈合，减少溃疡复发。

（三）药物治疗

1. 抗酸药

抗酸药又称胃酸中和药，是一类弱碱性化合物。口服后能中和过多的胃酸，降低胃内酸度和胃蛋白酶活性，解除胃酸对胃黏膜及溃疡面的侵蚀和刺激，从而缓解疼痛，促进溃疡愈合。同时，因胃内酸度降低，还可促进血小板聚集而加速凝血，有利于止血和预防再出血。此外，有的抗酸药在中和胃酸的同时，可形成胶状物，覆盖于溃疡面上，起保护和收敛作用。按其效应分为：吸收性抗酸药，如碳酸氢钠等；非吸收性抗酸药，如碳酸钙、氧化镁、氢氧化铝（片剂或凝胶）、三硅酸镁等。

2. H_2 受体拮抗剂

H_2 受体拮抗剂选择性地竞争结合胃壁细胞膜上的 H_2 受体，使壁细胞内环磷腺苷（cAMP）含量增加，胃酸分泌减少。H_2 受体拮抗剂不仅对组胺刺激的酸分泌有抑制作用，尚可部分地抑制胃泌素和乙酰胆碱刺激的酸分泌。典型药物有西咪替丁、雷尼替丁、法莫替丁、尼扎替丁、拉呋替丁等。

3. 质子泵抑制剂（PPI）

胃壁细胞分泌酸是通过膜上的 H^+，K^+-ATP 酶，以 H^+ 对 K^+ 交换的方式，将细胞内 H^+ 泵出。该药吸收入血后，弥散进入胃壁细胞内，与 H^+，K^+-ATP 酶共价结合，不可逆地使泵分子失活。只有当新的泵分子合成并插入到细胞膜上后，胃酸分泌才重新开始。因此，该类药物抑制胃酸的作用强而持久，同时可以使胃蛋白酶的分泌减少。该类药物作用于胃酸分泌的最后一个环节，因此无论是否存在其他刺激胃酸分泌的因素，本类药物均可以有效抑制胃酸的分泌。但是质子泵抑制剂不耐酸，容易在酸性环境中被降解，为避免这种情况，口服多采用胶囊剂、肠溶片等多种剂型，以避开胃酸的破坏。典型药物有奥美拉唑、兰索拉唑、泮托拉唑、雷贝拉唑和艾司奥美拉唑等。

4. 选择性抗胆碱药

抗胆碱药是具有阻滞胆碱受体，使递质乙酰胆碱不能与受体结合而呈现与拟胆碱药相反作用的药物。典型药物有三甲硫苯嗪、格隆溴铵、哌仑西平等。抗胆碱药可分为：

（1）阻滞 M 胆碱受体的药物　可呈现抑制腺体分泌、散大瞳孔、加速心率、松弛支气管平滑肌和胃肠道平滑肌等作用，临床上用作散瞳药、制止胃酸分泌药和解痉止痛药等。

（2）阻断骨骼肌运动终板内 N 胆碱受体的药物　表现骨骼肌松弛作用，临床用作肌松剂。

（3）阻滞神经节内 N 胆碱受体的药物　主要呈现降低血压的作用，临床用于治疗重症高血压病。

5. 胃泌素受体拮抗药

胃泌素是一种多肽激素，由胃窦 G 细胞分泌，与胃泌素受体特异性结合，主要具有刺激胃酸分泌和对胃肠黏膜的营养作用。已知胃的壁细胞表面有 3 种组胺受体，即乙酰胆碱受体、胃泌素受体和 H_2 受体。用于阻断胃泌素受体，抑制胃酸分泌的药物就叫作胃泌素受体拮抗药。胃泌素受体拮抗药临床开发的药物很少，目前仅丙谷胺应用于临床。

6. 胃黏膜保护剂

胃黏膜保护剂是指有预防和治疗胃黏膜损伤，保护胃黏膜，促进组织修复和溃疡愈合作用的药物。胃黏膜保护剂的种类很多，有的同时兼有抗酸作用，如碱式碳酸铋；有的还具有杀灭幽门螺杆菌的作用，如枸橼酸铋钾、胶体果胶铋等。

大致可以分为以下几类：胶体铋剂，该类药物具有胶体特性，铋剂中的小分子酸根（如枸橼酸根、硝酸根、碳酸根）被大分子果胶酸取代后，胶体特性增强。在酸性环境中能形成高黏度溶胶，该溶胶与溃疡面及炎症表面有较强的亲和力，可在胃黏膜表面形成一层牢固的保护膜，增强胃黏膜的屏障功能，对消化性溃疡和慢性炎症有较好的治疗作用。前列腺素及其衍生物，如米索前列醇，该类药物有强大的细胞保护作用，并可通过降低细胞 cAMP 水平减少胃酸分泌，从而发挥抗溃疡作用。其他，如硫糖铝、吉法酯等，通过不同机制保护胃黏膜，促进溃疡愈合。

7. 促胃肠动力药

胃肠动力药主要分两大类，有增强胃肠道动力的药物和减弱胃肠道动力的药物。促胃（肠）动力药如莫沙必利、伊托必利、多潘立酮、甲氧氯普胺也广泛用于消化性溃疡，促胃动力药可加强胃排空而使细菌不能在胃内久留，加强胃排空减轻食物对胃的刺激，同时可抑制十二指肠食物反流，减轻胆盐对胃的刺激，对于患有消化性溃疡伴胃动力不足者尤为适合。

8. 抗焦虑（抑郁）药

国内外的大量研究发现，心理因素可影响胃液分泌、黏膜血管充盈的程度和胃壁蠕动的变化。当心理因素与各种体质因素联合作用时，就有可能产生溃疡，消化性溃疡患者常伴有抑郁症状，在消化性溃疡的治疗上应予以小量抗焦虑或抗抑郁药以调节情绪，可促进疾病的治愈率。抗抑郁药如舍曲林、氟西汀、氟伏沙明、帕罗西汀等，抗焦虑药如地西泮、阿普唑仑、艾司唑仑、氟哌噻吨美利曲辛、坦度螺酮等。

9. 对症治疗药物

消化性溃疡合并有消化不良者可选择助消化药如复方阿嗪米特、米曲菌胰酶、胰酶、多酶等。其中复方阿嗪米特既有促进胆汁分泌作用，还有助消化、消除胀气作用，可用于因胆汁分泌不足或消化酶缺乏而引起的症状。

消化性溃疡合并胃肠疼痛者可选择胃肠解痉剂如曲美布汀、匹维溴铵、屈他维林、颠茄片、奥替溴铵、山莨菪碱等对症治疗。

10. 中成药

中成药选择需辨证论治。肝气犯胃：复方田七胃痛胶囊、乌贝散、健胃愈疡颗粒；脾胃气虚：胃苏颗粒、健胃愈疡片、胃乃安胶囊、胃复春片；脾胃湿热：溃疡宁胶囊、三九胃泰胶囊；脾胃虚寒：小建中颗粒、温胃舒胶囊；胃阴不足：阴虚胃痛颗粒、养胃舒胶囊；瘀血阻络：摩罗丹、康复新液；寒热错杂：荆花胃康胶丸。

（四）手术治疗

大多数消化性溃疡已不需要外科手术治疗，手术治疗主要用于恶性的消化道溃疡及其严重并发症，手术治疗的适应证是：消化性溃疡大出血内镜下治疗和（或）动脉栓塞介入治疗失败；急性穿孔；瘢痕性幽门梗阻；不能排除恶性的胃溃疡。手术方式主要包括迷走神经切除术和胃大部切除术。

十、日常生活管理

劳逸结合，适当休息，减轻精神压力；合理运动，锻炼身体；合理饮食，戒烟、适度饮酒或戒酒；多吃水果，特别是富含维生素 A、维生素 C 的水果及蔬菜和全谷物；适当摄入含有益生菌的食物，如酸奶、大豆发酵食品等；适当减少牛奶摄入，有时喝牛奶可缓解溃疡的疼痛，但随后会产生过量的酸，加重溃疡。

1. 播放《消化性溃疡》视频。
2. 解析什么是消化性溃疡。
3. 写出 3 种常用消化性溃疡病治疗药物的成分和功效（包括西药和中成药）。
4. 上网查找 3 个市场份额较高的消化性溃疡病治疗药物，指出其商品名、通用名、价格、适应证、生产厂家，比较其特点。
5. 案例分析

（1）病例描述　男性，40 岁，间断性上腹痛 2 年，近期加重 1 周。患者 2 年前饮食不当后出现上腹痛，胀痛，无呕吐，自服"胃药"好转。此后常于秋冬、冬春交际或情绪不好时出现餐后上腹胀痛，无反酸、胃灼热，空腹减轻，食欲尚可，进食减少。1 周前因生气，少量饮酒后再次出现上述症状，大小便正常。既往无其他特殊疾病史。

（2）病例分析。

（3）制订推荐用药方案并写出用药理由和机理。

（4）模拟情景对话。

6. 随堂测验实训效果。

任务 3　急性胃肠炎的用药指导

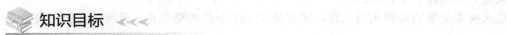

知识目标 <<<

1. 熟悉消化系统医学基础知识。

2. 掌握急性胃肠炎的分类及病因。

3. 掌握急性胃肠炎治疗用药及用药机理。

技能目标

1. 能分析判断患者急性胃肠炎的类型。

2. 能熟练运用急性胃肠炎的专业知识指导患者用药。

一、疾病概述

急性胃肠炎是指各种原因引起的胃肠黏膜的急性炎症，通常因进食不洁、生冷或刺激性食物而诱发，病因包括细菌、病毒、寄生虫感染等。本病多发生于夏秋季节，常由粪-口途径传播，好发于儿童，且患儿症状一般更为严重。临床表现主要为恶心、呕吐、腹痛、腹泻，严重者可出现发热、脱水、电解质和酸碱平衡紊乱，甚至威胁生命。本病有自愈倾向，主要是对症治疗，必要时可考虑抗生素治疗。本病属于中医"呕吐、腹痛、泻泄"等病症范畴。

二、流行病学

我国尚无急性胃肠炎发病率的全国性统计，世界卫生组织（WHO）的研究数据表明 5 岁以下儿童平均每年约发生 3 次急性胃肠炎。我国小儿急性胃肠炎调查结果显示，每年有 2 个发病季节高峰，一个高峰为 6～8 月，主要病原体为致泻性大肠埃希菌和痢疾杆菌；另一个高峰为 10～12 月，主要病原体为轮状病毒。

传染源为被感染的人和动物，可以通过粪-口途径或人与人接触传播。急性胃肠炎一般为散发感染，但也可暴发流行。

人群普遍易感，尤其是小儿或免疫力低下的人群，感染后一般不产生对这个疾病的显著免疫力。

三、疾病类型

根据病因的不同可分为感染性和非感染性急性胃肠炎。

临床上以感染性急性胃肠炎更多见，根据病原菌的不同又可分为病毒性、细菌性、寄生虫性等。进食生冷刺激食物、服用对胃肠道具刺激性的药物（如阿司匹林）、酗酒、海鲜过敏等可引起非感染性急性胃肠炎。

四、病因

感染性急性胃肠炎根据病原体不同，分为细菌性、病毒性、寄生虫性等。非感染性急性胃肠炎见于应激、药物、酗酒或食物过敏等。

1. 病原微生物感染

（1）病毒感染　对于成人来说，病毒感染导致急性胃肠炎的比例远超其他病原体；寒冷季节的婴幼儿腹泻 80％ 由病毒感染引起。大部分胃肠炎主要由四种病原体所致：轮状病毒、诺如病毒、腺病毒、星状病毒。

轮状病毒主要感染婴儿与儿童，尤其是 6～24 个月的婴幼儿，是婴幼儿腹泻最常见的病原体。

诺如病毒主要感染年长儿童和成人。可通过食物、水、患者呕吐物进入空气，以气溶胶形式传播，很容易引起暴发，是成人病毒性腹泻最常见病原体。同时，该病毒也是集体机构暴发性肠胃炎的首要致病原，如餐馆、托幼机构、医院、学校、军营、游船、养老院等地点，因常呈暴发性，从而造成突发公共卫生问题。

（2）细菌感染　进食被细菌污染的食物后可引起，即食物中毒，也可因接触带菌者或饮用生水引起。小儿患者常见的细菌感染包括大肠埃希菌属、弯曲菌属、沙门菌属以及志贺菌属等。

成人常见的致病菌为沙门菌、痢疾杆菌、大肠埃希菌、副溶血弧菌、弯曲菌、气单胞菌、小肠结肠炎耶尔森菌等。

（3）寄生虫感染　常见病原体有贾第虫、阿米巴虫、隐孢子虫等。

2. 非感染因素

进食生冷、过热、大量酸性等刺激性强的食物，摄入有毒植物、蘑菇、外来海产品、化学毒素，服用胃肠道刺激性药物（如阿司匹林）、酗酒、海鲜过敏、重金属中毒等可引起非感染性急性胃肠炎。

五、诱发因素

1. 小儿诱发因素

（1）低龄　年龄越小，越可能发生急性胃肠炎，且低龄儿（＜6个月）与腹泻的严重程度、持续时间相关。

（2）喂养方式　以母乳喂养为主的婴幼儿发生急性胃肠炎的风险较低，婴幼儿早期发生严重腹泻或长时间腹泻可能与过早断奶有关。

（3）潜在的慢性疾病或免疫缺陷　营养不良、免疫缺陷患儿发生重症腹泻的风险较大，甚至迁延不愈，进展为慢性胃肠炎。

（4）环境/社会-经济学因素　托儿所、社会经济等级低更易导致中重度及迁延性腹泻。

2. 成人诱发因素

饮食不洁，包括食用被苍蝇、带菌者或患者污染的不洁饮食，饮用生水，食用生肉、变质食物、冰箱里长期存放的食物或冰冻的食物等；近期有旅行或疫区接触史；免疫力低下或营养不良；长期大量使用抗生素等。

六、症状

症状类型及其严重程度与摄入微生物及毒素的类型和量有很大关系，同时，不同人的抵抗力不同，也会导致症状差异。

感染性腹泻主要表现为腹泻、腹痛、恶心呕吐等，腹泻是最常见的症状，大便的性质可因不同的致病菌感染而差异很大。

病情未能及时控制的患者，尤其是抵抗力弱的婴幼儿与老人，可能会伴随有脱水及电解质失衡等更为严重的表现，需格外注意。

1. 典型症状

（1）感染性急性胃肠炎

① 病毒性急性胃肠炎。轮状病毒胃肠炎起病较急，常伴有发热、恶心呕吐、腹部不适等症状，多数先吐后泻。大便为水样或黄绿色稀便。

诺如病毒胃肠炎的症状主要是恶心呕吐、腹痛后随即出现腹泻，大便为稀水样，每天可多达10余次，可伴有低热、头痛、食欲减退、乏力等症状。儿童患者一般先出现呕吐，随后出现腹泻，可引起局部暴发流行。

②细菌性急性胃肠炎。食物中毒者多数在进食后几个小时内发病，起病急，表现为上吐下泻，腹痛多以上中腹疼痛为主，呕吐物往往为进食的不洁饮食，腹泻轻者每天数次，严重者每天数十次，侵袭性细菌感染者因肠道黏膜破坏可出现黏液脓血便。

有些细菌不侵犯肠道黏膜，而是释放致病毒素引起急性胃肠炎，此时大便中不含黏液及脓血。食物中毒与进食不洁食物有关，一起吃饭的人可集体发病，未进食者不发病，且病情轻重与进食量有关。

③寄生虫性急性胃肠炎。阿米巴虫引起的急性胃肠炎大便腥臭，大便呈果酱样。贾第虫引起的急性胃肠炎特点是暴发性水样便，且恶臭，多伴有腹胀、臭屁、恶心呕吐等症状。

（2）非感染性急性胃肠炎　非感染性急性胃肠炎如海鲜过敏时，可在进食数小时内突发脐周剧烈疼痛，水样泻2～3次后腹痛可消失，有时可以出现荨麻疹。急性应激或药物引起者除了腹痛腹泻外，还可以出现呕血、黑便等。

2. 伴随症状

常见的伴随症状有恶心、发热、头痛、肌痛等。病情严重者，可因大量丢失水分引起脱水、电解质紊乱甚至休克。

七、就医

急性胃肠炎患者发病前常有不洁饮食史，当出现剧烈腹痛、大便次数明显增多、排黏液脓血便、高热、脱水、休克等症状时，建议及时就医，小儿或免疫力低下者病情易快速进展，更应及时就医。

急性胃肠炎通常可凭症状进行诊断，医生将根据患者的情况进行相应的检查，根据检查结果判断病因及严重程度，进而选择相应的治疗方案。病情较轻者可在门诊处理，病情严重者需住院治疗。

根据患者脱水的程度分为以下几种情况：

无脱水：意识正常、无眼球凹陷、皮肤弹性好、无口干。

轻度脱水：脉搏加快、烦躁、眼球凹陷、皮肤弹性差、口干。

严重脱水：血压下降或休克、嗜睡或倦怠、眼球凹陷、少尿或无尿。

八、相关检查

1. 血常规

可根据外周血白细胞总数、中性粒细胞数、嗜酸性粒细胞数等判断感染的类型，对究竟是细菌感染、病毒感染还是寄生虫感染可有初步判断。

2. 大便常规

病毒感染者粪便外观多为黄色水样，无脓细胞和红细胞。不同细菌感染后粪便可呈不同性状，如稀水样便、洗肉水样便、脓血便、血便、黏液便等。根据大便的性状可对病因做出初步判断。

3. 病原学检查

粪便培养为确诊证据，但一般培养阳性率低。

4. 蛋白质检测

乳铁蛋白和粪便钙卫蛋白都是结肠炎性反应的重要指标。

5. 血清抗体检测

通过检查血液中的抗体判断病原体。

6. 分子生物学诊断技术

从粪便提取物中检测病原体的 DNA，从而确定病原体。

九、鉴别诊断

1. 胃肠型感冒

又称呕吐性上感，主要是由柯萨奇病毒感染引起，在发病的初期往往也表现为恶心、呕吐、腹泻、腹胀，严重时也可因水分大量丢失引起脱水，因而很容易和急性胃肠炎混淆。

但胃肠型感冒本质上是感冒的一种，往往是由天气变化等原因引起，而不是不洁饮食。除了消化道症状外，还表现为发热、咽痛、鼻塞、流涕、全身酸痛、咳嗽咳痰等感冒症状。

其治疗也与急性胃肠炎不同，一般不用抗生素，可选择抗病毒、清热解毒及对症支持等治疗。

2. 肠易激综合征（IBS）

IBS 为功能性胃肠病，各项检查无异常，肠镜检查亦缺少可以解释患者症状的异常发现。临床表现为腹痛、稀便、水样便或黏液便，无血性便或脓血便。腹泻在白天多见，夜间缓解，与精神紧张和情绪变化有关，也可能与摄入某种特定食物有关，语言暗示或可诱发或缓解。

3. 炎症性肠病（IBD）

IBD 病因未明，可能为免疫异常或与病毒感染有关，表现为慢性病程，但可以急性发作，发作可能与饮食成分或情绪有关。

临床表现为腹痛、腹泻，腹泻表现为黏液血便或脓血便，脱水不明显。可有胃肠道外表现，也可有发热等全身症状。肠镜检查有特征性的浅表溃疡。该病初次发作很容易与细菌感染性腹泻病（如细菌性痢疾）混淆，尤其是在 IBD 合并细菌感染时。

4. 儿童急性腹泻

尚需与以下疾病相鉴别：肺炎、中耳炎、尿路感染、细菌性脓毒症、脑膜炎可能伴发的腹泻。

十、治疗

急性胃肠炎一般在经过补液、饮食控制与充分的休息后短时间内可自愈。

部分细菌感染者和寄生虫感染者可予相应抗感染药物进行治疗；病毒致病者无特异性治疗，主要是针对腹泻和脱水的对症支持治疗，病程常呈自限性。重症患者需纠正酸中毒和电解质紊乱。

（一）急性期治疗

补液是急性期最主要的治疗，补液的方法、补液量以及补液速度应该根据脱水程度来确定。

轻中度脱水者可予口服补液盐（ORS）。新的低渗 ORS 配方减少了钠和葡萄糖的含量，与标准 ORS 疗效相当，但安全性更好，不良反应发生率更低。米汤加 ORS 液治疗霍乱患者疗效更佳。

严重脱水者需静脉补液，情况改善后改为口服补液，医生还会安排予以补充钾、钙、锌。

儿童患者补锌可改善预后，并减少复发。

（二）一般治疗

急性胃肠炎一般不需要禁食，如有严重呕吐则需要禁食。但不论禁食与否，都应在能够耐受的情况下多喝水。

少吃多餐，尤其是婴幼儿，建议每日 6 餐，进食少油腻、易消化、富含微量元素和维生素的混合食物，尽可能增加热量摄入。禁食患者应通过静脉补充营养。

婴幼儿继续母乳喂养，配方奶喂养者可选择应用低乳糖或无乳糖配方。避免进食罐装果汁等高渗性液体，以防腹泻加重。

病毒导致的急性胃肠炎无需针对病因抗病毒治疗，只需补液及药物对症治疗即可。

由于部分抗生素本身可致腹泻且抗生素滥用易导致细菌耐药，故细菌性急性胃肠炎患者应在必要时根据情况在医生的指导下选择合适的抗生素进行治疗，患者应避免就诊前自行服用抗生素等不规范治疗。

家庭治疗的过程中应注意观察大便性状、大便次数、体温、脱水情况等，若出现症状加重，应及时到医院就医。住院患者应定期复查血常规、大便常规、电解质等了解病情变化。

（三）西药治疗

1. 肠黏膜保护剂和吸附剂

典型药物有蒙脱石、果胶铋和药用炭等。这类药物有吸附肠道毒素和保护肠黏膜的作用。

蒙脱石制剂被证实在急性腹泻中能够缩短腹泻病程，降低腹泻频度。蒙脱石对消化道内的病毒、细菌及其毒素有固定和抑制作用；对消化道黏膜有覆盖能力，并通过与黏液糖蛋白相互结合，提高肠黏膜屏障对致损伤因子的防御能力，促进肠黏膜修复，可以减轻急性感染性腹泻病的症状，并缩短病程，降低腹泻频率。

果胶铋也就是胶体果胶铋胶囊，口服以后可以在胃黏膜上形成保护性的薄膜，而且可以刺激胃黏膜上皮细胞分泌黏液，增加对胃黏膜的保护。此外，可以杀灭幽门螺杆菌，促进胃炎的愈合。果胶铋主要用于治疗消化性溃疡，特别是幽门螺杆菌相关的溃疡，也可以用于慢性浅表性胃炎和慢性萎缩性胃炎。

药用炭具有丰富的孔隙，能吸附导致腹泻及腹部不适的多种有毒或无毒的刺激性物质，及肠内异常发酵产生的气体，减轻对肠壁的刺激，减少肠蠕动，从而起止泻的作用；还可以在胃肠道内迅速吸附肌酐、尿酸等有毒物质，容纳于其孔隙之中，顺肠道排出体外，代替肾脏的解毒功能，降低毒性物质在血液中的浓度，保护健存的肾单位，并延长透析间期，减少透析次数。

2. 微生物制剂

肠道益生菌组成的特殊活性微生物制剂，不仅对人体健康有益，还可以用于治疗腹泻病；尤其是对病毒感染导致的水样腹泻具有显著疗效；对侵袭性细菌导致的腹泻没有明显疗效；对抗生素相关性腹泻的治疗有效。

常用的治疗急性胃肠炎的益生菌有布拉氏酵母菌、鼠李糖乳杆菌、双歧杆菌、双歧杆菌乳杆菌三联活菌片等。

3. 抑制肠道分泌药

消旋卡多曲是一种脑啡肽酶抑制剂，可选择性、可逆性地抑制脑啡肽酶，从而保护内源性脑啡肽免受降解，延长消化道内源性脑啡肽的生理活性，减少水和电解质的过度分泌，从而缩短病程。在外周组织中，口服的消旋卡多曲快速水解为更有效的脑啡肽酶抑制剂醛托芬。醛托芬对脑啡肽酶的抑制作用增加了阿片物质的利用，激活了肠道的阿片受体，导致 cAMP 黏膜水平减少，从而减少水和电解质的过度分泌。且该药作用于外周脑啡肽，不影响中枢神经系统的脑啡肽酶活性，并对胃肠道蠕动和肠道基础分泌无明显影响，显效快，服用安全。另外，消旋卡多曲可与食物、水或母乳一起服用，应用方便

次水杨酸铋为抑制肠道分泌的药物，本品的活性成分覆盖于胃黏膜表面，保护胃黏膜，减少胃的不良刺激；吸附细菌素（如大肠埃希菌产生的毒素或霍乱弧菌产生的肠毒素）；对病原性微生物有直接抗菌活性。该药能减轻腹泻患者的腹泻、恶心、腹痛等症状，并能有效减少腹泻次数，并在治疗期间可以显著减少腹泻伴随症状。

4. 肠动力抑制剂

洛哌丁胺属于止泻药，可抑制肠道平滑肌的收缩，减少肠蠕动。还可减少肠壁神经末梢释放乙酰胆碱，通过胆碱能和非胆碱能神经元局部的相互作用直接抑制蠕动反射。本品可延长食物在小肠的停留时间，促进水、电解质及葡萄糖的吸收，对前列腺素、霍乱毒素和其他肠毒素引起的肠过度分泌有显著抑制作用，通过抑制肠道蠕动减轻腹泻，适用于无侵袭性腹泻症状的轻、中度旅行者腹泻。

地芬诺酯为合成的哌替啶衍生物，对肠道的作用类似于吗啡，可减少肠蠕动而止泻，但无镇痛作用。该药可直接作用于肠平滑肌，通过抑制肠黏膜感受器，消除局部黏膜的蠕动反射而减弱肠蠕动，同时可增加肠的节段性收缩，使肠内容物通过迟缓，利于肠液的再吸收。

但并非所有患者均可使用该类药物，对于伴发热或明显腹痛等疑似感染导致的炎性腹泻以及血性腹泻的患者，该类药物可导致毒素、细菌等不能及时排出体外，反而加重病情，故应避免使用。儿童患者尽量避免使用。

5. 抗感染治疗

绝大多数儿童患者不需要抗感染治疗，尤其是病毒导致的急性胃肠炎，应用抗生素反而会延长病程。

常用的抗生素为喹诺酮类如诺氟沙星、环丙沙星、左氧氟沙星等，对大部分细菌性急性胃肠炎效果较好。喹诺酮类抗生素分子基本骨架均为氮（杂）双并环结构，喹诺酮类和其他抗菌药的作用点不同，它们以细菌的脱氧核糖核酸（DNA）为靶点。细菌的双股 DNA 扭曲成为袢状或螺旋状（称为超螺旋），使 DNA 形成超螺旋的酶称为 DNA 回旋酶，喹诺酮类妨碍此种酶，进一步造成细菌 DNA 的不可逆损害，而使细菌细胞不再分裂。它们对细菌显示选择性毒性。当前，一些细菌对许多抗生素的耐药性可因质粒传导而广泛传布。本类药物则不受质粒传导耐药性的影响，因此，本类药物与许多抗菌药物间无交叉耐药性。

喹诺酮类是主要作用于革兰阴性菌的抗菌药物，对革兰阳性菌的作用较弱（某些品种对金黄色葡萄球菌有较好的抗菌作用）。如当地喹诺酮耐药率较高，也可选择阿奇霉素治疗。疗程 3～5 天。

（四）中医治疗

盐酸小檗碱，俗称黄连素，是从中药中提取到的一种生物碱。它对多种细菌如痢疾杆菌、伤寒杆菌、白喉杆菌等具有抑制作用，其中对痢疾杆菌抑制作用最强，因此可以用来治疗细菌性急性胃肠炎，对改善症状和缓解病情有一定效果，且副作用较小，已被大家广为认知。

改善症状的中成药还有六味香连胶囊等。其他的中医治疗方法还包括辨证方药、推拿、针灸等。

（五）其他治疗

儿童患者补锌治疗有助于改善腹泻病的临床预后，减少复发；口服或者静脉输注昂丹司琼可能对伴呕吐的年幼患儿有效；有明显痉挛性腹痛者，可口服山莨菪碱等解痉药物。

十一、预防

注意个人卫生,饭前便后勤洗手;家庭成员患病时其呕吐物和饮食用具要严格消毒;婴幼儿患者应注意乳品的保存以及奶具、食具、便器、玩具的定期消毒;不吃生的食物,不饮生水,不吃放置时间过久或变质过期的食品;煮熟的食物趁热吃,隔夜食物吃之前要彻底加热;生熟食品应分开存放,已消毒餐具和未消毒餐具分开存放,避免交叉感染;夏秋季节为本病的高发期,尽量不到人群聚集场所。

疫苗接种:轮状病毒疫苗;麻疹疫苗。

1. 播放急性胃肠炎相关教学视频。

2. 解析什么是急性胃肠炎。

3. 写出3种常用急性胃肠炎治疗药物的药名、成分和功效(包括西药和中成药)。

4. 上网查找3个市场份额较高的急性胃肠炎治疗药物,指出其商品名、通用名、价格、适应证、生产厂家,比较其特点。

5. 案例分析

(1)病例描述 患者女性,50岁。以腹痛、腹泻为主要症状,伴呕吐,有食用街边快餐及饮用冷冻水等不洁饮食史。患者昨天出现阵发性上腹部绞痛,无放射痛,解水样大便6次,伴恶心,呕吐6~8次,为胃内容物及水样物,无呕血及黑便。伴头晕、全身无力。无头痛,无出汗,无发热。无胸闷、心悸,小便正常。无抽搐,无意识不清,无尿便失禁。精神一般。曾外院门诊就诊,给予口服药物(具体不详)治疗后仍有恶心、呕吐,伴有腹泻、腹胀,无发热。

(2)病例分析。

(3)制订推荐用药方案并写出用药理由和用药机理。

(4)模拟情景对话。

6. 随堂测验实训效果。

任务 4 慢性胃炎的用药指导

 知识目标 ◀◀◀

1. 掌握慢性胃炎的分类及病因。

2. 掌握慢性胃炎治疗用药及用药机理。

技能目标 ◄◄◄

1. 能分析判断患者慢性胃炎的类型。
2. 能熟练运用慢性胃炎的专业知识指导患者用药。

一、疾病概述

慢性胃炎（chronic gastritis）是指多种病因引起的胃黏膜慢性炎症性病变，病理上以淋巴细胞浸润为主要特点。常有一定程度的萎缩（黏膜丧失功能）和化生，常累及贲门，伴有G细胞丧失和胃泌素分泌减少，也可累及胃体，伴有泌酸腺的丧失，导致胃酸、胃蛋白酶和内源性因子减少，继而出现上皮内瘤变，与胃癌发生密切相关。

二、流行病学

慢性胃炎，尤其是慢性萎缩性胃炎的患病率一般随年龄增加而上升，其与幽门螺杆菌（Hp）感染密切相关。

据估计，人群中的Hp感染率大致相当于慢性胃炎的患病率。我国人群中的Hp感染率为40%～60%。据此估计人群中慢性胃炎患病率约为50%。自身免疫性胃炎在北欧较多见，我国仅有少数病例报道。

三、疾病类型

（一）按其组织学变化分类

1. 浅表性（慢性非萎缩性）胃炎

慢性非萎缩性胃炎是指不伴有胃黏膜萎缩性改变、胃黏膜层见以淋巴细胞和浆细胞为主的慢性炎症细胞浸润的慢性胃炎。

2. 萎缩性胃炎

萎缩性胃炎也称慢性萎缩性胃炎，以胃黏膜上皮和腺体萎缩，数目减少，胃黏膜变薄，黏膜基层增厚，或伴幽门腺化生和肠腺化生，或有不典型增生为特征的慢性消化系统疾病。常表现为上腹部隐痛、胀满、嗳气，食欲不振，或消瘦、贫血等，无特异性，是一种多致病因素性疾病及癌前病变。

3. 肥厚性胃炎（Menetrier病）

本病的特点是胃体、胃底皱襞粗大、肥厚，扭曲呈脑回状；胃黏膜组织病理学见胃小凹延长扭曲、深处有囊样扩张，伴壁细胞和主细胞减少，胃黏膜层明显增厚；胃酸分泌减少；低蛋白血症（由蛋白质从胃液丢失引起）。

（二）根据胃黏膜病变分类

1. 慢性胃炎的部位

根据病变分布，可再分为胃窦炎、胃体炎、全胃炎（以胃窦为主或以胃体为主）。

2. 慢性胃炎的性质与分级

分为浅表性及萎缩性，后者又可分为轻、中、重度三级。

3. 胃炎活动的程度

根据胃黏膜上皮的中性粒细胞浸润及退行性变，可定出活动期或静止期，活动范围又可分为弥漫性或局限性。

4. 有无化生及其类型

化生分为肠腺化生（肠化）及假幽门腺化生，前者常见于萎缩性胃炎，偶可见于浅表性胃炎甚或正常黏膜，而后者仅见于萎缩性胃炎，是指胃体黏膜由胃窦黏膜所替代，常沿胃小弯向上移行，称胃窦潜移。

（三）特殊类型胃炎

1. 感染性胃炎

一般人很少患除幽门螺杆菌之外的感染性胃炎，但当机体免疫力下降时，如艾滋病患者、长期大量使用免疫抑制剂者、严重疾病晚期等，可发生各种细菌（非特异性细菌和特异性细菌如结核、梅毒）、真菌和病毒（如巨细胞病毒）所引起的感染性胃炎。其中急性化脓性胃炎（acute purulent gastritis）病情凶险，该病常见致病菌为甲型溶血性链球菌、金黄色葡萄球菌或大肠杆菌，化脓性炎症常源于黏膜下层，并扩展至全层胃壁，可发生穿孔，内科治疗多无效而需紧急外科手术。

2. 化学性胃炎（病）

胆汁反流、长期服用 NSAID 或其他对胃黏膜损害的物质，可引起以胃小凹增生为主且炎症细胞浸润很少为特征的反应性胃黏膜病变。胃大部切除术后失去了幽门的功能，含胆汁、胰酶的十二指肠液长期大量反流入胃，由此而引起的残胃炎和吻合口炎是典型的化学性胃炎（病）。

3. 其他

嗜酸细胞性胃炎、淋巴细胞性胃炎、非感染性肉芽肿性胃炎（如胃克罗恩病、结节病）、放射性胃炎（放射治疗引起）、充血性胃病（如门脉高压性胃病）等。痘疮样胃炎（varioliform gastritis）表现为内镜下见胃体或（及）胃窦有多发性的小隆起，其中央呈脐样凹陷，凹陷表面常有糜烂，活组织病理学检查见胃黏膜以淋巴细胞浸润为主。痘疮样胃炎多与幽门螺杆菌感染或服用 NSAID 有关，但亦有病因不明者。

四、病因

慢性胃炎是多种病因导致的胃黏膜慢性炎症，幽门螺杆菌（Hp）感染、自身免疫、十二指肠-胃反流等因素长期存在，均可导致慢性胃炎。

1. 生物因素

Hp 感染是慢性胃炎最常见的病因，可致胃黏膜慢性炎症损伤。凡该菌定居之处均见胃黏膜炎细胞浸润，且炎症程度与细菌数量成正相关，电镜也见与细菌相连的上皮细胞表面微突数减少或变钝，病人血中和胃黏膜中也可找到抗螺旋杆菌抗体。90％以上的慢性胃炎患者有 Hp 感染。

2. 免疫因素

免疫功能的改变在慢性胃炎的发病上已普遍受到重视，萎缩性胃炎，特别是胃体胃炎患者的血液、胃液或在萎缩黏膜内可找到壁细胞抗体；胃萎缩伴恶性贫血患者血液中发现有内因子抗体，说明自身免疫反应可能是某些慢性胃炎的有关病因。但胃炎的发病过程中是否有免疫因素参与，尚无定论。此外，萎缩性胃炎的胃黏膜有弥漫的淋巴细胞浸润，体外淋巴母细胞转化试验和白细胞移动抑制试验异常，提示细胞免疫反应在萎缩性胃炎的发生上可能有重要意义。某些自身免疫性疾病如慢性甲状腺炎、甲状腺机能减退或亢进、胰岛素依赖性糖尿病、慢性肾上腺皮质功能减退等均可伴有慢性胃炎，提示本病可能与免疫反应有关。

3. 物理因素

长期饮浓茶、烈酒、咖啡，过热、过冷或过于粗糙的食物，可导致胃黏膜的反复损伤。

4. 化学因素

长期大量服用非甾体抗炎药如阿司匹林、吲哚美辛等可抑制胃黏膜前列腺素的合成，破坏黏膜屏障；烟草中的尼古丁可影响胃黏膜的血液循环；各种原因的胆汁、胰液和肠液反流均可破坏胃黏膜屏障。

5. 急性胃炎的遗患

急性胃炎后，胃黏膜病变持久不愈或反复发作，均可形成慢性胃炎。

6. 十二指肠液的反流

研究发现慢性胃炎患者因幽门括约肌功能失调，常引起胆汁反流，可能是一个重要的致病因素。胰液中的磷脂与胆汁和胰消化酶一起，能溶解黏液，并破坏胃黏膜屏障，促使 H^+ 及胃蛋白酶反弥散入黏膜，进一步引起损伤。由此引起的慢性胃炎主要在胃窦部。胃-空肠吻合术患者因胆汁反流而致胃炎者十分常见。消化性溃疡患者几乎均伴有慢性胃窦炎，可能与幽门括约肌功能失调有关。烟草中的尼古丁能使幽门括约肌松弛，故长期吸烟者可助长胆汁反流而造成胃窦炎。

7. 其他

慢性胃炎的萎缩性病变的发生率随年龄增长而增加。

8. 诱发因素

（1）精神因素：过度的精神刺激、忧郁以及其他精神因素反复作用于大脑皮质，造成大脑皮质功能失调，导致胃壁血管的痉挛性收缩，胃黏膜发生炎症或溃疡。

（2）细菌及其毒素的作用：由于鼻、口腔、咽喉等部位感染病灶的细菌或毒素不断地被吞入胃内；或胃内缺乏胃酸，细菌易在胃内繁殖，长期作用而引起慢性胃炎。

（3）胃黏膜长期瘀血缺氧：如充血性心力衰竭或门脉高压症的病人，胃黏膜长期处于瘀血、缺氧，引起营养障碍导致胃炎。

（4）胃酸缺乏：细菌容易在胃内繁殖，也可造成慢性胃炎。

（5）营养缺乏，内分泌功能障碍、免疫功能异常，可引起慢性胃炎。

（6）消化道弯曲可能是慢性胃炎的发病因素。

五、症状

慢性胃炎是胃黏膜的慢性炎性反应，缺乏特异性症状，症状轻重与胃黏膜病变程度并非一致。大多数患者常无症状或有程度不等的消化不良症状，如上腹隐痛、食欲减退、餐后饱胀、反酸、恶心等。严重萎缩性胃炎患者可有贫血、消瘦、舌炎、腹泻等。

1. 典型症状

慢性胃炎可表现为中上腹不适、饱胀、钝痛、烧灼痛等，也可有食欲不振、嗳气、反酸、恶心等消化不良症状。

2. 伴随症状

胃黏膜有糜烂的患者可表现为呕血、黑便，长期少量出血可导致缺铁性贫血；自身免疫性胃炎患者可出现恶性贫血，可有全身衰弱、厌食、体重减轻、贫血等情况，还可以伴有舌炎、周围神经病变等；部分慢性患者可有健忘、焦虑、抑郁等精神心理症状。

六、治疗

慢性胃炎的治疗遵循个体化原则，根据不同的临床症状和内镜及病理改变选择不同的治疗方案。大多数成人胃黏膜均有轻度非萎缩性胃炎（浅表性胃炎），如幽门螺杆菌（Hp）阴性且无糜烂及无症状，可不予药物治疗。如慢性胃炎累及胃黏膜全层或胃镜下胃黏膜病理活检提示有炎症细胞浸润，出现癌前情况如肠上皮化生、假幽门腺化生、萎缩及异型增生，需积极治疗及定期随诊复查。

1. 急性期治疗

慢性胃炎患者可因饮酒、刺激性饮食、精神刺激等诱发急性发作，需予抑制胃酸分泌、保护胃黏膜等治疗，如有明显腹部绞痛，予解除胃痉挛处理。同时，需进食清淡易消化食物，一般可获得较好效果。

2. 一般治疗

调整饮食及生活方式有助于慢性胃炎的预防和治疗。

3. 药物治疗

（1）根治 Hp 治疗　对于由 Hp 感染引起的慢性胃炎，常需根治 Hp 治疗，我国目前推荐方案为铋剂四联方案：质子泵抑制剂（PPI）＋铋剂＋2 种抗菌药物，疗程为 10 天或 14 天。见表 4-3。

表 4-3　Hp 治疗方案

抗生素	克拉霉素、阿莫西林、甲硝唑、替硝唑、喹诺酮类、呋喃唑酮、四环素等
PPI	泮托拉唑、艾司奥美拉唑、奥美拉唑、兰索拉唑、雷贝拉唑、艾普拉唑等
铋剂	枸橼酸铋钾、果胶铋等

Hp 根除治疗结束 4 周后，需常规评估抗 Hp 治疗效果，首选方法是无创性的 ^{13}C 尿素呼气试验或 ^{14}C 尿素呼气试验。

（2）抑酸药　常见抑酸药有 H_2 受体拮抗剂（H_2RA）或 PPI 两大类，能较强抑制胃酸分泌，对胃黏膜糜烂和（或）以上腹烧灼感症状为主者有较好的效果。

（3）抗酸剂和胃黏膜保护剂　抗酸剂、胃黏膜保护剂可用于伴胆汁反流的慢性胃炎治疗。

（4）促动力药　促动力药可用于上腹饱胀、恶心或呕吐等为主要症状者，亦可用于伴胆汁反流的慢性胃炎治疗。

（5）消化酶制剂　消化酶制剂可用于有明显的进食相关的腹胀、纳差等消化功能低下症状者，推荐餐中服用，效果优于餐前和餐后服用。

（6）抗抑郁药或抗焦虑药　有消化不良症状且伴明显精神心理因素的慢性胃炎患者，可应用抗抑郁药或抗焦虑药。

（7）抗氧化剂　某些具有生物活性功能的维生素、微量元素硒及叶酸可用于老年人慢性胃炎的辅助治疗，对胃癌前病变似有一定的逆转作用，可能降低胃癌发生的风险。

4. 手术治疗

针对药物不能逆转的局灶高级别上皮内瘤变，可在胃镜下行黏膜下剥离术（ESD）或黏膜切除术（EMR）。

该方法为微创的治疗方法，在胃镜下将病变逐渐切除，一般手术时间 1～2 小时，对患者的身体及体力造成的损害小，医疗花费相对少，但术中及术后有出血、穿孔等风险，需要密切监测。切除病变后会对切除的组织进行病理检查，如切缘发现癌变或癌组织浸润较深，需追加外科手术治疗。

5. 中医治疗

（1）中药　肝胃气滞证者予疏肝理气和胃治疗；肝胃郁热证者予清肝和胃治疗；脾胃湿热证者予清热化湿治疗；脾胃气虚证者予益气健脾治疗；脾胃虚寒证者予温中健脾治疗；胃阴不足证者予养阴益胃治疗；胃络瘀阻证者予活血化瘀治疗。

（2）针灸　用温针配合艾灸，可有效地缓解慢性胃炎脾胃虚寒证患者的症状。针灸治疗常用取穴有足三里、中脘、胃俞、脾俞、内关等。

6. 其他治疗

研究发现，萎缩性胃炎患者血清中微量元素锌、硒、叶酸和 β-胡萝卜素等含量降低，可考虑适当补充。恶性贫血者需终生注射维生素 B_{12}。

七、预防

停用不必要的非甾体抗炎药；需要长期服用阿司匹林、氯吡格雷等病人，可预防性给予质子泵抑制剂（PPI）或 H_2 受体抑制剂（H_2RA）；对有骨关节疾病病人，可选择塞来昔布等进行抗感染治疗；倡导文明的饮食习惯，避免酗酒；改善饮食及生活习惯。

1. 播放《慢性胃炎病人的护理》教学视频。

2. 解析什么是慢性胃炎。

3. 写出 3 种常用慢性胃炎治疗药物的药名、成分和功效（包括西药和中成药）。

4. 上网查找 3 个市场份额较高的慢性胃炎治疗药物，指出其商品名、通用名、价格、适应证、生产厂家，比较其特点。

5. 案例分析

（1）病例描述　患者男性，55 岁。反复腹胀胃灼热 10 余年，再发伴头晕不适 1 周。患者主诉 10 年来无明显诱因反复感腹胀胃灼热，食后明显，时有纳差，无呕吐腹泻，无腹痛肠鸣，自服药物（具体不详）症状时轻时重；近 1 周来自感腹胀明显，时有胸闷心慌，活动后明显，阵发性头晕不适，大便稀薄，无胸痛恶心，无发热畏寒咳嗽咳痰，无呕血咯血，无黑便脓血便。

（2）病例分析。

（3）制订推荐用药方案并写出用药理由和用药机理。

（4）模拟情景对话。

6. 随堂测验实训效果。

项目5

呼吸系统疾病用药指导 ◀◀◀◀

任务 1 呼吸系统

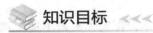 知识目标 ◀◀◀

熟悉呼吸系统医学基础知识。

一、呼吸系统概述

呼吸系统（respiratory system）是执行机体和外界气体交换的器官，由呼吸道和肺两部分组成。机体在进行新陈代谢过程中，经呼吸系统不断地从外界吸入氧，由循环系统将氧运送至全身的组织和细胞，同时将细胞和组织所产生的二氧化碳再通过循环系统运送到呼吸系统排出体外。因此，呼吸系统由气体通行的呼吸道和气体交换的肺所组成。呼吸道由鼻、咽、喉、气管、支气管和肺内的各级支气管分支所组成。从鼻到喉这一段称上呼吸道；气管、支气管及肺内的各级支气管的分支这一段为下呼吸道。其中，鼻是气体出入的门户，又是感受嗅觉的感受器官；咽不仅是气体的通道，还是食物的通道；喉兼有发音的功能。

呼吸道要很好地完成气体通行任务，必须保持通畅，这是怎样实现的呢？它是依靠骨和软骨作支架来保证的。例如，鼻腔就是由骨和软骨围成的；喉的支架全部由软骨构成；气管和支气管的壁上也少不了软骨。一旦呼吸道的软骨消失，就移行为肺组织。由于有软骨的支撑，使呼吸道的每一部分都不至于塌陷，使气体得以畅通无阻，因此，如果呼吸道的某一部位发生狭窄或阻塞都会影响气体的通行，使病人发生呼吸困难。

二、系统功能

1. 呼吸功能

呼吸系统完成外呼吸的功能，即肺通气和肺换气。肺通气是肺与外界环境之间的气体交换过程，肺换气是肺泡与肺毛细血管之间的气体交换过程。呼吸生理十分复杂，包括通气、换气、呼吸动力、血液运输和呼吸调节等过程。

2. 防御功能

呼吸系统的防御功能通过物理机制（包括鼻部加温过滤、咳嗽、喷嚏、支气管收缩、纤毛运动等）、化学机制（如溶菌酶、乳铁蛋白、蛋白酶抑制剂、抗氧自由基的谷胱甘肽和超氧化物歧化酶等）、细胞吞噬（如肺泡巨噬细胞及多形核粒细胞等）和免疫机制（B细胞分泌抗体，介导迟发型变态反应，从而杀死微生物）等而得以实现。

3. 代谢功能

对于肺内生理活性物质、脂质、蛋白质、结缔组织及活性氧等物质，肺具有代谢功能。某些病理情况能导致肺循环的代谢异常，可能因此导致肺部疾病的恶化，或导致全身性疾病的发生。

4. 神经内分泌功能

肺组织内存在一种具有神经内分泌功能的细胞，称为神经内分泌细胞或K细胞，与肠道的嗜银细胞相似，因此，起源于该细胞的良性或恶性肿瘤临床上常表现出异常的神经内分泌功能，如皮质醇增多症、肥大性骨病、ADH（抗利尿激素）分泌过多症和成年男性乳腺增生等。

三、功能器官

1. 肺

肺是一个内含大而潮湿的呼吸表面的腔，位于身体内部，受到体壁保护。肺主要由支气管反复分支及其末端形成的肺泡共同构成，气体进入肺泡内，在此与肺泡周围的毛细血管内的血液进行气体交换。吸入空气中的氧气，透过肺泡进入毛细血管，通过血液循环，输送到全身各个器官组织，供给各器官氧化过程的所需，各器官组织产生的代谢产物，如CO_2再经过血液循环运送到肺，然后经呼吸道呼出体外。哺乳类的呼吸系统除肺以外还有一套通气结构即呼吸道。在吸气时，膈肌收缩，膈顶部下降，使胸廓的上下径也增大。呼气时，正好相反，膈肌舒张，膈顶部回升，胸廓的上下径缩小。

肺是最主要的呼吸器官，它位于胸腔内，左右各一个，是进行气体交换的场所。肺主要由反复分支的支气管及其最小分支末端膨大形成的肺泡共同构成，肺泡是人体与外界不断进行气体交换的主要部位，数目很多，外面缠绕着丰富的毛细血管和弹性纤维。肺泡壁和毛细血管壁都很薄，各由一层上皮细胞组成。这些都有利于进行气体交换。

通过肺泡内的气体交换，血液由含氧气少、二氧化碳多的静脉血变成含氧气多、二氧化碳少的动脉血。鼻是气体进出的门户，也是嗅觉器官，它包括外鼻、鼻腔和开口于鼻腔的鼻旁窦三部分。鼻旁窦与鼻腔相通黏膜又相连续，故鼻腔黏膜感染时，易波及到鼻旁窦，引起鼻窦炎。鼻旁窦参与湿润和加温吸入的空气，并起发音共鸣的作用。前部生有可以阻挡空气中灰尘的鼻毛；鼻腔内表面的黏膜可以分泌黏液，能使吸入的空气清洁并变得湿润；黏膜中还分布着丰富的毛细血管，可以温暖空气。鼻腔对吸入的空气起到了清洁、温暖、湿润的作用。

2. 喉

喉是上呼吸道的组成部分，又是发音器官，喉上方接咽，下与气管相连。喉由作为支架的软骨和连接软骨的韧带及肌肉共同构成。喉腔黏膜下层的结缔组织比较疏松，急性发炎时易引起水肿，造成呼吸困难，甚至窒息，可危及生命。

3. 气管及支气管

气管位于颈前正中，食管之前，上与喉的环状软骨相连，向下进入胸腔，在平胸骨角的高度分为左、右支气管。支气管经肺门进入左右肺。气管内衬有黏膜，其上皮为假复层柱状纤毛上皮。夹有杯状细胞，细胞顶部的纤毛平时向咽部颤动，以清除尘埃和异物，使空气保持洁净，杯状细胞是具有分泌蛋白质特点的细胞。

4. 胸膜

胸膜是平滑光泽的浆膜，覆盖在肺表面的部分，称为胸膜脏层；覆盖在胸壁内面和膈肌上面等处的部分，称为胸膜壁层。脏、壁层间的狭窄间隙叫作胸膜腔，腔内含有极少量液体，以减少呼吸运动时两层胸膜之间的摩擦。胸部两侧的胸膜腔互不相通。

5. 纵隔

是夹在两侧纵隔胸膜之间的器官及结缔组织总称。纵隔上部主要含有胸腺、上腔静脉、主动脉弓及其分支、气管、食管、胸导管和迷走神经、膈神经等。纵隔中部主要有心包、心脏。后纵隔则包含有胸主动脉、奇静脉、主支气管、食管、胸导管等。随着胸廓的扩张和回缩，空气经呼吸道进出肺称为呼吸运动。肺的舒缩完全靠胸廓的运动。胸廓扩张时，将肺向外方牵引，空气入肺，称为吸气运动。胸廓回缩时，肺内空气被排出体外，称为呼气运动。由于呼吸运动的不断进行，便保证肺泡内气体成分的相对恒定，使血液与肺泡内气体间的气体交换得以不断进行。正常成年人在安静状态下呼吸时，每次吸入或呼出的气量称为潮气，平均约为 400～500 毫升。每分钟出入肺的气体总量称为每分通气量，它等于潮气量和呼吸频率的乘积。正常成年人在安静状态下的呼吸频率为 16～18 次/分钟，所以每分通气量约 6000～8000 毫升。

适应体力活动需要而加强呼吸时，每分通气量可达 70 升。正常人在平和呼气之后，如再做最大呼气称为补呼气，约为 1000～1500 毫升。在平和吸气之后，如再做最大吸气，称为补吸气，约为 1000～1800 毫升。潮气、补呼气、补吸气三者之和称为肺活量，男性约为 3500 毫升，女性约为 2500 毫升。它是一次肺通气的最大范围，可以反映肺通气功能的储备力量及适应能力。肺活量的大小与人的身高、胸围、年龄、健康情况有关。肺活量并不等于肺内所容纳的全部气体量，即便在被呼气之后，肺内也还余留着一部分气体不能完全呼出，称为余气。

6. 呼吸肌肉

参与呼吸的肌肉主要有肋间肌和膈肌。肋间肌和膈肌能够使胸廓扩大或缩小。当肋间肌和膈肌收缩时，胸廓体积增大，肺随之扩张，这时肺内气压就低于大气压，外界空气通过呼吸道进入肺，完成吸气。相反，当肋间肌和膈肌舒张时，胸腔体积缩小，肺随之回缩，这时肺内气压就高于大气压，肺内气体通过呼吸道排出体外，完成呼气。通过呼吸运动，肺实现了与外界环境的气体交换，使肺泡内的气体不断地得到更新。

四、呼吸系统疾病症状

呼吸系统的咳嗽、咳痰、咯血、呼吸困难、胸痛等症状，虽为一般肺部所共有，但仍各有一定的特点，可能为诊断提供参考。

1. 咳嗽

急性发作的刺激性干咳常为上呼吸道炎引起，若伴有发热、声嘶，常提示急性病毒性咽、喉、气管、支气管炎。慢性支气管炎，咳嗽多在寒冷天发作，气候转暖时缓解。体位改变时咳痰加剧，常见于肺脓肿、支气管扩张。支气管癌初期出现干咳，当肿瘤增大阻塞气道时，出现高音调的阻塞性咳嗽。阵发性咳嗽可为支气管哮喘的一种表现，晚间阵发性咳嗽可见于左心衰竭的患者。

2. 咳痰

痰的性质（浆液、黏液、黏液脓性、脓性）、量、气味，对诊断有一定帮助。慢支咳白色泡沫或黏液痰。支气管扩张、肺脓肿的痰呈黄色脓性，且量多，伴厌氧菌感染时，脓痰有恶臭。肺水肿时，咳粉红色稀薄泡沫痰。肺阿米巴病呈咖啡色，且出现体温升高，可能与支气管引流不畅有关。

3. 咯血

咯血可以从痰中带血到整口鲜红血。肺结核、支气管肺癌以痰血或少量咯血为多见；支气管扩张的细支气管动脉形成小动脉瘤（体循环）或肺结核空洞壁动脉瘤破裂可引起反复、大量咯血，24小时达300毫升以上。此外咯血应与口鼻喉和上消化道出血相鉴别。

4. 呼吸困难

按其发作快慢分为急性、慢性和反复发作性。急性气急伴胸痛常提示肺炎、气胸、胸腔积液，应注意肺梗死，左心衰竭患者常出现夜间阵发性端坐呼吸困难。慢性进行性气急见于慢性阻塞性肺病、弥散性肺间质纤维化疾病。支气管哮喘发作时，出现呼气性呼吸困难，且伴哮鸣音，缓解时可消失，下次发作时又出现。呼吸困难可分吸气性、呼气性和混合性三种。如喉头水肿、喉气管炎症、肿瘤或异物引起上气道狭窄，可出现吸气性喘鸣音；哮喘或喘息性支气管炎引起下呼吸道广泛支气管痉挛，则引起呼气性哮鸣音。

5. 胸痛

肺和脏层胸膜对痛觉不敏感，肺炎、肺结核、肺梗死、肺脓肿等病变累及壁层胸膜时，方发生胸痛。胸痛伴高热，考虑肺炎。肺癌侵及胸壁层胸膜或骨，出现隐痛，持续加剧，乃至刀割样痛。亦应注意与非呼吸系统疾病引起的胸痛相鉴别，如心绞痛、纵隔、食管、膈和腹腔疾患所致的胸痛。

任务2　上呼吸道感染的用药指导

 知识目标 ◀◀◀

1. 掌握上呼吸道感染的分类及病因。
2. 掌握上呼吸道感染用药及用药机理。

技能目标 ◀◀◀

1. 能分析判断患者上呼吸道感染的类型。
2. 能熟练运用上呼吸道感染的专业知识指导患者用药。

一、疾病概述

广义的上呼吸道感染（upper respiratory tract infection）是鼻腔、咽或喉部急性炎症的总称，包括了以急性鼻咽炎为主，以及病毒性咽炎、喉炎、疱疹性咽峡炎、咽结膜热、细菌性咽-扁桃体炎等一类疾病；狭义的上呼吸道感染又称普通感冒，是最常见的急性呼吸道感染性疾病，发生率较高，多呈自限性，多可在 10 天左右自愈。

上呼吸道感染简称"上感"，主要病原体是病毒，少数是细菌引起。流感病毒引起的上呼吸道感染，简称"流感"，是一种季节性传染病，需要引起重视。

二、流行病学

上呼吸道感染的发病不分年龄、性别、职业和地区，免疫功能低下者、儿童是易感人群。多数人每年都会发生该病，且同一个人可在一年内多次罹患本病，通常在季节交替和冬季、春季发病。

上呼吸道感染主要通过含有病毒的飞沫传播，也可通过被污染的手和用具传染。上呼吸道感染具有一定的传染性，一般情况下不会引起集中传染，但是在气候变化时可引起局部或大范围的流行。流感病毒引起的上呼吸道感染，在传播季节容易造成大范围流行。

三、疾病类型

1. 普通感冒

普通感冒（common cold）只是上感的一个部分而已，二者并不相等。为病毒感染引起，俗称"伤风"，又称急性鼻炎或上呼吸道卡他。起病较急，主要表现为鼻部症状，如喷嚏、鼻塞、流清水样鼻涕，也可表现为咳嗽、咽干、咽痒或烧灼感甚至鼻后滴漏感。咽干、咳嗽和鼻后滴漏与病毒诱发的炎症介质导致的上呼吸道传入神经高敏状态有关。2～3 天后鼻涕变稠，可伴咽痛、头痛、流泪、味觉迟钝、呼吸不畅、声嘶等，有时由于咽鼓管炎致听力减退。严重者有发热、轻度畏寒和头痛等。体检可见鼻腔黏膜充血、水肿、有分泌物，咽部可为轻度充血。一般经 5～7 天痊愈，伴并发症者可致病程迁延。

2. 急性病毒性咽炎和喉炎

由鼻病毒、腺病毒、流感病毒、副流感病毒以及肠病毒、呼吸道合胞病毒等引起。临床表现为咽痒和灼热感，咽痛不明显。咳嗽少见。急性喉炎多为流感病毒、副流感病毒及腺病毒等引起，临床表现为明显声嘶、讲话困难，可有发热、咽痛或咳嗽，咳嗽时咽喉疼痛加重。体检可见喉部充血、水肿，局部淋巴结轻度肿大和触痛，有时可闻及喉部的喘息声。

3. 急性疱疹性咽峡炎

多由柯萨奇病毒 A 引起，表现为明显咽痛、发热，病程约为一周。查体可见咽部充血，软腭、腭垂、咽及扁桃体表面有灰白色疱疹及浅表溃疡，周围伴红晕。多发于夏季，多见于儿童，偶见于成人。

4. 急性咽结膜炎

主要由腺病毒、柯萨奇病毒等引起。表现为发热、咽痛、畏光、流泪、咽及结膜明显充血。病程 4～6 天，多发于夏季，由游泳传播，儿童多见。

5. 急性咽-扁桃体炎

病原体多为溶血性链球菌，其次为流感嗜血杆菌、肺炎链球菌、葡萄球菌等。起病急，咽痛明显，伴发热、畏寒，体温可达 39℃ 以上。查体可发现咽部明显充血，扁桃体肿大、充血，表面有黄色脓性分泌物。有时伴有颌下淋巴结肿大、压痛，而肺部查体无异常体征。

四、病因

上呼吸道感染的常见病原体中70％～80％为病毒，主要包括副流感病毒、呼吸道合胞病毒、腺病毒、鼻病毒、埃可病毒、柯萨奇病毒、麻疹病毒和风疹病毒等。细菌感染约占20％～30％，细菌感染可直接感染或继发于病毒感染之后，以溶血性链球菌最为多见，其次为流感嗜血杆菌、肺炎链球菌和葡萄球菌等，少见革兰阴性杆菌。

以鼻咽炎为表现的"普通感冒"：多数由鼻病毒引起，也可由冠状病毒、副流感病毒、呼吸道合胞病毒、埃可病毒、柯萨奇病毒等引起。

以咽炎为主要表现的上呼吸道感染主要包括：急性病毒性咽炎，主要由流感病毒和腺病毒等引起。急性病毒性喉炎，常由流感病毒、鼻病毒、副流感病毒或腺病毒等引起。疱疹性咽峡炎，主要由柯萨奇病毒A引起。咽结膜热，主要由腺病毒和柯萨奇病毒等引起，常发生于夏季，游泳中传播。咽-扁桃体炎，主要由溶血性链球菌引起，也可由流感嗜血杆菌、肺炎链球菌、葡萄球菌等引起。

五、诱发因素

各种导致全身或呼吸道局部防御功能降低的因素均会引发上呼吸道感染：淋雨、受凉、气候突变、过度疲劳；贫血，维生素A、维生素D缺乏等；老年、体弱、幼儿等免疫功能低下；慢性呼吸道疾病患者。此外，人群拥挤的环境、久坐的生活方式、大气污染、年龄、吸烟、营养不良、应激、失眠等也是上呼吸道感染的危险因素。

六、就医

通常上呼吸道感染的病情较轻、病程短、可自愈，且预后良好。但也有极少数患者会引起严重并发症危及生命。因此，患者在出现症状加重时，如持续高热、呼吸困难、咯血等时请及时就医。

就诊后医生会从病史开始了解，包括发病时间、周围有无类似患者、有没有到过热闹封闭的环境以及是否接种过当季流感疫苗等。

七、相关检查

1. 血常规检查
血常规检查是常规检查，其结果提示：
病毒性感染时，白细胞计数正常或偏低、淋巴细胞计数升高或降低；
细菌性感染时，白细胞总数增多，中性粒细胞比例增多、出现核左移现象。

2. 影像学检查
医生会根据病情选择性地安排X线胸片检查，但如果临床医生判断X线不足以描述病情表现时，增加胸部CT检查是必要的。

3. 病原学检查
针对上呼吸道感染，临床上一般不开展病因学检查（病毒抗体检测、病毒分离、痰培养＋药敏等），当有严重的感染并发症时才会安排。

八、鉴别诊断

上呼吸道感染可根据鼻、咽部的症状和体征，结合血常规检查和胸部影像学检查，作出临床诊断，但须与初期表现为感冒样症状的其他疾病相鉴别。

1. 过敏性鼻炎

起病急骤，常表现为鼻黏膜充血和分泌物增多，伴有突发的连续喷嚏、鼻痒、鼻塞、大量鼻涕，无发热，咳嗽较少。分为季节性和常年性，多由过敏因素如花粉、螨虫、灰尘、动物皮毛、低温等刺激引起。如脱离过敏原，数分钟至 1～2 小时内症状即消失。

检查可见鼻黏膜苍白、水肿，鼻分泌物涂片可见嗜酸粒细胞增大，皮肤针刺过敏试验可明确过敏原。发作过后如健康人，一般无发热等全身症状且病程较长，常年反复发作或季节性加重。

2. 急性细菌性鼻窦炎

致病菌多为肺炎链球菌、流感嗜血杆菌、葡萄球菌、大肠杆菌及变形杆菌等，临床多见混合感染，多为在病毒性上呼吸道感染后症状加重。主要症状为鼻窦部疼痛、鼻塞、脓性鼻涕增多、嗅觉减退和头痛。急性鼻窦炎患者可伴有发热和全身不适症状。

3. 流行性感冒

由流感病毒引起，在流感流行季节（如北方的冬季）常见，可散发、也可小规模流行。流感起病急骤，除咽痛、干咳、流鼻涕、眼结膜充血、流泪等鼻咽部症状类似普通上呼吸道感染外，常全身症状较重，常伴高热、全身酸痛、畏寒、疲乏，偶诉腹痛、腹泻、腹胀等消化道表现。可进行鼻咽拭子快速抗原检测或聚合酶链反应（PCR）检查确诊。

4. 急性气管/支气管炎（下呼吸道感染）

表现为咳嗽、咳痰，鼻部症状较轻，血白细胞可升高，X 线胸片或 CT 检查常可见肺部改变，比如肺纹理增强。

5. 急性传染病前驱症状

很多病毒感染性疾病前期表现类似，如麻疹、脊髓灰质炎、脑炎、肝炎、心肌炎等病。患病初期可有鼻塞、头痛等类似症状，应予重视。如果在上呼吸道症状 1 周内，呼吸道症状减轻但出现新的症状，需进行必要的实验室检查，以免误诊。

九、治疗

如果上呼吸道感染症状轻微，则无需治疗。治疗上呼吸道感染目前尚无特效的抗病毒药物、不宜使用抗生素，通常以对症治疗、缓解症状为主，同时注意休息、适当补充水分、保持室内空气流通，避免继发细菌感染。

1. 一般治疗

首先注意适当休息，对于发热、病情较重或年老体弱患者建议卧床休息，同时戒烟、多饮水、清淡饮食，保持鼻、咽及口腔卫生。

2. 药物治疗

上呼吸道感染的药物治疗以对症治疗为主，不宜使用抗生素，因此特别注意不可滥用抗生素。目前尚无专门针对上呼吸道感染的特异性抗病毒药物，普通感冒者无需全身使用抗病毒药物，流感患者需要及时应用抗流感病毒药物。

当患者不耐受、需要使用药物治疗的时候，应首选口服药物，避免无根据的盲目静脉补液。静脉补液仅适用于以下几种情况：因上呼吸道感染导致患者的原有基础疾病加重，或出现并发症，需要静脉给药。由于患者严重腹泻或发热导致脱水、电解质紊乱，需补充水和电解质。由于胃肠不适、呕吐而无法进食，需要通过补液维持人体基础代谢。

(1) 减充血剂药物　有鼻塞、鼻黏膜充血等症状者，可应用减充血剂选择性收缩上呼吸道黏膜血管，以减轻鼻充血，缓解鼻塞、流涕、打喷嚏等症状。

在临床上常用的减充血剂有两大类，即拟交感胺类和咪唑类。其药理作用是收缩皮肤、黏膜的血管，减少血液充盈状态，其目的是减少术腔出血，改善鼻腔黏膜肥厚和鼻腔通气。

临床常用的拟交感胺类药物，有盐酸肾上腺素和麻黄碱，滴鼻用的呋麻滴鼻液就是呋喃西林和麻黄碱的混合溶液。还有盐酸伪麻黄碱也是最常用的减充血剂，给药方法有鼻腔局部给药（滴鼻）和全身口服给药。

咪唑类的常用药物有羟甲唑啉和萘甲唑啉，常用的滴鼻净就是盐酸萘甲唑啉滴鼻液。耳鼻喉临床上常用的鼻用减充血剂连续使用不宜超过 7 天，长期使用减充血剂有可能导致药物性鼻炎和鼻黏膜充血反弹。

(2) 抗组胺药物　有频繁喷嚏、多量流涕等症状的患者，可酌情选用抗组胺药物治疗。抗组胺药物具有抗过敏作用，通过阻断组胺受体抑制小血管扩张，降低血管通透性，有助于消除或减轻上呼吸道感染患者的打喷嚏和流涕等症状。抗组胺药物的鼻喷剂局部作用较强、全身不良反应较少。

第 1 代抗组胺药，如马来酸氯苯那敏和苯海拉明等，具有穿过血脑屏障、渗透中枢神经细胞与组胺受体结合的能力，因其具有一定程度的抗胆碱作用，有助于减少分泌物、减轻咳嗽症状，因此推荐其为普通感冒的首选药物。

第 2 代抗组胺药，如氯雷他定、西替利嗪等，尽管具有非嗜睡、非镇静的优点，但因其无抗胆碱的作用，故不能镇咳。

注意：该类药物为 OTC 药物（非处方药），可不通过医师处方、从药店直接购买；但抗组胺药物有头晕、嗜睡等不良反应，宜在睡前服用，驾驶员和高空作业或操作精密仪器等行业工作者避免使用。

(3) 解热镇痛药　伴有头痛、发热、全身肌肉酸痛等症状者，可酌情使用解热镇痛药，如对乙酰氨基酚、阿司匹林、布洛芬等。解热镇痛药通过减少前列腺素合成，使体温调节中枢的调定点下调，产生周围血管扩张、出汗散热而发挥解热作用。

注意：对于诊断不明者应慎用解热镇痛药以免掩盖病情而影响诊断，过量使用解热镇痛药物会损伤肝脏和消化道黏膜；通常体温≥38.5 ℃和（或）出现明显不适时，可考虑采用退热药物治疗。

(4) 镇咳药物　根据其是否具有成瘾性和麻醉作用分为依赖性和非依赖性镇咳药。

依赖性镇咳药：如可待因等，可直接抑制延髓中枢，镇咳作用强而迅速，并具有镇痛和镇静作用，但具有成瘾性，仅在其他治疗无效时短暂使用。

非依赖性镇咳药：如右美沙芬，作用与可待因相似，但无镇痛和镇静作用，治疗剂量对呼吸中枢无抑制作用，也无成瘾性，是目前临床上最常使用的镇咳药。

(5) 祛痰药物　祛痰治疗可提高咳嗽对气道分泌物的清除率。祛痰药的作用机制包括：增加分泌物的排出量，降低分泌物黏稠度，增加纤毛的清除功能。

常用的祛痰药有愈创木酚甘油醚、氨溴索、溴己新、乙酰半胱氨酸、羧甲司坦等。愈创木酚甘油醚是临床常用的复方感冒药成分，可刺激胃黏膜，反射性引起气道分泌物增多，降低黏滞度，有一定的舒张支气管的作用，达到增加黏液排出的效果。常与抗组胺药、镇咳药、减充血剂配伍使用。

(6) 抗菌药物治疗　目前已明确普通感冒无需使用抗菌药物。除非有白细胞升高、咽部脓苔、咯黄痰和流鼻涕等细菌感染证据，可根据当地流行病学史和经验用药，可选口服青霉素、第一代头孢菌素、大环内酯类或喹诺酮类。极少需要根据病原菌选用敏感的抗菌药物。

(7) 抗病毒药物治疗 由于目前有滥用造成流感病毒耐药现象，所以如无发热、免疫功能正常、发病超过 2 天，一般无需应用抗病毒药物。对于免疫缺陷患者，可早期常规使用。利巴韦林和奥司他韦 (Oseltamivir) 有较广的抗病毒谱，对流感病毒、副流感病毒和呼吸道合胞病毒等有较强的抑制作用，可缩短病程。

(8) 中医治疗 从中医角度治疗普通感冒，中医将普通感冒分为实证感冒类（风寒证、风热证、风燥证、暑湿证）和体虚感冒类（气虚证、气阴两虚证），可在中医师指导下进行辨证治疗。

各种感冒药的成分和作用见表 5-1。

表 5-1　各种感冒药的成分和作用

成分	药物类型	作　用
对乙酰氨基酚,布洛芬	解热镇痛药	退烧,止痛
伪麻黄碱	缩血管药	缓解感冒时带来的鼻部不适(鼻塞、流鼻涕和打喷嚏)
右美沙芬,可待因	中枢镇咳药	抑制延脑的咳嗽中枢而发挥止咳作用
氯苯那敏	抗组胺药	用于过敏性鼻炎、感冒和鼻窦炎及过敏性皮肤疾患如荨麻疹、过敏性药疹或湿疹、血管神经性水肿、虫咬所致皮肤瘙痒
金刚烷胺	抗病毒	抑制感冒和流感病毒
人工牛黄	中药类	清热解毒,化痰定惊
咖啡因	中枢神经兴奋药	能够暂时驱走睡意并恢复精力
维生素 C	维生素类	强还原剂,抗氧化
二氧丙嗪	抗组胺药	中枢镇静、镇咳以及平喘、黏膜表面局麻
板蓝根	中药类	抗菌抗病毒
愈创木酚甘油醚	止咳药	镇咳、解痉、抗惊厥作用

十、预后

绝大多数上呼吸道感染具有自限性，通常病情较轻、病程短、可自愈，且预后良好，但少数年老、体弱、基础疾病较多，尤其合并严重慢性肺部疾病如慢阻肺患者，可因严重并发症导致预后不良。

流感病毒容易引起重症病例，尤其是老年人、儿童、体弱者、基础疾病较多者、孕妇等。需要早期识别引起重视。

对于妊娠期女性上呼吸道感染症状通常会在 10 日内消退，但咳嗽症状可能持续时间更长。药物治疗可缓解一些症状，但往往不会缩短症状的持续时间。

十一、并发症

上呼吸道感染患者可并发急性鼻窦炎、急性中耳炎、咽喉壁脓肿、哮喘发作、颈淋巴结炎、下呼吸道感染（气管炎、支气管炎或肺炎），少数患者可并发风湿病、肾小球肾炎和病毒性心肌炎等。

实训项目

1. 播放《感冒不能乱服药》教学视频。

2. 解析什么是感冒。

3. 写出3种常用感冒药的成分和功效（包括西药和中成药）。

4. 上网查找3个市场份额较高的感冒药复方制剂，指出其商品名、通用名、价格、适应证、生产厂家，比较其特点。

5. 回答以下问题：

（1）人体体温的正常值是多少？发热的分型有哪些？

（2）感冒用药主要有哪些类型？

（3）如何合理应用感冒药？

（4）比较右美沙芬与可待因治疗剧烈咳嗽的优缺点？

（5）发热就该使用退热药吗？应该什么时候用？

（6）退热药不能与哪些药物合用？

（7）一吃抗生素，感冒就好了，是什么原因？

（8）抗生素滥用，会出现哪些毒副作用？

（9）维生素C可以预防感冒吗？

6. 案例分析

（1）病例描述 小李感冒了，鼻塞、头痛、咽痛，体温39℃，咳嗽不止且有黄色黏痰。医生给他开了感康和严迪。他拿着处方来到药店，他想让药师再给他加一种止咳药咳必清。药师告诉他，眼下他不宜服用止咳药，但可以加服一样化痰药必嗽平。小李不明白，眼下我正咳得厉害，为什么不宜服用止咳药？

（2）病例分析。

（3）制订推荐用药方案并写出用药理由和机理。

（4）模拟情景对话。

7. 随堂测验实训效果。

任务3　慢性支气管炎的用药指导

 知识目标 ◀◀◀

1. 掌握慢性支气管炎的分类及病因。

2. 掌握慢性支气管炎治疗用药及用药机理。

技能目标 ◀◀◀

1. 能分析判断患者慢性支气管炎的类型。
2. 能熟练运用慢性支气管炎的专业知识指导患者用药。

一、疾病概述

慢性支气管炎是由于感染或非感染因素引起气管、支气管黏膜及其周围组织的慢性非特异性炎症。其病理特点是支气管腺体增生、黏液分泌增多。临床出现有连续两年以上，每次持续三个月以上的咳嗽、咳痰或气喘等症状。早期症状轻微，多在冬季发作，春暖后缓解；晚期炎症加重，症状长年存在，不分季节。疾病进展又可并发阻塞性肺气肿、肺源性心脏病，严重影响劳动力和健康。

二、分型与分期

1. 分型

（1）单纯型　符合慢性支气管炎诊断标准，具有咳嗽、咳痰两项症状。

（2）喘息型　符合慢性支气管炎诊断标准，具有喘息症状，并经常或多次出现哮鸣音（目前大多认为该型应属慢性支气管炎合并哮喘）。

2. 分期

（1）急性发作期　指在1周内出现脓性或黏液脓性痰，痰量明显增加，或伴有发热等炎症表现，或咳、痰、喘任何一项症状明显加剧。

（2）慢性迁延期　指有不同程度的咳、痰、喘症状迁延1个月以上者。

（3）临床缓解期　经治疗或自然缓解，症状基本消失或偶有轻微咳嗽和少量痰液，保持2个月以上者。

三、病因

1. 大气污染

化学气体如氯、氧化氮、二氧化硫等烟雾，对支气管黏膜有刺激和细胞毒性作用。空气中的烟尘或二氧化硫每立方米超过1000微克时，慢性支气管炎的急性发作就显著增多。其他粉尘如二氧化硅、煤尘、棉屑、蔗尘等也刺激支气管黏膜，并引起肺纤维组织增生，使肺清除功能遭受损害，为细菌入侵创造条件。

2. 吸烟

国内外的研究均证明吸烟与慢性支气管炎的发生有密切关系。吸烟时间愈长，烟量愈大，患病率也愈高。戒烟后可使症状减轻或消失，病情缓解，甚至痊愈。动物实验证明，吸烟雾后副交感神经兴奋性增加，使支气管收缩痉挛；呼吸道黏膜上皮细胞纤毛运动受抑制；支气管上皮纤毛变短，不规则，纤毛运动发生障碍，降低局部抵抗力，削弱肺泡吞噬细胞的吞噬、灭菌作用；支气管杯状细胞增生，黏液分泌增多，使气道净化能力减弱；支气管黏膜充血、水肿、黏液积聚，肺泡中的吞噬细胞功能减弱，均易产生感染；吸烟者易引起鳞状上皮细胞化生，黏膜腺体增生、肥大和支气管痉挛，易于感染和发病。

3. 感染

呼吸道感染是慢性支气管炎发病和加剧的另一个重要因素。据国内外研究，目前认为肺炎链球菌、流感嗜血杆菌和莫拉卡他菌可能为本病急性发作的最主要病原菌。病毒对本病的发生和发展起重要作用。在慢性支气管炎急性发作期分离出的病毒有鼻病毒、乙型流感病毒、副流感病毒、黏液病毒、腺病毒、呼吸道合胞病毒等。病毒感染造成呼吸道上皮损害，有利于细菌感染，引起本病的发生和反复发作。肺炎支原体与慢性支气管炎发病的直接关系，至今不明。

4. 过敏因素

过敏因素与慢性支气管炎的发病有一定关系，初步看来，细菌致敏是引起慢性支气管炎速发型和迟发型变态反应的一个原因。尤其是喘息型慢性支气管炎患者，有过敏史的较多，对多种抗原激发的皮肤试验阳性率高于对照组，痰内组胺和嗜酸粒细胞有增高倾向；另一些患者血清中类风湿因子高于正常组，并发现重症慢性支气管炎患者肺组织内 IgG 含量增加，提示与Ⅲ型变态反应也有一定关系。变态反应使支气管收缩或痉挛、组织出现损害和炎症反应，继而发生慢性支气管炎。

5. 气候变化

寒冷常为慢性支气管炎发作的重要原因和诱因。慢性支气管炎发病及急性加重常见于寒冷季节，尤其是气候突然变化时。寒冷空气刺激呼吸道，除减弱上呼吸道黏膜的防御功能外，还能通过反射引起支气管平滑肌收缩、黏膜血液循环障碍和分泌物排出困难等，有利于继发感染。

6. 自主神经功能失调

大多数患者有自主神经功能失调现象。部分患者的副交感神经功能亢进，气道反应性较正常人增强。当呼吸道副交感神经反应增高时，对正常人不起作用的微弱刺激，可引起支气管收缩痉挛、分泌物增多，继而产生咳嗽、咳痰、气喘等症状。

7. 年龄

老年人性腺及肾上腺皮质功能衰退，喉头反射减弱，呼吸道防御功能退化，单核-吞噬细胞系统机能衰退，也可使慢性支气管炎发病增加。

8. 营养

对支气管炎也有一定影响，维生素 C 缺乏，机体对感染的抵抗力降低，血管通透性增加；维生素 A 缺乏，可使支气管黏膜的柱状上皮细胞及黏膜的修复机能减弱，溶菌酶活力降低，易罹患慢性支气管炎。

9. 遗传

遗传因素是否与慢性支气管炎的发病有关，迄今尚未证实。α_1-抗胰蛋白酶严重缺乏者能引起肺气肿，但无气道病变的症状，提示它与慢性支气管炎并无直接关系。

四、症状

1. 咳嗽

支气管黏膜充血、水肿或分泌物积聚于支气管腔内均可引起咳嗽。咳嗽严重程度视病情而定，一般晨间咳嗽较重，白天较轻，晚间睡前有阵咳或排痰。

2. 咳痰

由于夜间睡眠后管腔内蓄积痰液，加以副交感神经相对兴奋，支气管分泌物增加，因此，起床后或体位变动引起刺激排痰，常以清晨排痰较多，痰液一般为白色黏液或浆液泡沫性，偶可带血。若有严重而反复咯血，提示严重的肺部疾病，如肿瘤。急性发作伴有细菌感染时，则变为黏液脓性，咳嗽和痰量亦随之增加。

3. 喘息或气急

喘息性慢支有支气管痉挛，可引起喘息，常伴有哮鸣音。早期无气急现象。反复发作数年，并发阻塞性肺气肿时，可伴有轻重程度不等的气急，先有劳动或活动后气喘，严重时动则喘甚，生活难以自理。

4. 体征

早期可无任何异常体征。急性发作期可有散在的干、湿啰音，多在背部及肺底部，咳嗽后可减少或消失。啰音的多寡或部位不一定。喘息型者可听到哮鸣音及呼气延长，而且不易完全消失。并发肺气肿时有肺气肿体征。

五、治疗

1. 预防为主

吸烟是引起慢性支气管炎的重要原因，烟雾对周围人群也会带来危害，应大力宣传吸烟的危害性，要教育青少年杜绝吸烟。同时，针对慢性支气管炎的发病因素，加强个人卫生，包括体育、呼吸和耐寒锻炼，以增强体质，预防感冒。改善环境卫生，处理"三废"，消除大气污染，以降低发病率。

2. 缓解期的治疗

应以增强体质，提高抗病能力和预防复发为主。采用气管炎菌苗、核酪注射液（麻疹病毒疫苗的培养液）、必思添（克雷白肺炎杆菌提取的糖蛋白）等药物，可预防慢性反复呼吸道感染。

3. 急性发作期及慢性迁延期的治疗

应以控制感染和祛痰、镇咳为主；伴发喘息时，加用解痉平喘药物。

（1）抗菌治疗　一般病例可按常见致病菌为用药依据，抗菌治疗疗程一般7～10天，反复感染病例可适当延长。经治疗三天后，病情未见好转者，应根据痰细菌培养药物敏感试验的结果，选择抗生素。

严重感染时，可选用氨苄西林、环丙沙星、氧氟沙星、阿米卡星（丁胺卡那霉素）、奈替米星（乙基西梭霉素）或头孢菌素类联合静脉滴注给药。能单独应用窄谱抗生素的应尽量避免使用广谱抗生素，以免二重感染或产生耐药菌株。

（2）祛痰镇咳药　对急性发作期患者在抗感染治疗的同时，应用祛痰、镇咳药物，以改善症状。迁延期病人尤应坚持用药，以求消除症状。常用药物有氯化铵合剂、溴己新、喷托维林等。中成药止咳也有一定效果。对年老体弱无力咳痰者或痰量较多者，应以祛痰为主，协助排痰，畅通呼吸道。应避免应用强的镇咳剂，如可卡因等，以免抑制中枢及加重呼吸道阻塞和炎症，导致病情恶化。

（3）解痉平喘药　喘息型支气管炎常选择解痉平喘药物，如氨茶碱、丙卡特罗、特布他林、复方氯丙那林溴己新片等。慢性支气管炎有可逆性阻塞者应常规应用支气管舒张剂。如异丙托溴铵（溴化异丙托品）气雾剂、硫酸特布他林气雾剂、β受体激动药、茶碱类药物等吸入治疗。阵发性咳嗽常伴有不同程度的支气管痉挛，采用支气管舒张剂后可改善症状，有利于痰的清除。

（4）气雾疗法　气雾湿化吸入或加复方安息香酊，可稀释气管内的分泌物，有利排痰。如痰液黏稠不易咳出，目前超声雾化吸入有一定帮助，亦可加入抗生素及痰液稀释剂。

六、预防

1. 戒烟

慢性支气管炎患者不但要首先戒烟，而且还要避免被动吸烟，因为烟中的化学物质如焦油、尼古丁、氢氰酸等，可作用于自主神经，引起支气管的痉挛，从而增加呼吸道阻力。另外，还可损伤支气管黏膜上皮细胞及其纤毛，使支气管黏膜分泌物增多，降低肺的净化功能，易引起病原菌在肺及支气管内的繁殖，致慢性支气管炎的发生。

2. 注意保暖

在气候变冷的季节，患者要注意保暖，避免受凉，因为寒冷一方面可降低支气管的防御功能，另一方面可反射地引起支气管平滑肌收缩、黏膜血液循环障碍和分泌物排出受阻，可发生继发性感染。

3. 加强锻炼

慢性支气管炎患者在缓解期要作适当的体育锻炼，以提高机体的免疫能力和心、肺的贮备能力。

4. 预防感冒

注意个人保护，预防感冒发生，有条件者可做耐寒锻炼以预防感冒。

5. 做好环境保护

避免烟雾、粉尘和刺激性气体对呼吸道的影响，以免诱发慢性支气管炎。

1. 播放相关教学视频。

2. 解析什么是慢性支气管炎。

3. 写出 3 种常用慢性支气管炎治疗药物的药名、成分和功效（包括西药和中成药）。

4. 上网查找 3 个市场份额较高的慢性支气管炎治疗药物，指出其商品名、通用名、价格、适应证、生产厂家，比较其特点。

5. 案例分析

（1）病例描述　患者，男性，60 岁。于 20 年前起经常于受凉后出现咳嗽、咳痰，痰为白色泡沫样，多于冬春寒冷时发作 2～3 次，每次发作持续 1～2 个月左右，自行口服消炎药（具体不详）后可好转，未予足够重视。于 5 年前起咳嗽、咳痰逐渐加重，每年发作持续 2 个月以上，早晚尤剧，痰量多，为白色泡沫样，有时为黄色脓性痰，且渐出现爬楼梯、干体力活等时气短，但日常生活尚可自理。病程中无胸痛，无盗汗、咯血，无体重减轻，无双下肢水肿，胃纳夜眠欠佳，二便正常。

（2）病例分析。

（3）制订推荐用药方案并写出用药理由和机理。

（4）模拟情景对话。

6. 随堂测验实训效果。

任务4 支气管哮喘的用药指导

 知识目标 ◀◀◀

1. 掌握支气管哮喘的分类及病因。
2. 掌握支气管哮喘的治疗用药及用药机理。

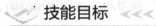 **技能目标** ◀◀◀

1. 能分析判断患者支气管哮喘的类型。
2. 能熟练运用支气管哮喘的专业知识指导患者用药。

一、疾病概述

支气管哮喘（bronchial asthma）简称哮喘，有些著作也称为哮喘病，是由多种细胞（比如肥大细胞、嗜酸性粒细胞、T淋巴细胞、中性粒细胞、气道上皮细胞等）和细胞组分参与的气道慢性炎症性疾病。这种慢性炎症与气道高反应性相关，通常出现广泛多变的可逆性气流受限，并引起反复发作性的喘息、气急、胸闷、咳嗽等症状，常在夜间和（或）清晨发作、加剧，多数患者可自行缓解或经过治疗缓解。支气管哮喘如诊治不及时，随病程的延长可产生气道不可逆性缩窄和气道重塑。若长期反复发作可使气道（包括胶原纤维、平滑肌）重建，导致气道增厚与狭窄，成为阻塞性肺气肿。

支气管哮喘如诊治不及时，随着病程的延长可发生气道不可逆性缩窄和气道重建。而当哮喘得到控制后，多数患者很少出现哮喘发作，严重哮喘发作则更少见。来自全球哮喘负担的数据表明，尽管从患者和社会的角度来看，控制哮喘的花费似乎很高，但不正确的治疗可导致哮喘反复发作，治疗费用将会更高。因此，合理地防治至关重要。为此，世界各国的哮喘防治专家共同起草，并不断更新了全球哮喘防治倡议（global initiative for asthma，GINA）。GINA目前已成为防治哮喘的重要指南。

二、疾病类型

1. 根据免疫学分型

许多免疫学家和变态反应学家提议将支气管哮喘分为变应性哮喘和非变应性哮喘，以变应性哮喘更为常见。变应性哮喘又可分为IgE介导型哮喘和非IgE介导变应性哮喘，这是目前被广泛认可的支气管哮喘分类方法。

2. 根据发病诱因分类

根据常见发病诱因的不同而将支气管哮喘（以下称为哮喘病）分为变应性哮喘、感染性哮喘、运动性哮喘、药物性哮喘、职业性哮喘、心因性哮喘以及某些特殊类型的哮喘（比如月经性和妊娠性哮喘）等。

3. 根据哮喘的病程分类

根据哮喘病程的长短，将哮喘病分为慢性哮喘和急性哮喘。但是近年来有学者认为哮喘病均为慢性疾病，把哮喘病分为急性和慢性也不恰当，提出应当把哮喘病分为缓解期和急性发作期，然后根据缓解期和急性期的不同特点进行病情严重程度的分类。

4. 根据病情严重程度分类

根据 GINA 方案，临床上通常将慢性哮喘的病情依据严重程度分为 4 型：轻度间歇性哮喘；轻度持续性哮喘；中度持续性哮喘；重度持续性哮喘。这种分类方法也称为哮喘病严重程度的阶梯分类法。在临床上为了诊断和治疗的需要，还常常根据患者是否有气道阻塞和阻塞的严重程度将哮喘病分为隐匿型哮喘、咳嗽变异性哮喘、难治性哮喘和脆性哮喘等。

5. 根据发病年龄分类

主要分为婴幼儿哮喘（2 岁以下）、儿童哮喘（3～12 岁）、青少年哮喘（13～20 岁）、成年人哮喘（20～60 岁）和老年性哮喘（60 岁以上）。

6. 根据发病时间分类

可分为常年性哮喘和季节性哮喘。

7. 根据对糖皮质激素的反应分类

可分为非激素依赖型哮喘、激素依赖型哮喘和激素抵抗型哮喘。

8. 根据中医辨证分类

中医对哮喘病的分类有急性期和缓解期之分，急性期可分为寒喘、热喘两种类型，缓解期可分为肺虚型、肾虚型、脾虚型三大主型。

三、病因

1. 吸入物

吸入物分为特异性和非特异性两种。前者如尘螨、花粉、真菌、动物毛屑等；非特异性吸入物有硫酸、二氧化硫、氯氨等。职业性哮喘的特异性吸入物有甲苯二异氰酸酯、邻苯二甲酸酐、乙二胺、青霉素、蛋白酶、淀粉酶、蚕丝、动物皮屑或排泄物等。此外，非特异性的尚有甲醛、甲酸等。

2. 感染

哮喘的形成和发作与反复呼吸道感染有关。在哮喘患者中，可存在有细菌、病毒、支原体等的特异性 IgE，如果吸入相应的抗原则可激发哮喘。在病毒感染后，可直接损害呼吸道上皮，致使呼吸道反应性增高。有学者认为病毒感染所产生的干扰素、IL-1 使嗜碱性粒细胞释放的组胺增多。在乳儿期，呼吸道病毒（尤其是呼吸道合胞病毒）感染后，表现哮喘症状者也甚多。由寄生虫如蛔虫、钩虫引起的哮喘，在农村仍可见到。

3. 食物

由于饮食关系而引起哮喘发作的现象在哮喘病人中常可见到，尤其是婴幼儿容易对食物过敏，但随年龄的增长而逐渐减少。引起过敏最常见的食物是鱼类、虾蟹、蛋类、牛奶等。

4. 精神因素

病人情绪激动、紧张不安、怨怒等，都会促使哮喘发作，一般认为它是通过大脑皮层和迷走神经反射或过度换气所致。

5. 运动

约有 70%～80% 的哮喘患者在剧烈运动后诱发哮喘，称为运动诱发性哮喘，或称运动性哮喘。典型的病例是在运动 6～10 分钟，停止运动后 1～10 分钟内支气管痉挛最明显，许多患者在 30～60 分钟内自行恢复。运动后约有 1 小时的不应期，在此期间 40%～50% 的患者再进行运动则不发生支气管痉挛。临床表现有咳嗽、胸闷、气急、喘鸣，听诊可闻及哮鸣音。有些病人运动后虽无典型的哮喘表现，但运动前后的肺功能测定能发现有支气管痉挛。

本病多见于青少年。如果预先给予色甘酸钠、酮替芬或氨茶碱等，则可减轻或防止发作。有关研究认为，剧烈运动后因过度通气，致使气道黏膜的水分和热量丢失，呼吸道上皮暂时出现质量摩尔浓度过高，导致支气管平滑肌收缩。

6. 药物

有些药物可引起哮喘发作，如普萘洛尔等因阻断 β_2-肾上腺素能受体而引起哮喘。约 $2.3\%\sim20\%$ 哮喘患者因服用阿司匹林类药物而诱发哮喘，称为阿司匹林哮喘。患者因伴有鼻息肉和对阿司匹林耐受低下，因而又将其称为阿司匹林三联症。其临床特点有：服用阿司匹林可诱发剧烈哮喘，症状多在用药后 2 小时内出现，偶可晚至 $2\sim4$ 小时。患者对其他解热镇痛药和非甾体抗炎药可能有交叉反应；儿童哮喘患者发病多在 2 岁以前，但大多为中年患者，以 $30\sim40$ 岁者居多；女性多于男性，男女之比约为 $2:3$；发作无明显季节性，病情较重又顽固，大多对激素有依赖性；半数以上有鼻息肉，常伴有常年性过敏性鼻炎和（或）鼻窦炎，鼻息肉切除术后有时哮喘症状加重或促发；常见吸入物变应原皮试多呈阴性反应；血清总 IgE 多正常；家族中较少有过敏性疾病的患者。关于其发病机制尚未完全阐明，有人认为患者的支气管环氧酶可能因一种传染性介质（可能是病毒）的影响，致使环氧酶易受阿司匹林类药物的抑制，即对阿司匹林不耐受。因此当患者应用阿司匹林类药物后，影响了花生四烯酸的代谢，抑制前列腺素的合成，使 $PGE_2/PGF_{2\alpha}$ 失调，使白细胞三烯生成量增多，导致支气管平滑肌强而持久的收缩。

7. 遗传因素

个体过敏体质及外界环境的影响是发病的危险因素。哮喘与多基因遗传有关，哮喘患者亲属患病率高于群体患病率，并且亲缘关系越近，患病率越高；患者病情越严重，其亲属患病率也越高。

8. 微量元素缺乏

以缺铁和缺锌比较常见，这些微量元素缺乏可致免疫功能下降引发哮喘。

9. 气候

当气温、温度、气压和（或）空气中离子等改变时可诱发哮喘，故在寒冷季节或秋冬气候转变时较多发病。

四、治疗

目前尚无特效的治疗办法，但坚持长期规范化治疗可使哮喘症状得到良好控制，减少复发甚至不再发作。

1. β_2 受体激动剂

β_2 受体激动剂主要通过激动气道平滑肌的 β_2 受体，活化腺苷酸环化酶，使细胞内的环磷腺苷（cAMP）含量增加，游离 Ca^{2+} 减少，从而松弛支气管平滑肌，是控制哮喘急性发作症状的首选药物。也能激动肥大细胞膜上的 β_2 受体，抑制介质的释放。但长期应用可引起 β_2 受体功能下调和气道反应性增高，因此，经常需用 β_2 受体激动剂者（2 次/周），应该配合长期规律应用吸入激素。

此类药物有数十个品种，可分成三代。第一代：非选择性的 β_2 受体激动剂，如肾上腺素、麻黄素和异丙肾上腺素等，因其心血管副作用多而已被高选择性的 β_2 受体激动剂所代替。第二代：选择性短效的 β_2 受体激动剂，如沙丁胺醇、特布他林和非诺特罗等，作用时间 $4\sim6$ 小时，对心血管系统的副作用明显减少。第三代：新一代长效的选择性 β_2 受体激动剂，如沙美特罗、福莫特罗和丙卡特罗等。但单独的长效 β_2 受体激动剂（比如福莫特罗、沙美特罗）不被推荐用于支气管哮喘治疗，因为可能引起哮喘患者猝死，所以现在是和吸入激素联合使用，比如舒利迭、信必可等。

2. 茶碱类

茶碱类除能抑制磷酸二酯酶，提高平滑肌细胞内的 cAMP 浓度外，同时具有腺苷受体的拮抗作用，并能促进体内肾上腺素的分泌，增强气道纤毛清除功能和抗炎作用；具有舒张支气管平滑肌作用，并具有强心利尿、扩张冠状动脉、兴奋呼吸中枢和呼吸肌等作用，是目前常用的治疗哮喘的药物之一。目前用于临床的药物品种有氨茶碱、茶碱、羟丙茶碱、二羟丙茶碱、恩丙茶碱等。可以口服和静脉用药。口服药有普通剂型和缓释剂型（长效）。缓释剂型茶碱血药浓度平稳，有利于提高疗效和降低不良反应，但起效时间较长。

3. 抗胆碱能药物

吸入抗胆碱能药物，如溴化异丙托品、噻托溴铵等，可以阻断节后迷走神经通路，降低迷走神经兴奋性而起舒张支气管作用，并能阻断反射性支气管收缩。但该药起效要 30 分钟，相对 β_2 受体激动剂来说较慢，后者只需要几分钟。有学者认为联合吸入治疗使支气管舒张作用增强并持久，主要应用于单独应用 β_2 受体激动剂未能控制症状的哮喘患者，对合并有慢性阻塞性肺疾病时尤为合适。

4. 糖皮质激素

糖皮质激素（简称激素）是当前防治哮喘最有效的药物。主要作用机制是抑制炎症细胞的迁移和活化；抑制细胞因子的生成；抑制炎症介质的释放；增强平滑肌细胞 β_2 受体的反应性。可分为吸入、口服和静脉用药。

吸入激素是控制哮喘长期稳定的最基本的治疗，是哮喘第一线的治疗药物。吸入激素通过其分子结构上增加的酯性基团，使局部抗炎效价明显增加，作用于呼吸道局部，所用剂量较小，药物进入血液循环后在肝脏迅速被灭活，全身性不良反应少。主要的不良反应是口咽不适、口咽炎、声音嘶哑或口咽念珠菌感染，喷药后用清水漱口可减轻局部反应。常用的吸入激素有二丙酸倍氯米松、布地奈德、氟尼缩松和曲安奈德。近年已发展了一些新的活性更强的吸入激素，如氟替卡松等，其作用增强 2 倍，副作用少。如果单纯吸入激素不能控制哮喘，则推荐使用吸入激素联合长效 β_2 受体激动剂，比如舒利迭、信必可，这是哮喘治疗的黄金组合。

5. 色苷酸二钠

是一种非皮质激素抗炎药物。作用机制尚未完全阐明，能够稳定肥大细胞膜，抑制介质释放，对其他炎症细胞释放介质亦有一定的抑制作用。能预防变应原引起速发和迟发反应，以及运动和过度通气引起的气道收缩。雾化吸入 5～20 毫克或干粉吸入 20 毫克，每日 1～4 次。本品体内无积蓄作用，少数病例可有咽喉不适、胸闷，偶见皮疹，孕妇慎用。

6. 白三烯调节剂

包括白三烯受体拮抗剂和合成抑制剂（5-脂氧酶抑制剂）。目前能成功应用于临床的半胱氨酰白三烯受体拮抗剂有扎鲁斯特和孟鲁斯特，不仅能缓解哮喘症状，且能减轻气道炎症，具有一定的临床疗效，可以用于不能使用激素的患者或者联合用药。主要不良反应是胃肠道症状，通常较轻微，少数有皮疹、血管性水肿、转氨酶升高，停药后可恢复正常。长效 β_2 受体激动剂或控释茶碱类药物在单独应用时无明显抗炎作用，但与吸入皮质激素联合使用，可明显增加吸入激素的抗炎作用。可减少中至重度哮喘患者每天吸入激素的剂量，并可提高吸入激素治疗的临床疗效，尤其适用于阿司匹林哮喘、运动性哮喘和伴有过敏性鼻炎哮喘患者的治疗。

7. 特异性免疫治疗

特异性免疫治疗（specific immunotherapy，SIT），简称免疫治疗（immunotherapy），过去曾被称之为特异性脱敏疗法（specific desensitization）或特异性减敏疗法（specific hyposensitization），随着人们对其机制的了解加深，现改称为免疫治疗。

（1）皮下注射疗法　皮下注射疗法是传统的治疗过敏性哮喘的特异性免疫疗法。经过长时间的应用和研究，皮下注射免疫疗法的疗效已经比较确定，是公认的过敏性哮喘治疗方法。Madsen 等对 7358 例接受该疗法的病人进行观察，证实其为一种安全、有效的治疗方法。目前采用的特异性免疫疗法主要是皮下注射尘螨变应原浸液进行脱敏治疗，既可针对病因治疗，又兼有预防作用，可以通过提高病人对尘螨的耐受性来改善病人的临床症状。

（2）舌下含服疫苗免疫疗法　口腔黏膜下有大量朗格罕细胞，能捕捉住极微量的变应原，而后对变应原产生免疫应答调节，可抑制 B 细胞合成 IgE，从而阻止过敏性哮喘的发生。其优点是：使用方便，不必注射；几乎无年龄限制；较为安全，可使病人减少糖皮质激素、色甘酸钠和组胺类药物的用量，甚至全部停用。大量事实证明舌下含服疫苗免疫疗法在诱导鼻炎的众多变应原中，如禾草、螨、桦树、墙草等，其临床有效率为 20%～50%，接近于皮下途径免疫治疗。最常见的不良反应为口腔、舌下刺痒感，大多被描述为轻微的并可自我缓解。

（3）植入剂疗法　植入剂为一种无菌固体制剂，由药物和赋形剂融合制成。其具有以下特点：长效作用，其释药期限可长达数月至数年；恒释作用，由于聚合物骨架的阻滞作用，药物常呈恒速释放。如脱乙酰甲壳质（Chitosan）可作为尘螨变应原的载体制成植入剂缓释片，对人体无毒，可被机体缓慢降解吸收。原来需要数年反复注射治疗者，现只需一次皮下埋植即可。

（4）透皮疗法　透皮治疗系统或称透皮给药系统，是指药物通过皮肤，经毛细血管吸收进入体循环而产生疗效的一类给药方式。王尔静等用尘螨代谢培养基配制成甘油溶液对螨性哮喘病儿进行透皮疗法，取得一定的治疗效果。透皮疗法有以下优点：可产生持久、恒定和可控的血药浓度；减轻注射用药的痛苦；使用方便，出现不良反应时可及时停药；减少给药剂量等。

8. 抗-IgE 单克隆抗体

是一种针对人类 IgE 的重组单克隆抗体（商品名 Xoalir），在治疗过敏性鼻炎和哮喘中已经取得了显著疗效。2003 年 5 月正式获美国食品药品管理局（FDA）批准上市。Xoali 对治疗中-重度哮喘病、季节性和常年性过敏性鼻炎均有效，已知 Xoalir 可以降低血清游离 IgE 水平，低调节周围血嗜碱性粒细胞的 IgE 受体，可显著降低鼻部和支气管的嗜酸性粒细胞、肥大细胞以及 T 细胞和 B 细胞的数目。

9. 酮替芬

能抑制肥大细胞、嗜碱性粒细胞、中性粒细胞等释放组胺和慢反应物质，对抗组胺、乙酰胆碱、激肽、5-羟色胺（5-HT）、血小板活化因子（PAF）和慢反应物质的致痉作用，降低气道高反应性，增强 β 受体激动剂舒张气道的作用，预防和逆转 β 受体激动剂的快速耐受性，对血清亮氨酸氨基转肽酶（LAP）和间歇性过敏性鼻炎（IAR）均有效。

10. 中医治疗

哮喘病的中医中药治疗是我国防治哮喘病的独特的学术优势。几千年来我国医学家对中医治疗哮喘病的药物进行了大量探索，并且取得了一定成果，如早在两千多年前《神农本草经》就有了麻黄能止咳喘的记载。

目前中医学所致的哮喘含有广义和狭义之分。广义的哮喘是指包括心脏、肺等多种疾病引起的喘息症状，即中医的"喘证"；狭义的哮喘则单指支气管哮喘，也即为中医的"哮证"。中医认为哮喘的病因是由于先天禀赋不足，脏腑功能失调导致的宿痰内伏于患者肺内，再由外邪入侵、饮食失调、冷暖不当或情志不畅等外因而诱发。哮喘急性发作期通常以表实为主，而缓解期多以本虚为主，久病反复发作可导致肺、肾、脾的虚证，表现为虚实夹杂、本虚标实的特征。哮喘的辨证施治应遵循"缓则治其本、急则治其标"的原则。

中医治疗哮喘的常用方剂有：麻黄汤、小青龙汤、大青龙汤、定喘汤、麻杏石甘汤、玉屏风散、厚朴麻黄汤等等。中医治疗哮喘病的传统中药有：麻黄、桂枝、知母、苦参、射干、沉香、半夏、桔梗、杏仁、百合、洋金花等等。

11. 支气管热成形术

支气管热成形术是哮喘的一种非药物治疗方法。它采用支气管热成形系统将热能传到气道壁上，使支气管平滑肌发生溶解，进而出现凝固性坏死，使哮喘患者在受到外界刺激的情况下不产生过度的支气管收缩反应，从而减少哮喘发作。重度或者难治性哮喘患者在使用了最大剂量药物且多种药物联合应用的情况下，仍然无法控制时，可采取支气管热成形术。该手术虽然不能根治哮喘，但是可以明显减少哮喘的急性发作，改善哮喘的控制水平。

12. 促进排痰

痰液阻塞气道，增加气道阻力，加重缺氧，使炎性介质产生增加，进一步使气道痉挛，因此排痰，属重要治疗措施之一。

五、哮喘的教育与管理

哮喘患者的教育与管理是提高疗效、减少复发、提高患者生活质量的重要措施，医生应为每位初诊哮喘患者制订防治计划，使患者了解或掌握以下内容：相信通过长期、适当、充分的治疗，完全可以有效地控制哮喘发作；了解哮喘的激发因素，结合每个人的具体情况，找出各自的促激发因素，以及避免诱因的方法；简单了解哮喘的本质及发病机制；熟悉哮喘发作的先兆表现及相应的处理办法；学会在家中自行监测病情变化，并进行评定，重点掌握峰流速仪的使用方法，有条件的可记录哮喘日记；学会哮喘发作时简单的紧急自我处理办法；了解常用平喘药物的作用、正确用量、用法及不良反应；掌握不同吸入装置的正确用法；知道什么情况下应去医院就诊；与医生共同制订出防止哮喘复发，保持长期稳定的方案。

实训项目

1. 播放支气管哮喘相关教学视频。
2. 解析什么是支气管哮喘。
3. 写出3种常用支气管哮喘治疗药物的药名、成分和功效（包括西药和中成药）。
4. 上网查找3个市场份额较高的支气管哮喘的治疗药物，指出其商品名、通用名、价格、适应证、生产厂家，比较其特点。
5. 案例分析

（1）病例描述　患者，男性，55岁。1年前患者无明显诱因出现喘息、气促、胸闷，呈阵发性发作，进行性加重，伴咳嗽、咳痰、心悸、呼吸困难不适，经解除支气管平滑肌痉挛等治疗后症状可改善。病情反复发作，频率增加，程度加重。1周前上述症状反复发作，患者精神、饮食、睡眠稍差，大小便如常，体重无明显增减，体力无明显下降。

（2）病例分析。
（3）制订推荐用药方案并写出用药理由和机理。
（4）模拟情景对话。
6. 随堂测验实训效果。

项目6

皮肤系统疾病用药指导 ◀◀◀◀◀

任务 1　皮肤系统

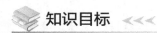 知识目标 ◀◀◀

熟悉皮肤系统医学基础知识。

一、皮肤系统概述

皮肤位于人体表面，就像一件严实的天然"衣服"，把整个身体包裹得天衣无缝，防止外界对人体的侵害。皮肤是由表皮、真皮、皮下组织构成。成年人的皮肤总面积为 1.5～2.0 平方米，其总重量约占体重的 16%，从重量与面积的角度看，皮肤是人体的最大器官，具有重要的功能。

皮肤是躯体的防水层，它保护躯体，防止躯体脱水。皮肤还是感受器官，对触摸、压力、温寒和疼痛很敏感。皮肤长指甲盖在手指尖和脚趾尖上。皮肤还有毛发，可以保温和保护皮肤。

二、皮肤的结构

（一）表皮

来源于外胚叶，它是皮肤最外面的一层组织。表皮由角朊细胞和树枝状细胞这两类细胞所组成，表皮一般分为 5 层。

1. 角质层

主要成分为角蛋白，是由无核的死细胞紧密地排列在一起而形成，含 NMF（天然保湿因子）吸收水分，避免水分蒸发过度。可防止外界的灰尘、细菌等进入体内。同时防止体内水分过度蒸发，具有防止化学物质内侵的作用。

2. 透明层

只存在于手掌和脚底中，具有一定的保护作用。防止水分、电解质和化学物质的透过，又称为屏障带（手掌在阳光下是透明的）。

3. 颗粒层

由有核的细胞组成，可以中和酸性物质，其中郎格罕细胞能够分泌免疫物质。含有晶样角素，晶样角素有折射光线的作用，减弱紫外线的伤害，但其极易被盐、碱所破坏。防止体内电解质流失；此层能阻止体表内外水分通过，致使角质层水分减少，成为角质细胞死亡的原因之一。

4. 棘层

呈弱酸性（pH值7.3～7.5），是表皮内最厚的一层，是有核的活细胞，具有分裂能力，参与创伤愈合，同时起到基底层与表皮外层之间的桥梁作用。

5. 基底层

呈圆柱状，为表皮各层细胞的再生层，细胞分裂能力佳，具有分裂繁殖功能，是修复受损表皮细胞的大功臣，也是表皮各层细胞的生化之源；基底层有色素母细胞是制造黑色素的大本营，透过黑色素吸收阳光中的紫外线，防止紫外线过分渗入体内。黑色素颗粒的多少决定人的肤色深浅。每天人类皮肤大约有10%的基底细胞进行核分裂活动，分裂出来的细胞大约以10个为一组，有次序地逐渐向上移动，产生所谓的"表皮增殖单位"。

（二）真皮

由大量的成纤维母细胞、组织细胞和肥大细胞构成，也有血管、皮脂腺、淋巴管、汗腺、毛囊等，并且末梢神经分布其中。厚度约为表皮的10倍。分为乳头层和网状层。

1. 乳头（突）层

在表皮基底层深面，形成了许多乳头状突起，称真皮乳头。真皮乳头内含有丰富的毛细血管、神经末梢和触觉小体。乳头层内含有胶原纤维和弹性纤维。

2. 网状层

网状层也有胶原纤维和弹性纤维，且该层纤维纵横交错呈网状，使皮肤具有较强的韧性和弹性，一旦缺乏或断裂，将出现表皮皱纹。胶原纤维具有一定的伸缩性，起牵拉作用。弹性纤维使牵拉后的胶原纤维恢复原状。

（三）皮下组织

又称皮下脂肪，位于真皮之下，由真皮下部延续而来，厚度约为真皮的5倍。

1. 构成

由疏松的结缔组织及脂肪小叶构成，还有大量的血管网、淋巴管和神经。

2. 作用

储藏能量，保证体温的散发；保温防寒；参与机体的脂肪代谢；缓冲外力，保护内脏如神经、血管、汗腺等，使其不受冲击。

（四）皮肤的附属器官

1. 汗腺

分为在表皮开口的小汗腺和在毛囊内开口的大汗腺两种，血液或皮肤的温度增加时，就会引起发汗的现象。其新鲜分泌的汗液是白色黏稠无臭的液体，经过细菌分解后则产生特殊的臭味，称为腋臭或狐臭。汗腺具有分泌汗液、排泄废物、调节体温的作用。汗液中的乳酸有抑制细菌生长的作用。

2. 皮脂腺

皮脂腺是由腺泡与短的导管构成的全浆分泌腺，除掌部外，几乎遍及全身。皮脂腺导管开口于毛囊。除手外的其余部位皮肤中均有皮脂腺，前额、鼻、背上部的皮脂腺最多，称为皮脂溢出部位。其余的部位比较少，掌、足趾及足背没有皮脂腺。

3. 毛发

毛发是由毛球下部毛母质细胞分化而来，分为硬毛和毳毛。硬毛粗硬，色泽浓，含髓质，又分为长毛和短毛，长毛如头发、腋毛等；短毛如眉毛、鼻毛等。毳毛细软，色泽淡，没有髓质，多见于躯干。

4. 指（趾）甲

指（趾）甲位于手指、足趾远端的背侧面，是表皮角质层细胞增厚而形成的板状结构。露在外面的部分，称为甲体，甲体深面部分，称为甲床，藏在皮肤深面部分，称为甲根。甲根的深部为甲母基。甲母基是甲的生长点，需拔甲时不可破坏甲母基。甲根浅面和甲体两侧的皮肤隆起，称为甲皱襞。甲皱襞与甲床之间的沟，称为甲沟。甲沟损伤感染，局部肿痛，称为甲沟炎。

三、皮肤的生理功能

1. 保护的功能

对机械损伤的保护，对物理性损伤的保护，对化学物质伤害的保护，各对微生物伤害的保护。

2. 感觉的功能

皮肤因为有极其丰富的神经末梢，所以人们知道冷、热，如手碰到火或冰就能立即感觉出来，马上躲避从而不受伤害，皮肤有 6 大基本感觉：触觉、压觉、冷觉、温觉、痛觉和痒觉。

3. 调节体温的功能

人体是恒温的，始终保持 37℃ 的体温，皮肤本身不易传热，能对外界气温产生调节作用，使血液循环量和发汗量有所变化，借此来保持一定的体温。

4. 分泌和排泄的功能

皮肤分泌的汗水和油脂形成的皮脂膜会带给皮肤表面湿润和光泽，同时也将碘、溴、砷、汞等废物排出体外。

5. 呼吸的功能

皮肤也有吐出二氧化碳、吸收氧气的功能，皮肤的呼吸占肺活量的 1%。

6. 免疫的功能

皮肤有抵御外界各种微生物侵入的作用，皮肤受外伤后能自然恢复愈合。

7. 吸收的功能

皮肤并不是绝对严密无通透性的，它能够有选择地吸收外界的营养物质。皮肤直接从外界吸收营养的途径有 3 条：营养物渗透过角质层细胞膜，进入角质细胞内；大分子及水溶性物质有少量可通过毛孔、汗孔被吸收；少量营养物质通过表面细胞间隙渗透进入真皮。

四、皮肤的类型

1. 干性皮肤

皮肤毛孔不明显，皮脂的分泌量少而均匀，没有油腻的感觉，角质层中含水量少，常在 10% 以下，因此这类皮肤不够柔软光滑，缺乏应有的弹性和光泽；肤色洁白或白中透红，皮肤细嫩，经不起风吹日晒，常因环境变化和情绪波动而发生变化，易起皮屑，冬季易发生皲裂。这类皮肤要注意保护，保护不好容易出现早期衰老的现象。干性皮肤的人，洗脸洗手需要用碱性小的香皂，否则会使皮肤越洗越干，刺痒疼痛，洗后要搽用一些油脂类护肤品以滋润皮肤。

2. 油性皮肤

油性皮肤毛孔粗大，皮脂分泌较多，皮肤表面有光泽，油腻感颇重。易长粉刺和小疙瘩，但不易起皱纹，又经得起各种刺激，且不易出现衰老现象。肤色常为淡褐色、褐色，甚至红铜色。油性皮肤的人要特别注意皮肤的清洁，美容前要用香皂洗去过多的油脂。洗涤后不宜涂擦油脂含量较多的化妆品，以防止油脂堵塞毛孔，诱发粉刺和毛囊炎。

3. 中性皮肤

这类皮肤皮脂分泌适中，皮肤不粗不细，对外界刺激也不太敏感。中性皮肤适合使用香皂，也适合涂用各类霜膏。

4. 混合型皮肤

有的人面颊部为中性皮肤，前额、鼻翼、下颌等部位则皮脂分泌较多，属油性皮肤。这类皮肤应按油性皮肤对待。因面部这些突出部位易于附着污垢，容易发生粉刺、毛囊炎。

五、问题性皮肤

1. 老化皮肤

一般人体皮肤是从 25～30 岁以后开始老化的，随着年龄的增长，由于弹力纤维逐渐老化，皮肤的水分和皮下脂肪减少，使皮肤失去弹力和张力而出现皮肤衰老现象。其衰老的特征是：肌肤组织功能减退，弹性减弱，无光泽，皮下组织变少、变薄，皮肤松弛、下垂、皱纹增多，色素增多。

2. 暗疮皮肤

暗疮肌肤常见于青年人，是与皮脂腺有关的皮肤问题，与雄性激素水平增高有关，雄性激素可促进皮脂腺的分泌功能，皮脂分泌过多，积于毛囊内，产生粉刺，若毛囊孔被角质层覆盖则形成白头粉刺；若毛囊孔与外界相通，则形成黑头粉刺；毛囊内痤疮杆菌大量繁殖，引起毛囊发炎则形成痤疮。

3. 敏弱性皮肤

（1）敏感性皮肤　是"易受刺激而引起某种程度不适的皮肤"，敏感不等于过敏。这种皮肤一般都毛孔较细小，表皮非常稀薄，皮肤无弹性，肤色白皙，换句话说是视觉上很好的肤质，敏感性肌肤在换季的季节最易发生敏感，气温由热变冷，空气中的相对湿度由高变低，对香料敏感，很多化妆品都擦不得。当皮肤遇到风吹日晒、衣服太紧、摩擦、不透气物质、酒精、香水等都会让敏感的情形更为严重。

（2）过敏性皮肤　身体对某种物质（或抗原）的一种不正常反应。当身体接触到某抗原或异物时便会产生免疫效果，这种特殊物质叫抗体，抗体是由淋巴系统的淋巴腺或腺脏内的淋巴组织所制造用来对付某种或个别物质的抗原，抗原和抗体可能同时存在于同一个细胞内，结合在一起在细胞内产生反应，此时会出现过敏现象。

（3）红血丝皮肤　由角质层受损，毛细血管收缩能力降低，血液运行不畅，面部毛细血管扩张或一部分毛细血管位置表浅引起的，这种皮肤薄而敏感，过冷、过热、情绪激动时脸色更红。通常表现为发红发热，在天气变冷的情况下通常变得发紫。

（4）色素沉着皮肤　基底层内有黑色素母细胞，可分泌无色透明的黑色素，汇集到一起，成为无色透明的黑色素小体，其内有酪氨酸酶、氧气、铜、多巴互变酶等物质，在正常的情况下体内的酪氨酸酶处于平衡状态，但当遇到紫外线照射时，或内分泌失调、食用激素类药品等情况下，酪氨酸酶将大量增加来抵抗外界侵害皮肤，而后在体内产生剩余，剩下的酪氨酸酶发生变质就会形成多巴醌，在多巴互变酶的作用下，黑色素小体与多巴醌相互转变形成不正常的黑色素在面部沉积，黑色素均匀分布皮肤就会变黑，不均匀分布就会形成斑。

六、皮肤生物钟

与皮肤细胞生长和激素的分泌有关，细胞生存的 3 大要素：氧气、水、营养。

0～5 点：细胞生长和修复最旺盛的时段，细胞分裂速度较平常高出 8 倍以上，皮肤吸收力最强。

6～7 点：细胞的再生活动降到最低点，水分聚集在细胞内，出现眼肿。

8～12 点：皮肤的抵抗力最强，是皮肤分泌最活跃的时候，适宜做祛斑、脱毛、文绣。

13～15 点：人的血压和激素分泌降低，属于皮肤最疲倦的时候，补充精华素和水分。

16～20 点：皮肤经历低潮期，随着血液循环的加强，血液中含氮量较高，皮肤吸收最好。

21～23 点：对做美容不利，此时人的血压降低，毛细血管的抵抗力降低，皮肤特别容易出现过敏、发炎、水肿等问题。

任务 2　荨麻疹的用药指导

知识目标 ◀◀◀

1. 掌握荨麻疹的分类及病因。
2. 掌握荨麻疹的治疗用药及用药机理。

技能目标 ◀◀◀

1. 能分析判断患者荨麻疹的类型。
2. 能熟练运用荨麻疹的专业知识指导患者用药。

一、疾病概述

荨麻疹俗称风团、风疹块（与风疹名称相似，但却非同一疾病）。这是一种血管皮肤反应，典型表现为短暂发痒的水疱暴发，水疱为边界清晰、中心苍白、光滑、轻度高出皮面的红斑，形状及大小表现多样。

主要是皮肤黏膜暂时性血管通透性增加而发生的局限性水肿，即风团。风团是一种局限的隆起于皮肤、黏膜表面的中心性水肿性团块，是由肥大细胞活化导致皮肤、黏膜小血管扩张及渗透性增加引起的。周围多伴有反应性红晕，通常在 24 小时内消失，但皮疹可反复发作。风团可以伴有明显的剧烈瘙痒和搔抓。此病的皮疹表现与人接触了植物荨麻所导致的皮肤损害相似，故称其为荨麻疹。荨麻疹的发生没有明显的种族及性别差异，各年龄阶段均可发生。

此反应是由局部组胺或高敏反应引起的其他血管活性物质的释放引起的。急性荨麻疹发展迅速，通常有明确的原因，例如药物、食物、蚊虫叮咬、吸尘器或接触性过敏原的高敏反应、情感压力或环境因素。尽管个别损伤可在 12～24 小时内消失，但新的损伤表现会持续出现。持续超过 30 天的荨麻疹为慢性的。在数月或数年内可复发，潜在的病因通常不明。有时，心理因素也可引起荨麻疹。血管性水肿或巨大的荨麻疹是急性暴发的典型表现，通常累及黏膜，有时可累及上肢、下肢及生殖器。

二、疾病类型

荨麻疹病程不逾一个月称为急性荨麻疹；病期持续 30 天以上可谓之慢性荨麻疹。

1. 人工荨麻疹

又叫皮肤划痕症。本型皮肤划痕试验可呈典型三联征，即用手指甲划试或用钝器划其皮肤后，开始出现条状红斑，随后在其周围发生红晕，最终发生明显的条状风团。有些人工荨麻疹患者与应用青霉素有关，停用该药，经一段时间后即可痊愈。

2. 巨大性荨麻疹

此型原称为血管神经性水肿。其主要侵犯真皮深部和皮下组织的血管。惯发于眼睑、口唇、阴部及咽喉等组织较为疏松的部位，但手足、前臂或踝部有时也可被累及。多在夜晚突然发生，皮损多呈 1～2 个巨大局限性水肿块，但无指压凹陷性体征，且常不对称。损害持续时间较长，有的须 2～3 天方能消退。若发于咽喉部，病情严重者可引起窒息，甚至死亡，值得引起注意。

3. 蛋白脐性荨麻疹

这一型患者往往因暴饮暴食，如过食猪肉、海鲜等和大量饮酒后，食物中未被消化的蛋白脐经胃肠黏膜吸收入血液中而引起的。病情较急，多见于节假日。皮疹表现为全身泛发风团，常伴头痛、乏力等症状，病程较短、多在 2～3 天内损害即可消退。

4. 寒冷性荨麻疹

可分为家族性和获得性两型。前者临床少见，为常染色体显性遗传，多自婴幼儿开始发病，可持续终生；后者又有原发和继发性之区别，其中以原发性获得性寒冷性荨麻疹最为常见。原发性这一型好发于暴露部位，痒较别的型轻。在气温突然变冷或接触冰冷物质时，则可诱发风团产生。

5. 胆碱能性荨麻疹

该型以青年女性占多数，精神紧张、机体受热或运动时常常可诱发皮损发生。临床症状最大特点是风团损害颇小，约 1～3 毫米，周边绕以红晕，奇痒无比，且常伴头痛、头晕、流涎、出汗等症状。有时还可见到卫星状风团分布。对患者使用 1:5000 乙酰胆碱进行皮内试验可呈阳性反应，即出现强烈红斑。这一型掌跖通常不受累，病情可反复发作数月或数年。

6. 腹型荨麻疹

本型胃黏膜损害高达 86.84%，而其中仅 23% 出现胃肠症状。由此可见，过去认为只有出现恶心、呕吐等症状才被视为胃肠黏膜受累是客观的。

7. 光线性荨麻疹

表现为皮肤受日光、紫外线或红外线照射数分钟后，局部迅速出现瘙痒性风团。与此同时，可伴发畏寒、疲乏、肠痉挛甚至晕厥等全身症状。

8. 心脏性荨麻疹

在风团发生的同时，心脏亦被波及。此刻可伴有胸闷、心悸及心律不齐，如果进行心电图检查也可出现异常。皮疹消退后，以上临床症状也随之消失。

9. 血清病型荨麻疹

此型病因多为药物，患者皮损以风团最常见，且往往呈多环形。此外，尚有发热、关节痛及全身浅表淋巴结肿大。倘若肾脏受损害，则尿常规可出现异常，其他化验总补体可呈低值，但血沉一般为正常。

10. 压迫性荨麻疹

易发生于受压较重且时间较久的部位，以臀部和足部为多见，损害呈局部深在疼痛性水肿，可持续 8～12 小时。发病期间常伴发热、寒战、关节痛和白细胞总数稍增多。此型被动转移试验为阴性，故与变态反应无关。

11. 丘疹性荨麻疹

丘疹性荨麻疹是一种好发于婴儿及儿童的瘙痒性皮肤病。皮损常为圆形或梭形之风疹块样损害，顶端可有针头到豆大之水疱，散在或成簇分布。好发于四肢伸侧、躯干及臀部。一般经过数天到 1 周余皮损可自行消退，留暂时性色素沉着斑。皮损常亦可陆续分批出现，持续一段时间。本病瘙痒剧烈，可因反复搔抓而引起脓皮病等。本病的病因比较复杂，多数认为与昆虫叮咬有关，如跳蚤、虱、螨、蠓、臭虫及蚊等。

三、病因

1. 基本病因

荨麻疹基本病因为过敏原或其他因素引发的以肥大细胞为核心的多种炎症细胞活化，释放具有炎症活性的化学介质，包括组胺、5-羟色胺、细胞因子、趋化因子、花生四烯酸代谢产物（如前列腺素和白三烯），引起血管扩张和血管通透性增加、平滑肌收缩及腺体分泌增加，从而导致皮肤、黏膜、呼吸道和消化道等一系列局部或全身性过敏症状。

2. 具体病因

（1）食物　特殊食物可引起荨麻疹，如动物性蛋白（如鱼、虾、蟹、贝壳类、蛋类等）和植物或水果类（如柠檬、芒果、葱蒜等）。腐败食物、某些食品添加剂如水杨酸盐、甲苯酸盐、亚硫酸盐等也可引起荨麻疹。

（2）感染　各种病毒（如上呼吸道病毒、肝炎病毒、柯萨奇病毒等）、细菌（如金黄色葡萄球菌所致的扁桃体炎、慢性中耳炎、幽门螺杆菌感染等）、真菌及寄生虫感染均可引起。

（3）药物　常见的有青霉素、血清制剂、各种疫苗、呋喃唑酮、磺胺类药物等。

（4）呼吸道吸入物及皮肤接触物　常见吸入物有花粉、动物皮屑、粉尘、尘螨、真菌的孢子及一些挥发性化学品等，皮肤接触物有某些植物、动物毛发、昆虫叮螫、毒毛虫刺激等。

（5）物理因素　如摩擦、压力、冷、热、日光照射等。

（6）精神及内分泌因素　如情绪波动、精神紧张、抑郁等。

（7）系统性疾病　如自身免疫性甲状腺炎、风湿热、类风湿关节炎、系统性红斑狼疮、恶性肿瘤、代谢障碍、内分泌紊乱等。

（8）其他因素　部分慢性荨麻疹患者可存在凝血功能和免疫功能异常。

四、治疗

荨麻疹治疗的根本是去除病因，如无法去除，则应尽量减少各种促发和加重因素，特别是物理性荨麻疹。同时应避免加重皮肤毛细血管扩张的各种因素。即使不能发现病因，药物治疗也是控制和治愈荨麻疹的良好措施。

1. 急性期治疗

病情严重、伴发过敏性休克或喉头水肿的患者需立即抢救。

2. 一般治疗

荨麻疹患者应尝试寻找病因并避免接触致病因素。

3. 药物治疗

（1）外用药物治疗 以对症止痒为目的，无明确治疗意义。可选择复方炉甘石洗剂等止痒洗剂或艾洛松（糠酸莫米松乳膏）等激素药膏外用。复方炉甘石洗剂主要成分为炉甘石、氧化锌，是一种皮肤外用化学药制剂，粉色混悬液，具有收敛和保护皮肤的作用，适用于荨麻疹、痱子等急性瘙痒性皮肤病。涂抹时应注意皮肤是否有破损，如皮肤有破损则不能使用。艾洛松为局部外用糖皮质激素，具有抗炎、抗过敏、止痒及减少渗出作用。

（2）抗组胺药

① H 受体拮抗剂 具有较强的抗组胺和抗其他炎症介质的作用，治疗各型荨麻疹都有较好的效果。常用的 H_1 受体拮抗剂有苯海拉明、赛庚啶、马来酸氯苯那敏等，阿伐斯汀、西替利嗪、咪唑斯汀、氯雷他定、依巴斯汀、氮卓斯汀、地氯雷他定等；单独治疗无效时，可以选择两种不同类型的 H_1 受体拮抗剂合用或与 H_2 受体拮抗剂联合应用，常用的 H_2 受体拮抗剂有西咪替丁、雷尼替丁、法莫替丁等。用于急、慢性荨麻疹和寒冷性荨麻疹均有效。

② 多塞平 是一种三环类抗抑郁剂，对慢性荨麻疹效果尤佳，且不良反应较小。对传统使用的抗组胺药物无效的荨麻疹患者，多塞平是较好的选用药物。

（3）生物制剂 IgE 单克隆抗体（奥马珠单抗），通过与游离 IgE 结合而显著降低游离 IgE 的水平，阻断 IgE 与肥大细胞、嗜碱粒细胞结合，防止炎症介质的释放。每四周一次，皮下注射，在慢性荨麻疹治疗中有肯定疗效及较高的安全性。儿童患者需要遵医嘱减量。

（4）免疫抑制剂 雷公藤多苷片，是从卫矛科植物雷公藤根提取精制而成的一种脂溶性混合物，为我国首先研究利用的抗炎免疫调节中草药，有"中草药激素"之称。其生理活性由多种成分（二萜内酯、生物碱、三萜等）协同产生，既保留了雷公藤生药的免疫抑制等作用，又去除了许多毒性成分。每日分 3 次口服，使用时需注意对造血系统的抑制、肝脏的损伤及生殖毒性等不良反应。

环孢素通过抑制细胞内 IL-2 的生成，来抑制 T 细胞的增殖，从而抑制了 T 细胞所导致的免疫反应。每日分 2~3 次口服，因其不良反应发生率高，只用于严重的、对高剂量抗组胺药均无效的患者。

（5）糖皮质激素 糖皮质激素作为一种磷脂类物质，易于通过细胞膜进入细胞，与胞浆内普遍存在的激素受体（GR）结合。再经过一系列复杂的过程进入细胞核，在细胞核内与特异性 DNA 位点（激素反应性片段）结合。继之启动基因转录，通过改变介质相关蛋白而发挥抗炎作用。该类药物适用于其他治疗效果不佳的患者，或者急性发作时可酌情遵医嘱使用。

（6）中医治疗 荨麻疹属于中医中的"瘾疹"，中医治疗荨麻疹有较长历史，部分也有较好疗效。采取中医药治疗荨麻疹需要遵循辨证施治的原则。

风寒型多用荆防败毒散或桂枝汤加减；风热型常用消风散加减；气血两虚型选用当归饮子或八珍汤加减；肠胃实热型可选择防风通圣散加减；血瘀型取用血府逐瘀汤加减；血热型酌用犀角地黄汤合消风散加减；冲任不调型需用二仙汤合四物汤加减。

（7）前沿治疗 部分难治性慢性荨麻疹采用补骨脂素长波紫外线（PUVA）或中波紫外线均有一定治疗作用，并以 PUVA 疗效更佳。

五、预防

（1）有明确致病原因者，去除病因即可预防荨麻疹发作。

（2）慢性荨麻疹患者应该规律使用药物治疗控制和预防。

（3）部分无明确致病原因者，无法预防，建议携带抗过敏药物、肾上腺素笔、激素等避免严重后果。

1. 播放教学视频。

2. 解析什么是荨麻疹。

3. 写出 3 种常用荨麻疹治疗药物的药名、成分和功效（包括西药和中成药）。

4. 上网查找 3 个市场份额较高的荨麻疹治疗药物，指出其商品名、通用名、价格、适应证、生产厂家，比较其特点。

5. 案例分析

（1）病例描述 患者女，20 岁，近日在遇寒冷天气、寒风、冷水后，双上肢、双腿出现麻疹风团，风团处发红、发痒，皮温热，解除寒冷环境后风团逐渐消失，无其他不适，既往无过敏史，无家族史。

（2）病例分析。

（3）制订推荐用药方案并写出用药理由和机理。

（4）模拟情景对话。

6. 随堂测验实训效果。

任务 3　痤疮的用药指导

 知识目标 <<<

1. 掌握痤疮的分类及病因。

2. 掌握痤疮治疗用药及用药机理。

 技能目标 <<<

1. 能分析判断患者痤疮的类型及分级。

2. 能熟练运用痤疮的专业知识指导患者用药。

一、疾病概述

痤疮是一种累及毛囊皮脂腺的慢性炎症性疾病，具有一定的损容性。各年龄阶段人群均可发生，但以青少年发病率最高，故又俗称青春痘，好发于面部、胸部、背部等皮脂腺丰富的部位，形成丘疹、粉刺、脓疱、结节或囊肿等损害。

二、疾病类型

1. 寻常痤疮

寻常痤疮就是年轻人好发的痤疮，也就是俗称的青春痘。其中包括结节型青春痘（粉刺＋细胞纤维变粗）、发炎的红肿青春痘（结节型青春痘＋痤疮杆菌）和群聚性青春痘（发炎的红肿青春痘＋细菌滋生＋交叉感染）。

2. 聚合性痤疮

这是一种较为复杂的类型，病情较重，皮肤损害有丘疹、脓疱、黑头粉刺、结节、囊肿、溃疡、窦道、瘘管、凹陷性疤痕等。分布广泛，除面部外，颈、胸背部、上臂、大腿均可累及。

3. 暴发性痤疮

指少数患者病情突然加重，并出现发热、关节痛、贫血等全身症状。

4. 药物性痤疮

指雄激素、糖皮质激素等所引起的痤疮样皮损。

5. 婴儿痤疮

可在 3 个月至两岁时发病，主要为丘疹、脓疱和黑头粉刺，多数在半年内痊愈，遗留点状凹陷性疤痕。

6. 月经前痤疮

在月经前发病或加剧，主要在下颌和面颊，皮损数量少。可能的原因是月经周期激素水平的变化对皮脂产生和排泄的影响加重痤疮。

7. 坏死性痤疮

多见于成年人，皮损为簇集性丘疹、脓疱，呈褐红色，很快坏死，伴有血痂，反复发作，形成网状疤痕。

8. 粉刺

包括小粉刺、白头粉刺（角质层厚重＋皮脂分泌旺盛）、黑头粉刺（白头粉刺＋表面酸化/氧化）。白头粉刺属不安定型粉刺（闭合型），容易演变成面疱。黑头粉刺属安定型粉刺（开放型），不容易变化。

9. 面疱

急性炎症型：包括丘疹、脓疱、结节。慢性炎症型：包括囊肿型和多孔型。

三、病因

痤疮病因未完全明了，系一多因素疾病，首先与内分泌有关，也与皮脂腺堵塞、角化、感染、炎症均有关。痤疮的发生主要与皮脂分泌过多、毛囊皮脂腺导管堵塞、细菌感染和炎症反应等因素密切相关。青春期之前并不发生，进入青春期后人体内雄激素特别是睾酮的水平迅速升高，促进皮脂腺发育并产生大量皮脂。同时毛囊皮脂腺导管的角化异常造成导管堵塞，皮脂排出障碍，形成角质栓即微粉刺。毛囊中多种微生物尤其是痤疮丙酸杆菌大量繁殖，痤疮丙酸杆菌产生的脂酶分解皮脂生成游离脂肪酸，同时趋化炎症细胞和介质，最终诱导并加重炎症反应。

四、痤疮分级

痤疮分级是痤疮治疗及疗效评价的重要依据，根据痤疮皮损性质及严重程度可将痤疮分为 3 度、4 级。

1 级（轻度）：仅有粉刺；

2 级（中度）：除粉刺外还有炎性丘疹；

3 级（中度）：除有粉刺、炎性丘疹外还有脓疱；

4 级（重度）：除有粉刺、炎性丘疹及脓疱外还有结节、囊肿或瘢痕。

五、治疗

1. 局部外用药物

维 A 酸类，表皮角质形成细胞、黑色素细胞及真皮成纤维细胞都是维 A 酸作用的重要靶细胞。维 A 酸可影响黑色素细胞的黑色素生成，其作用是多位点的，对酪氨酸羟化酶、多巴氧化酶及二羟基吲哚氧化酶等三型催化酶活性都有抑制作用，从而降低黑色素形成、减轻皮肤色素沉着。

过氧化苯甲酰凝胶，过氧化苯甲酰是氧化剂，具有杀菌作用，属角质溶解剂类。过氧化苯甲酰的作用机理尚不完全明了，但认为主要是由于它对痤疮丙酸杆菌有杀菌能力。另外，用过氧化苯甲酰治疗的病人表现出脂质和游离脂肪酸降低和轻度脱屑（干燥和脱皮）作用，同时粉刺和痤疮皮损减少。

抗生素类（克林霉素、红霉素、氯霉素等），主要是对引起痤疮的痤疮丙酸杆菌起到杀灭作用。

壬二酸，作用机制是能直接抑制和杀灭皮肤表面和毛囊内的细菌，消除病原体；竞争性抑制产生二氢睾酮的酶过程，减少二氢睾酮因素诱发的皮肤油脂过多；抑制活性氧自由基的产生和作用，有利于抗炎；减少丝状角蛋白的合成，防止毛囊角化过度；破坏细胞线粒体呼吸，抑制细胞合成，从而抑制细胞增殖。本品为外用抗菌剂，对皮肤上的各种需氧菌和厌氧菌具有抑制和杀灭作用，局部使用 20% 的杜鹃花酸软膏能显著减少皮肤细菌和滤泡内丙酸杆菌类细菌的生长，并使皮肤表面脂质和游离脂肪酸含量下降。本品的抗菌活性和吸收，均依赖于 pH，pH 低时，具有较高抗菌活性，较快地进入细胞内，对各种不同病因引起的皮肤病具有良好的抗菌作用。

复方硫黄洗剂由沉降硫、硫酸锌、樟脑醋、甘油为主原料制作而成，是一种治疗痤疮、疥疮、皮脂溢出及酒渣鼻的药物。

二硫化硒洗剂，具有抑制真菌、寄生虫及细菌的作用，可降低皮肤游离脂肪酸含量。用法为洁净皮肤后，将药液略加稀释后均匀地涂布于脂溢明显的部位，约 20 分钟后再用清水清洗。

2. 口服抗生素

首选四环素类（米诺环素、多西环素等），其次为大环内酯类（红霉素），避免选择常用于治疗系统感染的抗生素如左氧氟沙星等。抗生素疗程通常为 6～12 周。

3. 口服异维 A 酸

对于严重的痤疮，口服异维 A 酸是标准疗法，也是目前治疗痤疮最有效的方法。本药的作用机制尚未完全清楚，用于治疗痤疮时具有缩小皮脂腺组织，抑制皮脂腺活性，减少皮脂分泌，减轻上皮细胞角化及毛囊皮脂腺口的角质栓塞，并抑制痤疮丙酸杆菌数的生长繁殖。近来研究还表明本药可调控与痤疮发病机制有关的炎症免疫介质以及选择性地结合维 A 酸核受体而发挥治疗作用。疗程以达到最小累积剂量 60 毫克/千克为目标。

4. 抗雄激素治疗

如口服避孕药复方醋酸环丙孕酮片，适用于女性中、重度痤疮患者，伴有雄激素水平过高表现（如多毛、皮脂溢出等）或多囊卵巢综合征。迟发型痤疮及月经期前痤疮显著加重的女性患者也可考虑应用口服避孕药。

5. 口服糖皮质激素

主要用于暴发性或聚合性痤疮，遵循短期、小剂量、与其他方法联合应用的原则。

6. 物理治疗

（1）光动力疗法（PDT） 光动力疗法中蓝光是激活卟啉最有效的波长，它影响穿膜质子流，改变胞内 pH 值，达到抑制痤疮杆菌增殖的作用，用于治疗轻、中度痤疮。红光虽然激活卟啉的作用较蓝光差，但是组织穿透性较好，同时具有抗炎、促修复作用，一般用于中度痤疮的治疗，还可以配合光敏剂（ALA）来增强疗效。

（2）果酸疗法 果酸有很好的角质剥脱作用，可以帮助去除毛囊口过度角化，同时刺激表皮细胞更新、促进痤疮瘢痕平复。果酸成分本身具有保湿特性，并辅助细胞自然保湿作用，解决痤疮治疗中经常发生的皮肤干燥脱屑问题，增强了患者的依从性。

（3）激光治疗 1450 纳米的 SmoothBean 激光是美国 FDA 批准用于治疗痤疮的激光，具有穿透深的特点，可选择性热损伤皮脂腺，改善皮脂腺结构，调整皮脂腺分泌，热效应刺激胶原纤维增殖的作用，可治疗痤疮和痤疮疤痕。

7. 中医治疗

中药疗法应分型论治，随症加减。此外还可采用针灸疗法、饮食疗法等。

1. 播放相关教学视频。

2. 解析什么是痤疮。

3. 写出 3 种常用痤疮治疗药物的药名、成分和功效（包括西药和中成药）。

4. 上网查找 3 个市场份额较高的痤疮治疗药物，指出其商品名、通用名、价格、适应证、生产厂家，比较其特点。

5. 案例分析

（1）病例描述 女，20 岁，1 年前患者面部出现小米粒大小红色丘疹，皮肤油腻，兼有脓疱、结节，后发展为炎性丘疹呈红色，直径 1~5 毫米不等，可见脓疱，伴便秘，小便黄赤，月经量少，睡眠欠佳，舌红，苔微黄，脉滑数。

（2）病例分析。

（3）制订推荐用药方案并写出用药理由和机理。

（4）模拟情景对话。

6. 随堂测验实训效果。

项目7

内分泌系统疾病用药指导 ‹‹‹‹‹‹‹‹

任务 1　内分泌系统

 知识目标 ‹‹‹

熟悉内分泌系统医学基础知识。

一、内分泌系统概述

内分泌系统是由内分泌腺和分解存在于某些组织器官中的内分泌细胞组成的一个体内信息传递系统，它与神经系统密切联系，相互配合，共同调节机体的各种功能活动，维持内环境相对稳定，并能够影响人的行为和控制生殖等。内分泌是人体生理机能的调控者，它通过分泌激素在人体内发挥作用。激素的英文为 hormone，音译就是"荷尔蒙"。

内分泌系统可分为两大类：一是在形态结构上独立存在的肉眼可见器官，即内分泌器官，如垂体、松果体、甲状腺、甲状旁腺、胸腺及肾上腺等；二为分散存在于其他器官组织中的内分泌细胞团，即内分泌组织，如胰腺内的胰岛，睾丸内的间质细胞，卵巢内的卵泡细胞及黄体细胞等。

二、内分泌器官

（一）脑垂体

位于丘脑下部的腹侧，为一卵圆形小体，重不足 1 克。是身体内最复杂的内分泌腺，所产生的激素不但与身体骨骼和软组织的生长有关，且可影响内分泌腺的活动。垂体可分为腺垂体和神经垂体两大部分。

1. 生长激素

该激素与骨的生长有关，幼年时期如缺乏，则使长骨的生长中断，形成侏儒症；如过剩，则使全身长骨发育过盛，形成巨人症。

2. 催乳素

可以促进乳腺增殖和乳汁生成及分泌。

3. 促性腺激素

包括促卵泡激素和黄体生成素，可促进雄、雌激素的分泌，卵泡和精子的成熟。

4. 促肾上腺皮质激素

主要作用于肾上腺皮质的束状带、网状带，促使肾上腺皮质激素的分泌。该激素缺乏，将出现与艾迪生病相同的症状，但无皮肤色素沉着现象。

5. 促甲状腺激素

作用于甲状腺，使甲状腺增大，甲状腺素的生成与分泌增多。该激素缺乏，将引起甲状腺功能低下症状。

6. 促甲状旁腺激素

该激素能促进甲状旁腺分泌甲状旁腺激素，调节脊椎动物体内钙和磷的代谢，促使血钙水平升高，血磷水平下降。

7. 促黑激素

也称黑素细胞刺激素（MSH），两栖类垂体中间叶产生的一种激素。MSH 主要作用于黑色素细胞。体内黑色素细胞分布于皮肤及毛发、眼球虹膜色素层及视网膜色素层、软脑膜。皮肤黑色素细胞位于表皮与真皮之间，胞浆内的黑色素小体内含酪氨酸酶，可促进酪氨酸转变为黑色素。MSH 作用主要为激活酪氨酸酶，并促进酪氨酸酶合成，从而促进黑色素合成，使皮肤及毛发颜色加深。

8. 抗利尿激素

是下丘脑某些神经细胞产生，并运输贮藏在垂体的一种激素。它作用于肾脏，促进水的重吸收，调节水的代谢。缺乏这种激素时，发生多尿，称为尿崩症。在大剂量时，它能使血管收缩，血压升高，所以又称血管加压素。

9. 催产素

与抗利尿激素相似，也由下丘脑某些神经细胞产生。它能刺激子宫收缩，并促进乳汁排出。

（二）松果体

位于中脑前丘和丘脑之间，为长 5～8 毫米、宽 3～5 毫米的灰红色椭圆形小体，重 120～200 毫克，位于第三脑室顶，故又称为脑上腺（epiphysis），其一端借细柄与第三脑室顶相连，第三脑室凸向柄内形成松果体隐窝。松果体表面被以由软脑膜延续而来的结缔组织被膜，被膜随血管伸入实质内，将实质分为许多不规则小叶，小叶主要由松果体细胞（pinealocyte）、神经胶质细胞和神经纤维等组成。

松果体的功能尚不十分了解。一般认为，人的松果体能合成、分泌多种生物胶和肽类物质，主要是调节神经的分泌和生殖系统的功能，而这种调节具有很强的生物节律性，并与光线的强度有关。松果体细胞交替性地分泌褪黑激素和 5-羟色胺，有明显的昼夜节律，白昼分泌 5-羟色胺，黑夜分泌褪黑激素，褪黑激素可能抑制促性腺激素及其释放激素的合成与分泌，对生殖起抑制作用。另外，近年来发现，松果体细胞还分泌 8-精催产素、5-甲氧色醇、黄体生成素释放激素和抗促性腺因子等，其意义尚待探讨。

（三）甲状腺

甲状腺位于气管上端的两侧，呈蝴蝶形。分左右两叶，中间以峡部相连，峡部横跨第

二、第三气管软骨的前方，正常人在吞咽时甲状腺随喉上下移动。甲状腺的前面仅有少数肌肉和筋膜覆盖，故稍肿大时可在体表摸到。

甲状腺由许多大小不等的滤泡组成。滤泡壁为单层立方上皮细胞，它们是腺体的分泌细胞。泡腔有胶状物，为腺体细胞分泌的贮存物。滤泡之间有丰富的毛细血管和少量结缔组织。

甲状腺的生理功能主要体现在以下几个方面。

1. 对代谢的影响

（1）产热效应　甲状腺激素可提高大多数组织的耗氧率，增加产热效应。

（2）对三大营养物质代谢的作用　在正常情况下甲状腺激素主要是促进蛋白质合成，特别是使骨、骨骼肌、肝等的蛋白质合成明显增加。在糖代谢方面，甲状腺激素有促进糖的吸收、肝糖原分解的作用。同时它还能促进外周组织对糖的利用。

2. 促进生长发育

主要是促进代谢过程，而使人体正常生长和发育，特别对骨骼和神经系统的发育有明显的促进作用。

3. 提高神经系统的兴奋性

甲状腺素有提高神经系统兴奋性的作用，特别是对交感神经系统的兴奋作用最为明显，甲状腺素可直接作用于心肌，使心肌收缩力增强，心率加快。

（四）甲状旁腺

甲状旁腺有四颗，位于甲状腺两侧的后缘内，左右各两个，总重量约 100 毫克。甲状旁腺分泌的甲状旁腺素起调节机体钙磷代谢的作用，它一方面抑制肾小管对磷的重吸收，促进肾小管对钙的重吸收；另一方面促进骨细胞放出磷和钙进入血液，这样提高血液中钙的含量，所以甲状旁腺的正常分泌使血液中的钙不致过低，血磷不致过高，因而使血液中钙与磷保持适宜的比例。

（五）胸腺

胸腺是一个淋巴器官兼有内分泌功能。在新生儿和幼儿时期胸腺发达，体积较大，性成熟以后，逐渐萎缩、退化。胸腺分为左、右两叶，不对称，成人胸腺约 25～40 克，色灰红，质柔软，主要位于上纵隔的前部。胸腺在胚胎期是造血器官，在成年期可造淋巴细胞、浆细胞和髓细胞。胸腺的网状上皮细胞可分泌胸腺素，它可促进具有免疫功能的 T 细胞的产生和成熟，并能抑制运动神经末梢的乙酰胆碱的合成与释放。

（六）肾上腺

肾上腺位于肾脏上方，左右各一。肾上腺分为两部分：外周部分为皮质，占大部分；中心部为髓质，占小部分。皮质是腺垂体的一个靶腺，而髓质则受交感神经节前纤维直接支配。肾上腺皮质的组织结构可以分为球状带、束状带和网状带三层。球状带腺细胞主要分泌盐皮质激素。束状带与网状带分泌糖皮质激素，网状带还分泌少量性激素。

肾上腺糖皮质激素对糖代谢一方面促进蛋白质分解，使氨基酸在肝中转变为糖原；另一方面又有对抗胰岛素的作用，抑制外周组织对葡萄糖的利用，使血糖升高。糖皮质激素对四肢脂肪组织分解增加，使腹、面、两肩及背部脂肪合成增加。糖皮质激素对水盐代谢也有一定作用，它主要对排除水有影响，缺乏时会出现排水困难。同时它还能增强骨髓对红细胞和血小板的造血功能，使红细胞及血小板数量增加，使中性粒细胞增加，促进网状内皮系统吞噬嗜酸性粒细胞，抑制淋巴组织增生，使血中嗜酸性粒细胞、淋巴细胞减少。在对血管反应方面既可以使肾上腺素和去甲肾上腺素降解减慢；又可以提高血管平滑肌对去甲肾上腺素的敏感性，另外还有降低毛细血管的通透性的作用。当机体遇到创伤、感染、中毒等有害刺激时，糖皮质激素还具备增强机体应激能力的作用。

肾上腺盐皮质激素主要作用为调节水、盐代谢。在这类激素中以醛固酮作用最强，脱氧皮质酮次之。这些激素一方面作用于肾脏，促进肾小管对钠和水的重吸收并促进钾的排泄；另一方面影响组织细胞的通透性，促使细胞内的钠和水向细胞外转移，并促进细胞外液中的钾向细胞内移动。肾上腺皮质分泌的性激素以雄激素为主，可促进性成熟。少量的雄性激素对妇女的性行为甚为重要。雄性激素分泌过量时可使女性男性化。

肾上腺髓质位于肾上腺中心，分泌两种激素：肾上腺素和去甲肾上腺素，它们的生物学作用与交感神经系统紧密联系，作用很广泛。当机体遭遇紧急情况时，如恐惧、惊吓、焦虑、创伤或失血等情况，交感神经活动加强，髓质分泌肾上腺素和去甲肾上腺素急剧增加，使心跳加强加快，心排血量增加，血压升高，血流加快；支气管舒张，以增加氧的供应；肝糖原分解，血糖升高，增加营养的供给。

三、内分泌组织

1. 胰腺内的胰岛

胰岛是散在胰腺腺泡之间的细胞团，仅占胰腺总体积的 $1\% \sim 2\%$。胰岛细胞主要分为五种，其中 A 细胞占胰岛细胞总数约 25%，分泌胰高血糖素；B 细胞约占胰岛细胞总数的 60%，分泌胰岛素；D 细胞数量较少分泌生长抑素。另外还有 PP 细胞及 D-1 细胞，它们的数量均很少，PP 细胞分泌胰多肽。

胰岛素的主要作用是调节糖、脂肪及蛋白质的代谢。它能促进全身各组织，尤其能加速肝细胞和肌细胞摄取葡萄糖，并且促进它们对葡萄糖的贮存和利用。肝细胞和肌细胞大量吸收葡萄糖后，一方面将其转化为糖原贮存起来，或在肝细胞内将葡萄糖转变成脂肪酸，转运到脂肪组织贮存；另一方面促进葡萄糖氧化生成高能磷酸化合物作为能量来源。

胰岛素的另一个作用是促进肝细胞合成脂肪酸，进入脂肪细胞的葡萄糖不仅用于合成脂肪酸，而且主要使其转化成 α-磷酸甘油，并与脂肪酸形成甘油三酯贮存于脂肪细胞内。此外，胰岛素还能抑制脂肪分解。胰岛素缺乏时糖不能被贮存利用，不仅引起糖尿病，而且还可引起脂肪代谢紊乱，出现血脂升高、动脉硬化，引起心血管系统发生严重病变。

胰岛素对于蛋白质代谢也起着重要作用。它能促进氨基酸进入细胞，然后直接作用于核糖体，促进蛋白质的合成。它还能抑制蛋白质分解，对机体生长过程十分重要。

血糖浓度是调节胰岛素分泌的最基本的因素。血糖浓度升高时可以直接刺激 B 细胞，使胰岛素的分泌增加，使血糖浓度恢复到正常水平；血糖浓度低于正常水平时，胰岛素的分泌减少，可促进胰高血糖素分泌增加，使血糖水平上升。另外，氨基酸、脂肪酸也有促进胰岛素分泌的作用。

2. 睾丸内的间质细胞

可分泌雄性激素睾丸酮（睾酮），其主要功能是促进性腺及其附属结构的发育以及副性征的出现，还有促进蛋白质合成的作用。

3. 卵巢内的卵泡细胞及黄体细胞

可分泌卵泡素、孕酮、松弛素和女性激素，其功能分别是：刺激子宫内膜增生，促使子宫增厚、乳腺变大和出现女性化的副性征等；促进子宫上皮和子宫腺的增生，保持体内水、钠、钙的含量，并能降血糖，升高体温；促进宫颈和耻骨联合韧带松弛，有利于分娩。

四、激素的分类

1. 含氮激素

（1）肽类和蛋白质激素　主要有下丘脑调节肽、神经垂体激素、腺垂体激素、胰岛素、甲状旁腺激素、降钙素以及胃肠激素等。

（2）胺类激素　包括肾上腺素、去甲肾上腺素和甲状腺激素。

2. 类固醇（甾体）激素

类固醇激素是由肾上腺皮质和性腺分泌的激素，如皮质醇、醛固酮、雌激素、孕激素以及雄激素等。另外，胆固醇的衍生物 1,25-二羟维生素 D_3 也被作为激素看待。

此外，前列腺素广泛存在于许多组织之中，由花生四烯酸转化而成，主要在组织局部释放，可对局部功能活动进行调节，因此可将前列腺素看作一组局部激素。主要激素及其化学性质见表 7-1。

表 7-1　主要激素及其化学性质

主要来源	激素	英文缩写	化学性质
下丘脑	促甲状腺激素释放激素	TRH	三肽
	促性腺激素释放激素	GnRH	十肽
	生长素释放抑制激素（生长抑素）	GHRIH	十四肽
	生长素释放激素	GHRH	四十四肽
	促肾上腺皮质激素释放激素	CRH	四十一肽
	促黑（素细胞）激素释放因子	MRF	肽
	促黑（素细胞）激素释放抑制因子	MIF	肽
	催乳素释放因子	PRF	肽
	催乳素释放抑制因子	PIF	多巴胺
	升压素（抗利尿激素）	VP(ADH)	九肽
	催产素	OXT	九肽
腺垂体	促肾上腺皮质激素	ACTH	三十九肽
	促甲状腺激素	TSH	糖蛋白
	促卵泡激素	FSH	糖蛋白
	促黄体生成素（间接细胞剌激素）	LH(ICSH)	糖蛋白
	促黑（素细胞）激素	MSH	十三肽
	生长素	GH	蛋白质
	催乳素	PRL	蛋白质
甲状腺	甲状腺素（四碘甲腺原氨酸）	T_4	胺类
	三碘甲腺原氨酸	T_3	胺类
甲状腺 C 细胞	降钙素	CT	三十二肽
甲状旁腺	甲状旁腺激素	PTH	蛋白质
胰岛	胰岛素		蛋白质
	胰高血糖素		二十九肽
	胰多肽		三十六肽
	糖皮质激素（如皮质醇）		类固醇
	盐皮质激素（如醛固酮）		类固醇
髓质	肾上腺素	E	胺类
	去甲肾上腺素	NE	胺类
睾丸,间质细胞	睾酮	T	类固醇
支持细胞	抑制素		糖蛋白
卵巢、胎盘	雌二醇	E_2	类固醇
	雌三醇	E_3	类固醇
	孕酮	P	类固醇

续表

主要来源	激素	英文缩写	化学性质
胎盘	绒毛膜促性腺激素	CG	糖蛋白
消化道、脑	胃泌素		十七肽
	胆囊收缩素-促胰酶素	CCK-PZ	三十三肽
	促胰液素		二十七肽
心房	心房利尿钠肽	ANP	二十一、二十三肽
松果体	褪黑素		胺类
胸腺	胸腺激素		肽类

任务 2 糖尿病的用药指导

 知识目标 ◄◄◄

1. 掌握糖尿病的分类及病因。
2. 掌握糖尿病治疗用药及用药机理。

 技能目标 ◄◄◄

1. 能分析判断患者糖尿病的类型。
2. 能熟练运用糖尿病的专业知识指导患者用药。

一、疾病概述

糖尿病是一组因胰岛素绝对或相对分泌不足以及靶组织细胞对胰岛素敏感性降低引起的蛋白质、脂肪和电解质等一系列代谢紊乱综合征，其中以高血糖为主要标志。

糖尿病的主要临床表现为多饮、多尿、多食和体重下降（"三多一少"），以及血糖高、尿液中含有葡萄糖（正常的尿液中不应含有葡萄糖）等。病程久可引起多系统损害，导致眼、肾、神经、心脏、血管等组织器官的慢性进行性病变、功能减退及衰竭，病情严重或应激时可引起急性严重代谢紊乱。该病是导致心脑血管疾病、死亡、截肢、失明、肾功能衰竭和心力衰竭的重要原因。

二、疾病类型

1. Ⅰ型糖尿病

少见，常在幼年和青少年阶段发病，在我国占糖尿病患者的1%以下。病因上可分为免疫介导性和特发性（发病机制不明）。发病机制主要为因胰岛 B 细胞被破坏，导致胰岛素绝对缺乏或显著减少。

2. Ⅱ型糖尿病

常见，在我国占糖尿病患者的95%以上，病因包括胰岛素抵抗、胰岛素进行性分泌不足或两者兼有。

3. 特殊类型糖尿病

（1）胰岛 B 细胞功能遗传性缺陷所致糖尿病　罕见，多有家族遗传史。基因突变导致胰岛 B 细胞功能缺陷，进而使胰岛素产生减少。

（2）胰岛素作用遗传性缺陷所致糖尿病　罕见，可有家族遗传史。胰岛素受体基因异常，胰岛素不能发挥作用导致的胰岛素抵抗。

（3）胰腺外分泌疾病所致糖尿病　罕见，继发于胰腺疾病或全身代谢性疾病，如血色病。多见于创伤、胰腺切除术后，胰腺炎、胰腺肿瘤等疾病或代谢性疾病所导致的胰岛损伤或缺失。

（4）其他内分泌疾病所致糖尿病　罕见，继发于其他内分泌疾病。多见于肢端肥大、胰高血糖素瘤、嗜铬细胞瘤等疾病。

（5）药物或化学品所致糖尿病　罕见，与药物的副作用有关。很多药物如肾上腺皮质激素类药物、PD-1 类抗肿瘤药物会导致血糖升高或胰岛分泌功能损伤。

（6）感染所致糖尿病　罕见，一些糖尿病患者在发病前可有病毒感染。在遗传易感个体中，某些病毒感染可导致胰岛细胞受损，导致糖尿病，可能参与了免疫介导Ⅰ型糖尿病的发生。

（7）不常见的免疫介导性糖尿病　罕见，多见于女性，可同时伴发其他自身免疫病。可能与免疫介导产生胰岛细胞抗体有关。

（8）其他与糖尿病相关的遗传综合征　多有遗传综合征伴糖尿病，如血色病、脂肪营养不良综合征等。多数病因不明。

（9）妊娠期糖尿病　妊娠前和妊娠早期无糖尿病，妊娠期 24 周后首次发现的高血糖。病因主要为妊娠后胰岛素抵抗增加和胰岛素分泌相对不足导致高血糖。

三、病因

糖尿病的病因尚未阐明，不同类型的糖尿病病因不同，即使在同一类型中也有所不同。总体来说，遗传因素和环境因素共同导致了糖尿病的发生。

1. 遗传因素

遗传因素在Ⅰ型糖尿病发病中起重要作用，已经发现有 50 多个遗传变异与Ⅰ型糖尿病的遗传易感性有关。

Ⅱ型糖尿病的发生同样与遗传因素相关，目前已经发现 400 多个遗传变异与Ⅱ型糖尿病或高血糖发生的风险相关。需要注意的是，遗传背景只是赋予个体一定程度的疾病易感性，并不足以致病，一般是在环境因素的作用下多个基因异常的总体效用导致糖尿病的发生。

2. 环境（体外）因素

与Ⅰ型糖尿病发生相关的环境因素不明，病毒感染可能是导致Ⅰ型糖尿病的环境原因之一，包括风疹病毒、腮腺炎病毒、柯萨奇病毒等，这些病毒可直接损伤胰岛 B 细胞，并可启动自身免疫反应进一步损伤胰岛 B 细胞。

一些化学毒物如灭鼠剂吡甲硝苯脲等，也可导致胰岛 B 细胞的破坏，从而诱发Ⅰ型糖尿病。近几年来，随着程序性死亡受体 1（PD-1）抑制剂在肿瘤治疗中的广泛使用，该类药物所导致的Ⅰ型糖尿病患者的数量也有明显增多。

环境因素在Ⅱ型糖尿病的发生中显得尤其重要，具体包括年龄增长、现代生活方式、营养过剩、体力活动不足等等。导致Ⅱ型糖尿病发生风险增高的最重要环境因素是导致不良生活方式形成的社会环境。

3. 自身免疫系统缺陷

在环境因素和遗传因素的共同作用下，免疫系统对产生胰岛素的胰岛细胞发动攻击，即自身免疫，导致胰岛 B 细胞损伤和消失并最终导致胰岛素分泌减少或缺乏。

四、症状

糖尿病的典型症状为与高血糖相关的"三多一少"和皮肤感染、乏力、视力变化等症状和临床表现，但很多早期患者常常没有任何症状或者症状较轻。随着疾病的发展，糖尿病患者会逐渐出现多系统损伤，并出现与并发症相关的临床症状。

糖尿病早期往往没有表现，因此并不存在前兆。患者多通过体检、行血糖化验等发现患病，待出现"三多一少"等症状时，通常已经较为严重了。

糖尿病患者一般都要经历几个阶段：患者已经存在糖尿病相关的病理生理改变，但是糖耐量仍正常；随着病情进展，出现糖尿病前期，即正常葡萄糖稳态与糖尿病高血糖之间的一个中间状态，包括空腹血糖受损（IFG）和（或）糖耐量异常（IGT）；最后进展为糖尿病。

五、治疗

糖尿病治疗需要综合治疗。目前糖尿病的综合治疗措施包括：糖尿病教育；饮食治疗；运动疗法；药物治疗；血糖监测。

（一）一般治疗

1. 教育

要教育糖尿病患者懂得糖尿病的基本知识，树立战胜疾病的信心，掌握如何控制糖尿病，了解控制好糖尿病对健康的益处。根据每位糖尿病患者的病情特点制订恰当的治疗方案。

2. 自我监测血糖

随着小型快捷血糖测定仪的逐步普及，病人可以根据血糖水平随时调整降血糖药物的剂量。

3. 运动治疗

增加体力活动可改善机体对胰岛素的敏感性，降低体重，减少身体脂肪量，增强体力，提高工作能力和生活质量。运动的强度和时间长短应根据病人的总体健康状况来定，找到适合病人的运动量和病人感兴趣的项目。运动形式可多种多样，如散步、快步走、健美操、跳舞、打太极拳、跑步、游泳等。

4. 饮食治疗

饮食治疗是各种类型糖尿病治疗的基础，一部分轻型糖尿病患者单用饮食治疗就可控制病情。

（二）药物治疗

1. 口服药物（促胰岛素分泌剂）

（1）磺脲类药物　包括格列苯脲、格列齐特、格列吡嗪、格列喹酮等。该类药物通过促进胰岛 B 细胞分泌胰岛素来控制血糖，使用不当可导致低血糖，特别是在老年患者和肝、肾功能不全者；也会使体重增加。该类药物适宜与二甲双胍或与其他降糖药物联合使用控制血糖。

（2）格列奈类药物　包括瑞格列奈、那格列奈。该类药物通过增加胰岛素分泌发挥降糖作用，用法同磺脲类药物。此类药物吸收后起效快、作用时间短。使用不当可导致低血糖，但低血糖的发生率和程度较磺脲类药物轻。

2. 口服药物（非促胰岛素分泌剂）

（1）二甲双胍　这类药物有二甲双胍、苯乙双胍等。作用机理是降低细胞内储存的糖输出到血管内，抑制肝脏将脂肪和蛋白质转化成葡萄糖，增加非胰岛素依赖组织（如脑、血细胞、肾髓质、肠道、皮肤）对葡萄糖的利用，主要降低基础血糖。二甲双胍对正常人几乎无作用，而对糖尿病患者降血糖作用明显，不影响胰岛素分泌，减少肝脏葡萄糖的输出，有轻度的减轻体重作用，可减少心血管疾病、死亡发生的风险和预防糖尿病前期发展为糖尿病。二甲双胍单独使用不导致低血糖。二甲双胍是当前糖尿病指南推荐治疗Ⅱ型糖尿病的一线用药，可单独使用或和其他降糖药物联合使用。

（2）噻唑烷二酮类药物　常用药物有罗格列酮、吡格列酮等。该类药物能明显增强机体组织对胰岛素的敏感性，改善胰岛B细胞功能，实现对血糖的长期控制。副作用包括体重增加、水肿、增加心衰风险。单独使用时不导致低血糖，与胰岛素或促泌剂联合使用可增加发生低血糖的风险。噻唑烷二酮类药物可以与二甲双胍或与其他降糖药物联合使用治疗Ⅱ型糖尿病的高血糖，尤其是肥胖、胰岛素抵抗明显者。

（3）α-葡萄糖苷酶抑制剂药物　包括阿卡波糖、伏格列波糖等。α-葡萄糖苷酶在食物吸收过程中起着重要的作用，必须与之结合后，食物才能消化和吸收。α-葡萄糖苷酶抑制剂的降糖机制是通过抑制肠黏膜上的α-葡萄糖苷酶，使淀粉分解为葡萄糖的速度减缓，减少和延缓小肠对葡萄糖的吸收，以降低血糖，对餐后高血糖的作用比较明显。葡萄糖苷酶抑制剂不刺激胰岛素的分泌，单独使用本类药物通常不会引发低血糖，因此可帮助减少血糖的波动。可以明显降低糖尿病患者发生心血管病变的概率，对心肌梗死的改善作用最为显著。适用于以碳水化合物为主要食物成分、餐后血糖明显升高的患者。

（4）DPP-4抑制剂　DPP-4抑制剂即二肽基肽酶4抑制剂，是一类治疗Ⅱ型糖尿病的药物，该类药物能够抑制胰高血糖素样肽-1（GLP-1）和葡萄糖依赖性促胰岛素分泌多肽（GIP）的灭活，提高内源性GLP-1和GIP的水平，促进胰岛B细胞释放胰岛素，同时抑制胰岛A细胞分泌胰高血糖素，从而提高胰岛素水平，降低血糖，且不易诱发低血糖和增加体重。目前国内上市的有沙格列汀、西格列汀、维格列汀、利格列汀、阿格列汀5种。可单药或联合使用以治疗Ⅱ型糖尿病。单用不增加低血糖风险，也不增加体重。

（5）SGLT-2抑制剂　通过抑制肾脏对葡萄糖的重吸收、促进葡萄糖从尿中排泄达到降血糖目的，兼具减体重和降血压作用，还可以降低尿酸水平、减少尿蛋白排泄、降低甘油三酯等。单药或联合使用以治疗Ⅱ型糖尿病。单用不增加低血糖风险。主要有达格列净、坎格列净、恩格列净。达格列净和恩格列净餐前餐后服用均可，坎格列净需在第一次正餐前口服。该类药物除了有较强的降糖作用外，还有很强的独立于降糖作用之外的减少Ⅱ型糖尿病患者心血管疾病、心功能衰竭和肾功能衰竭发生风险的作用。

3. 注射药物

（1）胰岛素　可分为常规胰岛素、速效胰岛素、中效胰岛素、长效胰岛素和预混胰岛素。根据患者的具体降糖需求选择不同的胰岛素。胰岛素的常见副作用为低血糖和体重增加，接受长期注射胰岛素的患者还可出现皮下脂肪增生和萎缩。对胰岛素过敏少见。

（2）GLP-1受体激动剂　GLP-1是由人胰高血糖素基因编码，并由肠道L细胞分泌的一种肽类激素。GLP-1通过葡萄糖依赖方式作用于胰岛B细胞，促进胰岛素基因的转录，增加胰岛素的生物合成和分泌，刺激B细胞的增殖和分化，抑制B细胞凋亡，从而增加胰岛B细胞数量，抑制胰高血糖素的分泌，抑制食欲及摄食，延缓胃内容物排空等，这些功能都有利于降低餐后血糖并使血糖维持在恒定水平。目前国内上市的GLP-1受体激动剂有艾塞那肽、贝那鲁肽、利拉鲁肽、度拉糖肽，均需皮下注射使用。临床试验结果显示利拉鲁肽和度拉糖肽有独立于降糖作用之外的减少Ⅱ型糖尿病患者发生心血管病变风险的作用。GLP-1受体激动剂的常见副作用为恶心、食欲减退。

1. 播放《糖尿病的危害》教学视频。

2. 解析什么是糖尿病。

3. 写出3种常用糖尿病治疗药物的药名、成分和功效（包括西药和中成药）。

4. 上网查找3个市场份额较高的糖尿病治疗药物，指出其商品名、通用名、价格、适应证、生产厂家，比较其特点。

5. 案例分析

（1）病例描述　患者男，40岁，因多食、多饮、消瘦2个月就诊。患者2个月前无明显诱因逐渐食量增加，由原来的每天主食450克到每天550克，最多达800克，而体重却逐渐下降，2个月体重减轻了3千克以上，同时出现口渴，喜欢多喝水，尿量增多。实验室检查：尿糖（＋＋），空腹血糖10.78毫摩尔/升。

（2）病例分析。

（3）制订推荐用药方案并写出用药理由和机理。

（4）模拟情景对话。

6. 随堂测验实训效果。

项目8

运动系统疾病用药指导 <<<<<<<

任务 1 运动系统

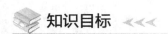

知识目标 <<<<

熟悉运动系统医学基础知识。

一、运动系统概述

广义的运动系统由中枢神经系统、周围神经和神经-肌接头部分，骨骼肌肉，心肺和代谢支持系统组成。狭义的运动系统由骨、骨连接和骨骼肌三种器官组成。骨以不同形式（不动、微动或可动）的骨连接联结在一起，构成骨骼，形成了人体体形的基础，并为肌肉提供了广阔的附着点。肌肉是运动系统的主动动力装置，在神经支配下，肌肉收缩，牵拉其所附着的骨，以可动的骨连接为枢纽，产生杠杆运动。

从运动角度看，骨是被动部分，骨骼肌是动力部分，关节是运动的枢纽。能在体表看到或摸到的一些骨的突起或肌的隆起，称为体表标志。它们对于定位体内的器官、结构等具有标志性意义。

二、主要功能

1. 运动

运动系统顾名思义其首要的功能是运动。人的运动是很复杂的，包括简单的移位和高级活动如语言、书写等，都是以在神经系统支配下，肌肉收缩而实现的。即使一个简单的运动往往也有多数肌肉参加，一些肌肉收缩，承担完成运动预期目的的角色，而另一些肌肉则予以协同配合，甚或有些处于对抗地位的肌肉此时则适度放松并保持一定的紧张度，以使动作平滑、准确，起着相反相成的作用。

2. 支持

运动系统的第二个功能是支持，包括构成人体体形、支撑体重和内部器官以及维持体姿。人体姿势的维持除了骨和骨连接的支架作用外，主要靠肌肉的紧张度来维持。骨骼肌经常处于不随意的紧张状态中，即通过神经系统反射性地维持一定的紧张度，在静止姿态，需要互相对抗的肌群各自保持一定的紧张度所取得的动态平衡。

3. 保护

运动系统的第三个功能是保护，众所周知，人的躯干形成了几个体腔，颅腔保护和支持着脑髓和感觉器官；胸腔保护和支持着心、大血管、肺等重要脏器；腹腔和盆腔保护和支持着消化、泌尿、生殖系统的众多脏器。这些体腔由骨和骨连接构成完整的壁或大部分骨性壁；肌肉也构成某些体腔壁的一部分，如腹前、外侧壁，胸廓的肋间隙等，或围在骨性体腔壁的周围，形成颇具弹性和韧度的保护层，当受外力冲击时，肌肉反射性地收缩，起着缓冲打击和震荡的重要作用。

三、骨

骨是以骨组织为主体构成的器官，是在结缔组织或软骨基础上经过较长时间的发育过程（骨化）形成的。成人骨共 206 块，依其存在部位可分为颅骨、躯干骨和四肢骨。

（一）骨的形状

人体的骨由于存在部位和功能不同，形态也各异。按其形态特点可概括为下列四种。

1. 长骨

主要存在于四肢，呈长管状，可分为一体两端。体又叫骨干，其外周部骨质致密，中央为容纳骨髓的骨髓腔。两端较膨大，称为骺。骺的表面有关节软骨附着，形成关节面，与相邻骨的关节面构成运动灵活的关节，以完成较大范围的运动。

2. 短骨

为形状各异的短柱状或立方形骨块，多成群分布于手腕、足的后半部和脊柱等处。短骨能承受较大的压力，常具有多个关节面与相邻的骨形成微动关节，并常辅以坚韧的韧带，构成适于支撑的弹性结构。

3. 扁骨

呈板状，主要构成颅腔和胸腔的壁，以保护内部的脏器，扁骨还为肌肉附着提供宽阔的骨面，如上肢带骨的肩胛骨和下肢带骨的髋骨。

4. 不规则骨

形状不规则且功能多样，有些骨内还生有含气的腔洞，叫作含气骨，如构成鼻旁窦的上颌骨和蝶骨等。骨的名称和数目见表 8-1。

表 8-1 骨的名称和数目

名称			数目
颅骨	脑颅骨 6 种（额、顶、枕、筛、颞、蝶骨）		8
	面颅骨 9 种（上颌、下颌、鼻、泪、颧、犁、下鼻甲、腭、舌骨）		15
躯干骨	椎骨（颈椎 7；胸椎 12；腰椎 5；骶骨 1；尾骨 1）		26
	肋骨		24
	胸骨		1
上肢骨	上肢带骨	肩胛骨	2
		锁骨	2
	自由上肢骨	肱骨	2
		尺骨	2

续表

名称			数目
上肢骨	自由上肢骨	桡骨	2
		腕骨	16
		掌骨	10
		指骨	28
下肢骨	下肢带骨	髋骨	2
	自由下肢骨	股骨	2
		髌骨	2
		胫骨	2
		腓骨	2
		跗骨	14
		跖骨	10
		趾骨	28
听小骨			6

（二）骨的构造

骨以骨质为基础，表面覆以骨膜，内部充以骨髓，分布于骨的血管、神经，先进入骨膜，然后穿入骨质再进入骨髓。

1. 骨质

由骨组织构成，里面含大量钙化的细胞间质和多种细胞，即骨细胞、骨原细胞、成骨细胞和破骨细胞。骨细胞数量最多，位于骨质内，其余的则位于骨质靠近骨膜的边缘部。骨质由于结构不同可分为两种：一种由多层紧密排列的骨板构成，叫作骨密质；另一种由薄骨板即骨小梁互相交织构成立体的网，呈海绵状，叫作骨松质。骨密质质地致密，抗压抗扭曲性很强；而骨松质则按力的一定方向排列，虽质地疏松但却体现出既轻便又坚固的性能，符合以最少的原料发挥最大功效的构筑原则。

骨质在生活过程中，由于劳动、训练、疾病等各种因素的影响，表现出很大的可塑性，如芭蕾舞演员的足跗骨骨干增粗，骨密质变厚；卡车司机的掌骨和指骨骨干增粗；长期卧床的患者，其下肢骨小梁压力曲线系统变得不明显等。

2. 骨膜

由致密结缔组织构成，被覆于除关节面以外的骨质表面，并有许多纤维束伸入骨质内。此外，附着于骨的肌腱、韧带于附着部位都与骨膜编织在一起，因而骨膜与骨质结合甚为牢固。骨膜富含血管、神经，通过骨质的滋养孔分布于骨质和骨髓。骨髓腔和骨松质的网眼也衬着一层菲薄的结缔组织膜，叫作骨内膜（endosteum）。骨膜的内层和骨内膜有分化成骨细胞和破骨细胞的能力，以形成新骨质和破坏、改造已生成的骨质，所以对骨的发生、生长、修复等具有重要意义。老年人骨膜变薄，成骨细胞和破骨细胞的分化能力减弱，因而骨的修复机能减退。

3. 骨髓

是柔软的富于血管的造血组织，隶属于结缔组织。存在于长骨骨髓腔及各种骨骨松质的的网眼中，在胚胎时期和婴幼儿，所有骨髓均有造血功能，由于含有丰富的血液，肉眼观呈红色，故名红骨髓。约从六岁起，长骨骨髓腔内的骨髓逐渐为脂肪组织所代替，变为黄红色且失去了造血功能，叫作黄骨髓。所以成人的红骨髓仅存于骨松质的网眼内。

（三）骨的化学成分和物理特征

骨不仅坚硬且具一定弹性，抗压力约为15千克/平方毫米，并有同等的抗张力。这些物理特性是由它的化学成分所决定的。骨组织的细胞间质由有机质和无机质构成，有机质由骨细胞分泌产生，约占骨重的1/3，其中绝大部分（95%）是胶原纤维，其余是无定形基质，即中性或弱酸性的糖胺多糖组成的凝胶。无机质主要是钙盐，约占骨重的2/3，主要成分为羟基磷灰石结晶，是一种不溶性的中性盐，呈细针状，沿胶原纤维的长轴排列。将骨进行煅烧，去除其有机质，虽然仍可保持原形和硬度，但脆而易碎。如将骨置于强酸中浸泡，脱除其无机质（脱钙），该骨虽仍具原形，但柔软而有弹性，可以弯曲甚至打结，松开后仍可恢复原状。

有机质与无机质的比例随年龄增长而逐渐变化，幼儿骨的有机质较多，柔韧性和弹性大，易变形，遇暴力打击时不易完全折断，常发生柳枝样骨折。老年人有机质渐减，胶原纤维老化，无机盐增多，因而骨质变脆，稍受暴力则易发生骨折。

（四）骨的发生和发育概况

骨发生于胚胎时的间充质。约在胎龄第8周，脊索的周围以及其他部分由间充质分化出胚性结缔组织，形成膜性骨。以后膜性骨的大部分被软骨所取代，再由软骨发展成骨；小部分则直接从膜性骨衍化为骨。由结缔组织膜或软骨衍化为骨的过程叫骨化。这一过程从胚胎时期开始，直至出生后骨的发育完成为止。由膜骨化的骨叫原骨；由软骨衍化的骨叫次骨。

四、骨连接

人体骨和骨之间借助于结缔组织、软骨或骨连接起来。从连接形式上可分为直接连接（不动连接）和间接连接（可动连接，关节）两种。

（一）直接连接

1. 韧带连接

两骨之间靠结缔组织直接连接的叫韧带连接。韧带多呈膜状、扁带状或束状，由致密结缔组织构成。肉眼观呈白色，有光泽，附着于骨的地方与骨膜编织在一起，很难剥除，有的韧带由弹性结缔组织构成，肉眼观呈淡黄色，叫作黄韧带（如项韧带）。

2. 软骨结合

相邻两骨之间以软骨相连接叫软骨结合。软骨组织属结缔组织的一种，呈固态有弹性，由大量的软骨细胞和间质构成，由于间质的成分不同，又有透明软骨、纤维软骨和弹力软骨的区分。由于软骨具有一定弹性，所以能做轻微的活动。有的软骨结合保持终生，而大部分软骨结合在发育过程中骨化变为骨结合。

3. 骨结合

由软骨结合经骨化演变而成，完全不能活动，如五块骶椎以骨结合融为一块骶骨。

（二）间接连接（关节）

一般由关节面、关节囊和关节腔三部分构成。关节面是两个以上相邻骨的接触面，一个略凸叫关节头，另一个略凹叫关节窝。关节面上覆盖着一层光滑的软骨，可减少运动时的摩擦，软骨有弹性，还能减缓运动时的震动和冲击。关节囊是很坚韧的一种结缔组织，把相邻两骨牢固地联系起来。关节囊外层为纤维层，内层为滑膜层，滑膜层可分泌滑液，减少运动时的摩擦。关节腔是关节软骨和关节囊围成的狭窄间隙，正常时只含有少许滑液。

五、骨骼肌

参与构成运动系统的肌肉属横纹肌，为运动系统的收缩组织，能以关节为支点，牵动被其所附着的骨而产生运动。运步和推动躯体前进是运动的主要形式，与此有关的肌肉主要是脊柱肌，主要作用于脊柱和头颅，它的一些肌肉的收缩，具有抬头，稳定脊间关节和传导来自后股的力量的作用，从而推动躯体前进。分布于前、后肢的各种肌肉，各有不同的运动功能，起着协调和共济作用。如前肢数目多而较大的左右腹侧锯肌，具有悬吊作用，可缓冲震动。臂头肌具有提起前肢向前迈步的功能。后肢的臀股肌相当发达，为推动躯体前进的主力。肌肉结构的中部称肌腹，由肌纤维构成，它能收缩和舒张；两端为腱，属纤维组织。肌肉收缩所产生的力量与肌纤维的数量成正比，缩短的幅度与肌纤维的长度成正比。

任务 2　痛风的用药指导

 知识目标 <<<

1. 掌握引起痛风的病因。
2. 掌握痛风治疗用药及用药机理。

 技能目标 <<<

1. 能分析判断患者痛风的临床阶段。
2. 能熟练运用痛风的专业知识指导患者用药。

一、疾病概述

痛风是一种由于嘌呤生物合成代谢增加，尿酸产生过多或因尿酸排泄不良而致血中尿酸升高，尿酸盐结晶沉积在关节滑膜、滑囊、软骨及其他组织中引起的反复发作性炎性疾病。它是由于单钠尿酸盐结晶（MSU）或尿酸在细胞外液形成超饱和状态，使其晶体在组织中沉积而造成的一组异源性疾病。

本病以关节液和痛风石中可找到有双折光性的单水尿酸钠结晶为其特点。多见于体形肥胖的中老年男性和绝经期后妇女。随着经济发展和生活方式改变，其患病率逐渐上升。高尿酸血症如果没有出现急性关节炎等症状时，不能称之为痛风。只有出现了症状，才能叫痛风。

痛风患者经常会在夜晚出现突然性的关节疼，发病急，关节部位出现严重的疼痛、水肿、红肿和炎症，疼痛感慢慢减轻直至消失，持续几天或几周不等。当疼痛发作时，患者会在半夜熟睡中疼醒，有患者描述疼痛感类似于大脚趾被火烧一样。最常发病的关节是大脚趾，但发病的关节不限于此，还常见于手部的关节、膝盖、肘部等。发病的关节最终会红肿、发炎，水肿后组织变软，活动受限，最后影响日常生活。这些症状会反复出现，所以一旦关节出现强烈、突然的疼痛后，就要及时看医生，做好症状管理和预防。

如果没有及时治疗，拖延的后果是疼痛感将越来越强，让人难以忍受。如果这时候发烧了，就说明已经出现了炎症。不仅如此，关节本身也会受到损害，严重的会发生肾结石甚至是肾衰竭，危及生命。

二、临床阶段

1. 高尿酸症期
病人除了血尿酸升高外，并未出现痛风的临床症状。

2. 痛风早期
血尿酸持续性增高，导致急性痛风性关节炎突然发作，绝大多数人是在睡梦中被刀割般的疼痛所惊醒。

3. 痛风中期
痛风性关节炎反复急性发作，几次急性发作以后，由刚开始发病时的一个脚趾关节，逐渐波及到指、趾、腕、踝、膝关节等全身关节，进而周围的软组织和骨质也遭到不同程度的破坏和功能障碍，尿酸结晶不断沉积，慢慢地形成了结石一样的"痛风石"，此时，肾功能正常或表现为轻度下降。

4. 痛风晚期
患者关节畸形及功能障碍日益严重，痛风石增多，体积增大，易破溃流出白色尿酸盐结晶，由于关节永久性畸形，影响了日常学习、工作和生活，给病人带来极大的身心痛苦。

三、病因

1. 饮酒
乙醇导致血尿酸突然升高而诱发痛风发作，无论是白酒、啤酒、黄酒还是洋酒都一样。主要机制有三：乙醇代谢使血乳酸浓度升高，而乳酸抑制肾脏对尿酸的排泄导致血尿酸浓度升高；乙醇促进嘌呤代谢加速而使血尿酸浓度快速升高；酒类可提供嘌呤原料，而且饮酒的同时大量摄入高嘌呤食物。

2. 暴食
一次性摄入大量的高嘌呤食物，比如肝、肾等动物内脏，海鲜、牛羊肉等肉食，可使血尿酸快速升高。

此外，食物的加工方式也影响嘌呤的摄入量，肉汤中嘌呤含量远远大于肉食本身的嘌呤含量，所以，羊杂汤、涮锅汤等汤类是高危食品，痛风患者应尽量少食汤类食品。

3. 着凉
关节着凉，比如冬天未保暖、夏天吹空调等，关节局部温度降低，血液中的尿酸容易在关节析出形成尿酸盐结晶而诱发痛风。醉酒后着凉是痛风发作的最常见诱因。

4. 关节损伤
剧烈运动、走路过多等导致下肢关节慢性损伤，关节液中白细胞增多，尿酸刺激白细胞产生炎性细胞因子而导致无菌性炎症发作，诱发痛风。

5. 药物和疾病
一些药物干扰了尿酸从肾脏的排泄导致血尿酸突然升高，这些药物有利尿剂、小剂量阿司匹林、免疫抑制剂环孢素、抗结核药吡嗪酰胺、大部分化疗药等。

一些药物使组织细胞大量破坏，嘌呤大量释放导致内源性血尿酸突然升高而诱发痛风，这些药物包括大部分化疗药。

凡导致人体细胞大量破坏的疾病，比如白血病、骨髓瘤、红细胞增多症、肌溶解、代谢性酸中毒、肿瘤放疗等，都会引起血尿酸突然升高。

6. 降尿酸药
非布司他、苯溴马隆等降尿酸药物使血尿酸浓度快速降低，痛风石表面溶解，释放出针状尿酸盐结晶也可诱发痛风发作。

7. 感染

严重感染导致白细胞升高、组织细胞大量破坏、代谢性酸中毒等，引起尿酸产生过多和尿酸排泄障碍，血尿酸快速升高。

8. 疲劳及作息紊乱

疲劳和作息紊乱导致机体能量大量消耗，代谢废物堆积，干扰了尿酸的排泄而诱发痛风发作。

9. 急性肾功能衰竭

严重脱水、大量失血、肾损害药物或者药物过敏导致急性肾小管坏死和急性肾小管间质性肾炎，尿酸无法排泄，血尿酸升高而诱发痛风。

10. 遗传性疾病

如 Lesch-Nyhan 综合征、Ⅰ型糖原贮积病等可导致尿酸代谢异常，尿酸生成过多诱发痛风。

四、症状

（一）基础症状

痛风患者常会出现突发一个或多个关节重度疼痛，多于夜间突然起病，还会出现关节红、肿、皮温升高，关节表面皮肤红紫、紧张、发亮等。

最初几次发作通常仅累及一个关节，持续几天，常于2周内自行缓解，然后症状完全消失。但如果病情加重并在发作后不积极治疗，将会导致更频繁发作并可波及多个关节，发作可达3周或更久。

反复发作可导致痛风加重且呈慢性发展，造成病变关节畸形。最后，由于尿酸盐结晶不断在关节和肌腱周围沉积造成损害以致关节活动逐步受限。

（二）典型症状

1. 无症状期

仅有波动性或持续性高尿酸血症，但尚未发生痛风（表现为关节炎、痛风石及尿酸性肾结石）。从血尿酸增高至症状出现的时间可达数年，有些可终身不出现症状。

2. 急性关节炎期及间歇期

多在午夜或清晨突然起病，关节剧痛，数小时内到达高峰，受累关节出现红、肿、热、痛和功能障碍；首次发作累及单一关节，单侧第1跖趾关节最常见；发作呈自限性，多于2周内自行缓解，红肿消退后受累关节处皮肤脱屑；可伴高尿酸血症，但部分急性发作时血尿酸水平正常；关节液或痛风石中发现尿酸盐结晶；可伴有发热。

3. 痛风石及慢性关节炎期

痛风石是痛风的特征性临床表现，典型部位在耳郭，也常见于关节周围以及鹰嘴、跟腱、髌骨滑囊处。痛风石的外观为大小不一的、隆起的黄白色赘生物，表面菲薄，破溃后排出白色粉状或糊状物。慢性关节炎多见于未规范治疗的患者，受累关节非对称性不规则肿胀、疼痛，关节内大量沉积的痛风石可造成关节骨质破坏，导致患者出现关节畸形，尤其在手和足，并可造成残疾。

（三）肾脏病变症状

病程较长的痛风患者可有肾脏损害，其症状也非常典型，需要警惕。

1. 痛风性肾病

起病隐匿，临床表现为夜尿增多、低比重尿、低分子蛋白尿、白细胞尿、轻度血尿及管型等。晚期可出现肾功能不全及高血压、水肿、贫血等。

2. 尿酸性肾结石

可从无明显症状至肾绞痛、血尿、排尿困难、肾积水、肾盂肾炎或肾周围炎等表现。

3. 急性肾衰竭

大量尿酸盐结晶堵塞肾小管、肾盂甚至输尿管，患者会突然出现少尿甚至无尿，可发展为急性肾衰竭。

五、治疗

（一）基本治疗原则

及早控制、缓解急性关节炎症发作；通过降低血中尿酸含量预防组织中尿酸进一步沉积；防止尿酸结石形成，减少由此导致的严重关节损伤、肾功能损害。

（二）一般治疗

调整生活方式有助于痛风的预防和治疗。

（三）药物治疗

1. 急性期治疗

痛风急性发作期推荐及早（一般应在 24 小时内）进行抗炎止痛治疗，非甾体抗炎药（NSAID）、秋水仙碱和糖皮质激素可有效抗炎镇痛，提高患者生活质量。急性发作期不进行降酸治疗，但已服用降酸药物者不需停用，以免引起血尿酸波动，导致发作时间延长或再次发作。

非甾体抗炎药通过抑制前列腺素的合成、抑制白细胞的聚集、减少缓激肽的形成、抑制血小板的凝集等作用发挥消炎作用，对缓解关节疼痛及肿胀通常有效。常用药物：吲哚美辛、双氯芬酸、依托考昔等。疼痛和炎症缓解后，应继续使用非甾体抗炎药，以防症状再次出现。

秋水仙碱通过干扰溶酶体脱颗粒降低中性粒细胞的活性、黏附性及趋化性，抑制粒细胞向炎症区域的游走，从而发挥抗炎作用。另外，它干扰细胞间黏附分子及选择素的表达，从而阻碍 T 淋巴细胞活化及对内皮细胞的黏附，抑制炎症反应。秋水仙碱还可通过减少 E-选择素、L-选择素及内皮素的表达，发挥其抗炎作用。秋水仙碱是传统的治疗药物，在痛风急性发作期，对非甾体抗炎药有禁忌者建议单独使用低剂量秋水仙碱。低剂量秋水仙碱有效，不良反应少，在 48 小时内使用效果更好。

糖皮质激素抗炎作用的基本机制在于糖皮质激素与靶细胞浆内的糖皮质激素受体结合后影响了参与炎症的一些基因转录而产生抗炎效应。糖皮质激素的靶细胞广泛分布于肝、肺、脑、骨、胃肠平滑肌、骨骼肌、淋巴组织、成纤维细胞、胸腺等处。各类细胞中受体的密度也各不相同。糖皮质激素主要用于非甾体抗炎药、秋水仙碱治疗无效或禁忌、肾功能不全者，在痛风急性发作期，短期单用糖皮质激素（30 毫克/天，3 天），其疗效和安全性与非甾体抗炎药类似。

此外，还可使用其他镇痛药、休息、夹板固定和冰敷来减轻疼痛。

2. 发作间歇期和慢性期治疗

对急性痛风关节炎频繁发作（>2 次/年），有慢性痛风关节炎或痛风石的患者，应行降尿酸治疗，将患者血尿酸水平稳定控制在 260 微摩尔/升（6 毫克/分升）以下，有助于缓解症状，控制病情。痛风患者在进行降尿酸治疗时，用药应参考发生高尿酸血症的机制，采用个性化用药方案。

抑制尿酸生成推荐使用别嘌醇或非布司他。作用机制是抑制黄嘌呤氧化酶，使次黄嘌呤及黄嘌呤不能转化为尿酸，即尿酸合成减少，进而降低血中尿酸浓度，减少尿酸盐在骨、关节及肾脏的沉着。

促进尿酸排泄时推荐使用苯溴马隆、丙磺舒。作用机制是抑制肾小管对尿酸的再吸收作用因而降低血中尿酸浓度。

同时，在降酸治疗初期，建议使用小剂量秋水仙碱（0.5~1毫克/天）3~6个月，以预防急性痛风关节炎复发。

如果患者存在其他基础疾病时，需注意调整药物选择，如患者有慢性肾脏疾病，需先评估肾功能，再根据患者具体情况使用对肾功能影响小的降尿酸药物，并在治疗过程中密切监测不良反应。

3. 伴发疾病的治疗

痛风常伴发代谢综合征中的一种或数种，如高血压、高脂血症、肥胖症、Ⅱ型糖尿病等，应积极治疗。降压药建议选择氯沙坦或氨氯地平，降脂药建议选择非诺贝特或阿托伐他汀等。

（四）手术治疗

必要时可选择剔除痛风石，对变形关节进行矫形等手术治疗。

（五）中医治疗

据大量中医典著，"浊瘀"是贯穿痛风疾病始终的一个疾病病机证素，提示在临床治疗中可考虑使用祛湿化浊药和祛湿化瘀药。

痛风是一种终身性疾病，如果及早诊断并进行规范治疗，并配合医嘱调整饮食、生活习惯，大多数痛风患者可正常工作生活。慢性期病变可导致患者关节变形，但部分患者可经手术矫正恢复。如伴发高血压、糖尿病或其他肾病，其死亡风险增加。

六、预防

1. 鼓励豆制品的摄入

大豆食品富含蛋白质、大豆异黄酮和多不饱和脂肪酸。国内研究发现，给予高尿酸血症患者豆类高蛋白饮食3个月，血尿酸水平显著降低。

2. 鼓励摄取低脂牛奶和酸奶

无论短期还是长期摄入奶制品特别是脱脂牛奶及低热量酸奶都会降低尿酸水平。另外牛奶中的糖巨肽和G600均有抗炎的作用，可能通过减轻单钠尿酸盐在关节的炎性反应从而减轻痛风急性发作。

3. 鼓励食用蔬菜水果

食用富含嘌呤的蔬菜、水果并不会增加血尿酸水平。蔬菜为主的饮食可以降低尿酸水平，即使食用菠菜也观察到同样的效果。而樱桃含有的花青素具有降低尿酸、抗炎、抗氧化作用，可防止痛风的发作。

4. 限制蛋白质摄入总量

5. 限制含糖饮料

1. 播放《痛风的危害》教学视频。

2. 解析什么是痛风。

3. 写出 3 种常用痛风治疗药物的药名、成分和功效（包括西药和中成药）。

4. 上网查找 3 个市场份额较高的痛风治疗药物，指出其商品名、通用名、价格、适应证、生产厂家，比较其特点。

5. 案例分析

（1）病例描述　患者男，65 岁。主诉反复双膝关节疼痛 4 年，再发加重 10 天。

现病史：4 年前患者无明显诱因出现双下肢疼痛，呈持续性胀痛，伴皮温增高，无肿胀、无水肿，无头晕、口苦，无头痛，无视物旋转模糊。10 天前患者因进食豆类及海鲜食物后出现双膝关节疼痛，呈持续性胀痛，伴活动受限，伴皮温增高，感反酸、嗳气、饮食不振，无红肿，无恶心、呕吐，无胸闷、无气促及呼吸困难，无呕血、黑便，无尿频、尿急、尿痛及肉眼血尿。

（2）病例分析。

（3）制订推荐用药方案并写出用药理由和机理。

（4）模拟情景对话。

6. 随堂测验实训效果。

项目9

免疫系统疾病用药指导 <<<<<<<

任务 1　免疫系统

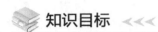 知识目标 <<<<

熟悉免疫系统医学知识。

一、免疫系统概述

免疫系统（immune system）是机体保护自身的防御性结构，它是人体抵御病原菌侵犯最重要的保卫系统。这个系统由免疫器官（骨髓、脾脏、淋巴结、扁桃体、小肠集合淋巴结、阑尾、胸腺等）、免疫细胞（淋巴细胞、单核吞噬细胞、中性粒细胞、嗜碱性粒细胞、嗜酸性粒细胞、肥大细胞、血小板），以及免疫活性物质（抗体、溶菌酶、补体、免疫球蛋白、干扰素、白细胞介素、肿瘤坏死因子等细胞因子）组成。免疫系统分为固有免疫（又称非特异性免疫）和适应免疫（又称特异性免疫），其中适应免疫又分为体液免疫和细胞免疫。

免疫系统是机体防卫病原体入侵最有效的武器，它能发现并清除异物、外来病原微生物等引起内环境波动的因素。但其功能的亢进会对自身器官或组织产生伤害。在很多由于自身免疫引起的疾病中，CD_4^+ T 细胞起着重要的作用。

二、基本功能

（1）识别和清除外来入侵的抗原，如病原微生物等。这种防止外界病原体入侵和清除已入侵病原体及其他有害物质的功能被称之为免疫防御。使人体免于病毒、细菌、污染物质及疾病的攻击。

（2）识别和清除体内发生突变的肿瘤细胞、衰老细胞、死亡细胞或其他有害的成分。这种随时发现和清除体内出现的"非己"成分的功能被称之为免疫监视。清除新陈代谢后的废物及免疫细胞与病毒打仗时遗留下来的病毒死伤尸体，都必须借由免疫细胞加以清除。

（3）通过自身免疫耐受和免疫调节使免疫系统内环境保持稳定。修补免疫细胞能修补受损的器官和组织，使其恢复原来的功能。健康的免疫系统是无可取代的，但仍可能因为持续摄取不健康的食物而失效。

三、免疫系统各部分具体功能

（一）免疫器官

免疫器官根据分化的早晚和功能不同，可分为中枢免疫器官和外周免疫器官。前者是免疫细胞发生、分化、成熟的场所；后者是 T、B 淋巴细胞定居、增殖的场所及发生免疫应答的主要部位。

1. 中枢免疫器官

（1）骨髓 骨髓是人和其他哺乳动物主要的造血器官，是各种血细胞的重要发源地。骨髓含有强大分化潜力的多能干细胞，它们可在某些因素作用下分化为不同的造血祖细胞，进而分化为形态和功能不同的髓系干细胞和淋巴系干细胞。淋巴系干细胞再通过胸腺、腔上囊或类腔上囊器官（骨髓），分别衍化成 T 细胞和 B 细胞，最后定居于外周免疫器官。哺乳动物和人的 B 细胞在骨髓微环境和激素样物质作用下发育为成熟的 B 细胞。

（2）胸腺 胸腺位于胸骨后、心脏的上方，是 T 细胞分化发育和成熟的场所。人胸腺的大小和结构随年龄的不同具有明显差异。胸腺于胚胎 20 周发育成熟，是发生最早的免疫器官，到出生时胸腺约重 15～20 克，以后逐渐增大，至青春期可达 30～40 克，青春期后，胸腺随年龄增长而逐渐萎缩退化，到老年时基本被脂肪组织所取代，随着胸腺的逐渐萎缩，功能衰退，细胞免疫力下降，对感染和肿瘤的监视功能减低。

胸腺具有以下 3 种功能：T 细胞分化、成熟的场所；对外周免疫器官和免疫细胞具有调节作用；自身免疫耐受的建立与维持。

2. 外周免疫器官

外周免疫器官又称二级免疫器官，是成熟淋巴细胞定居的场所，也是这些细胞在外来抗原刺激下产生免疫应答的重要部位之一，外周免疫器官包括淋巴结、脾脏、黏膜相关淋巴组织，如扁桃体、阑尾、肠集合淋巴结以及在呼吸道和消化道黏膜下层的许多分散淋巴小结和弥散淋巴组织。这些关卡都是用来防堵入侵的毒素及微生物。研究显示盲肠和扁桃体内有大量的淋巴结，这些结构能够协助免疫系统运作。

（1）扁桃体 扁桃体位于消化道和呼吸道的交会处，此处的黏膜内含有大量淋巴组织，是经常接触抗原引起局部免疫应答的部位。在舌根、咽部周围的上皮下有好几群淋巴组织，按其位置分别称为腭扁桃体、咽扁桃体和舌扁桃体。扁桃体对经由口鼻进入人体的入侵者保持着高度的警戒。那些割除扁桃体的人患上链球菌咽喉炎和霍奇金病的概率明显升高。这证明扁桃体在保护上呼吸道方面具有非常重要的作用。

（2）脾 脾脏是最大的免疫器官，是血液的仓库。它承担着过滤血液的职能，除去死亡的血细胞，并吞噬病毒和细菌。它还能激活 B 细胞使其产生大量的抗体。脾是胚胎时期的造血器官，自骨髓开始造血后，脾演变为人体最大的外周免疫器官。

脾脏具有 4 种功能：T 细胞和 B 细胞的定居场所；免疫应答发生的场所；合成某些生物活性物质；过滤作用。

（3）淋巴结 淋巴结是一个拥有数十亿个白细胞的小型战场。当因感染而须开始作战时，外来的入侵者和免疫细胞都聚集在这里，淋巴结就会肿大，作为整个军队的排水系统，淋巴结肩负着过滤淋巴液的工作，把病毒、细菌等废物运走。人体内的淋巴液大约比血液多出 4 倍。人全身有 500～600 个淋巴结，是结构完备的外周免疫器官，广泛存在于全身非黏膜部位的淋巴通道上。

淋巴结具有以下功能：T 细胞和 B 细胞定居的场所；免疫应答发生的场所；参与淋巴细胞再循环；过滤作用。

（4）盲肠　盲肠能够帮助 B 细胞成熟发展以及抗体（IgA）的生产。它也扮演着交通指挥员的角色，生产分子来指挥白细胞到身体的各个部位。盲肠还能"通知"白细胞在消化道内存在有入侵者。在帮助局部免疫的同时，盲肠还能帮助控制抗体的过度免疫反应。

病原微生物最易入侵的部位是口，而肠道与口相通，所以肠道的免疫功能非常重要。集合淋巴结是肠道黏膜固有层中的一种无被膜淋巴组织，富含 B 淋巴细胞、巨噬细胞和少量 T 淋巴细胞等。对入侵肠道的病原微生物形成一道有力防线。

（5）阑尾　又称蚓突，是细长弯曲的盲管，在腹部的右下方，位于盲肠与回肠之间，它的根部连于盲肠的后内侧壁，远端游离并闭锁，活动范围位置因人而异，变化很大，阑尾可伸向腹腔的任何方位。它有小指大小。阑尾具有丰富的淋巴组织，参与机体的免疫功能，它担负着机体的细胞免疫和体液免疫两大功能，其中含有大量的益生菌和淋巴细胞，能够保护肠道不被外来细菌和病毒伤害，其实就是至少能减少我们拉肚子的情况。

（二）免疫细胞

1. 淋巴细胞

（1）B 淋巴细胞　由哺乳动物骨髓或鸟类法氏囊中的淋巴样干细胞分化发育而来。成熟的 B 淋巴细胞主要定居在外周淋巴器官的淋巴小结内。B 淋巴细胞约占外周淋巴细胞总数的 20%。其主要功能是产生抗体介导体液免疫应答和提呈可溶性抗原。

（2）T 淋巴细胞　来源于骨髓中的淋巴样干细胞，在胸腺中发育成熟。主要定居在外周淋巴器官的胸腺依赖区。T 细胞表面具有多种表面标志，TCR-CD$_3$ 复合分子为 T 细胞的特有标志。根据功能的不同可分为几个不同亚群，如辅助性 T 细胞、杀伤性 T 细胞和调节性 T 细胞。其主要功能是介导细胞免疫。在病理情况下，可参与迟发型超敏反应和器官特异性自身免疫性疾病。活化的 NK T 细胞具有细胞毒作用和免疫调节作用。

2. 固有免疫细胞

主要包括中性粒细胞、单核吞噬细胞、树突状细胞、NK T 细胞、NK 细胞、肥大细胞、嗜碱性粒细胞、嗜酸性粒细胞、B-1 细胞、γσT 细胞等。

固有免疫细胞主要是发挥非特异性抗感染效应，是机体在长期进化中形成的防御细胞，能对侵入的病原体迅速产生免疫应答，亦可清除体内损伤、衰老或畸变的细胞。

3. 骨髓红细胞和白细胞

骨髓红细胞和白细胞就像免疫系统里的士兵，而骨髓就负责制造这些细胞。每秒钟就有 800 万个血细胞死亡并有相同数量的细胞在这里生成，因此骨髓就像制造士兵的工厂一样。

4. 吞噬细胞

人类的吞噬细胞有大、小两种。小吞噬细胞是外周血中的中性粒细胞。大吞噬细胞是血中的单核细胞和多种器官、组织中的巨噬细胞，两者构成单核吞噬细胞系统。

当病原体穿透皮肤或黏膜到达体内组织后，吞噬细胞首先从毛细血管中逸出，聚集到病原体所在部位。多数情况下，病原体被吞噬杀灭。若未被杀死，则经淋巴管到附近淋巴结，淋巴结内的吞噬细胞进一步把它们消灭。淋巴结的这种过滤作用在人体免疫防御能力上占有重要地位，一般只有毒力强、数量多的病原体才有可能不被完全阻挡而侵入血流及其他脏器。但是在血液、肝、脾或骨髓等处的吞噬细胞会对病原体继续进行吞噬杀灭。

（三）免疫分子

1. 免疫球蛋白

具有抗体活性或化学结构与抗体相似的球蛋白称之为免疫球蛋白。其功能包括：识别并特异性结合抗原；激活补体；穿过胎盘和黏膜；对免疫应答的调节作用；结合 Fc 段受体。

2. 补体

是一个具有精密调节机制的蛋白质反应系统，是体内重要的免疫效应放大系统。其广泛存在于血清、组织液和细胞膜表面，包括 30 余种成分。其功能包括：溶菌、溶解病毒和细胞的细胞毒作用；调理作用；免疫黏附；炎症介质作用。

3. 细胞分子

是由免疫原、丝裂原或其他因子刺激细胞所产生的低分子量可溶性蛋白质，为生物信息分子，具有调节固有免疫和适应免疫应答，促进造血，以及刺激细胞活化、增殖和分化等功能。

4. 黏附分子

是众多介导细胞间或细胞与细胞外基质间相互接触和结合分子的统称。其功能包括：淋巴细胞归巢；炎症过程中白细胞与血管内皮细胞黏附；免疫细胞识别中的辅助受体和协同刺激或抑制信号。

四、人体防线

1. 第一道防线

是由皮肤和黏膜构成的，它们不仅能够阻挡病原体侵入人体，而且它们的分泌物（如乳酸、脂肪酸、胃酸和酶等）还有杀菌的作用。呼吸道黏膜上有纤毛，可以清除异物。

2. 第二道防线

是体液中的杀菌物质和吞噬细胞。

3. 第三道防线

主要由免疫器官（胸腺、淋巴结和脾脏等）和免疫细胞（淋巴细胞）组成。

人体的三道防线见图 9-1。

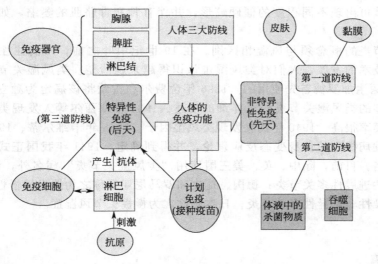

图 9-1　人体的三道防线

　　第一道和第二道防线是人类在进化过程中逐渐建立起来的天然防御功能，特点是人人生来就有，不针对某一种特定的病原体，对多种病原体都有防御作用，因此叫作非特异性免疫（又称先天性免疫）。多数情况下，这两道防线可以防止病原体对机体的侵袭。

　　第三道防线是人体在出生后逐渐建立起来的后天防御功能，特点是出生后才产生，只针对某一特定的病原体或异物起作用，因而叫作特异性免疫（又称后天性免疫）。

任务 2　类风湿关节炎的用药指导

 知识目标 ◀◀◀

1. 掌握类风湿关节炎的分类及病因。
2. 掌握类风湿关节炎的治疗用药及用药机理。

技能目标 ◀◀◀

1. 能分析判断患者类风湿关节炎的类型。
2. 能熟练运用类风湿关节炎的专业知识指导患者用药。

一、疾病概述

　　类风湿关节炎又称为类风湿（rheumatoid arthritis，RA），是一种病因尚未明了的慢性全身性炎症性疾病，目前公认类风湿关节炎是一种自身免疫性疾病。可能与内分泌、代谢、营养、地理、职业、心理和社会环境的差异、细菌和病毒感染及遗传因素等方面有关系，以慢性、对称性、多滑膜关节炎和关节外病变为主要临床表现，属于自身免疫炎性疾病。

　　该病好发于手、腕、足等小关节，反复发作，呈对称分布。早期有关节红肿热痛和功能障碍，晚期关节可出现不同程度的僵硬畸形，并伴有骨和骨骼肌的萎缩，如不进行正规治疗，极易致残。

　　类风湿关节炎的概念须与风湿相区别。在 19 世纪中叶之前，人们往往将两者混为一谈。随着医疗技术的发展，人们对类风湿也认识得越来越清楚。类风湿关节炎这一病名是 1858 年由英国医生加罗德首先使用的。1896 年舍费尔和雷蒙将该病定为独立的疾病，同年斯蒂尔对儿童型的类风湿关节炎作了详细的描述。1931 年塞西尔等人发现类风湿病人血清与链球菌的凝集率很高，1940 年瓦勒发现类风湿因子。1945 年卡维尔蒂、1961 年斯勒芬分别提出类风湿发病机理的自身变态反应理论，并得到确定。1941 年我国正式使用"类风湿关节炎"的病名。目前，除中、英、美三国使用"类风湿关节炎"病名外，法国、比利时、荷兰称之为慢性进展性多关节炎；德国、捷克和罗马尼亚等称之为原发性慢性多关节炎；俄罗斯称之为传染性非特异性多关节炎；日本则称之为慢性关节风湿症。

二、病因

1. 细菌因素

　　实验研究表明 A 组链球菌及菌壁有肽聚糖（peptidoglycan）可能为 RA 发病的一个持

续的刺激原，A组链球菌长期存在于体内成为持续的抗原，刺激机体产生抗体，发生免疫病理损伤而致病。

2. 病毒因素

RA与病毒，特别是EB病毒的关系是国内外学者注意的问题之一。研究表明，EB病毒感染所致的关节炎与RA不同，RA病人对EB病毒比正常人有强烈的反应性。在RA病人血清和滑膜液中出现持续高度的抗EB病毒——胞膜抗原抗体。

3. 遗传因素

本病在某些家族中发病率较高，在人群调查中，发现人类白细胞抗原（HLA)-DR4与RF阳性患者有关。HLA研究发现DR4与RA的发病有关，患者中70％HLA-DR4阳性，患者具有该点的易感基因，因此遗传可能在发病中起重要作用。

4. 性激素

研究表明RA发病率男女之比为1：(2～4)，妊娠期病情减轻，服避孕药的女性发病减少。动物模型显示LEW/n雌鼠对关节炎的敏感性高，雄性发病率低，雄鼠经阉割或用β-雌二醇处理后，其发生关节炎的情况与雌鼠一样，说明性激素在RA发病中起一定作用。

5. 其他

寒冷、潮湿、疲劳、营养不良、创伤、精神因素等，常为本病的诱发因素，但多数患者发病前常无明显诱因可查。

6. 自身免疫

患者的免疫系统错误地将自身正常的关节组织当作威胁，并对其进行攻击，导致软骨、滑膜、韧带和肌腱等组织发生一系列的炎症反应。

7. 微生物感染

微生物感染是RA发病的关键诱因，其中牙龈卟啉单胞菌、普雷沃菌属、奇异变形杆菌、EB病毒、巨细胞病毒、人乳头瘤病毒、疱疹病毒等多种病原体感染与疾病发生相关。

8. 吸烟

吸烟是RA重要的诱发因素之一。吸烟者患RA的风险明显增加，病情也更加严重。

三、症状

RA以关节病变为主，是一种全身性的疾病。其病理基础是滑膜炎症，也可扩大到肌腱等结缔组织，最后从滑膜侵蚀关节软骨和骨组织，导致关节受到破坏，进而影响患者正常的关节功能，导致活动受限。

1. 前兆

类风湿关节炎在出现关节症状前，患者常出现持续数周的低热，少数患者可表现为高热、乏力、全身不适、体重下降。

2. 早期症状

类风湿关节炎多缓慢而隐匿地起病，一般关节痛与压痛是最早出现的症状，最常见的部位有手腕、掌、指，其次是脚趾、膝、踝、肘、肩部。疼痛的关节往往也会有压痛。

3. 典型症状

类风湿关节炎起病隐匿，通常是从手指近端指间关节、掌指关节、手腕等小关节最先起病，逐渐表现为对称性多个关节受累，最终有典型的关节炎症性改变，如长时间晨僵、肿胀、疼痛等，可导致关节严重畸形。晨僵为早晨起床时关节活动不灵活的主观感觉，它是关节炎症的一种非特异表现，其持续时间与炎症的严重程度成正比。

4. 全身症状

患者可能出现发热、疲劳无力、食欲减退、体重减轻、手足盗汗、全身不适感等。

5. 关节疼痛

发病初期，患者常常感觉关节疼痛，并在晨起时感觉关节僵硬，持续半小时以上方可自如活动。发病的关节通常是对称的，最常见于近侧的指间关节，其次是双手、腕部、膝盖部位、手肘部位等等。

6. 关节肿胀

是由滑膜肿胀和关节腔积液导致的，患者此时的主动和被动关节活动均会受到限制。

7. 关节畸形

患者此时会发生受累关节脱位或半脱位，外观看起来有关节畸形。关节周围可发生腱鞘炎、滑囊炎、肌萎缩等。

8. 其他

约有 10%～15% 的患者出现"类风湿结节"。类风湿结节是一种较硬、圆形或椭圆形的小结。临床上可分浅表结节和深部结节两种类型。类风湿结节多发生在受压力的皮下，此为关节外典型的增殖性病变。以往认为类风湿结节是由中心坏死层围绕以炎症细胞及胶原组织，在外层血管周围有单核细胞浸润的三层组成。

9. 伴随症状

贫血是类风湿关节炎最常见的关节外表现，属于慢性疾病性贫血，常为轻、中度。可并发骨质疏松、肺部疾病、心血管疾病、抑郁症、浅表淋巴结肿大、肝肾损害等。

10. 并发症

（1）恶性类风湿关节炎（MRA）　指动脉炎可引起梗死性病变、雷诺现象，进一步发展可引起指尖坏死、脱落。病情严重者可发生与结节性多动脉炎难以区分的全身坏死性动脉炎，其预后不好。

（2）本病侵犯心脏可引起心包炎、心肌炎、心瓣膜炎。也有的由于类风湿结节引起心脏传导障碍（尤其是束支传导阻滞）。个别病例可出现缩窄性心包炎。

（3）病情严重者嗜酸性粒细胞升高。部分病人可合并肾脏损害，多数出现药物性消化道黏膜病变。脊髓病变多继发于颈椎滑膜关节病，有时可继发于神经炎性肌萎缩。类风湿性胸腔渗出液可并发胸膜炎。若病变发展，结节可融合成空洞，有时可引起气胸或慢性支气管胸膜瘘。

（4）少数无痛性结节病变溃破后引起眼球穿孔。也有的合并虹膜炎、脉络膜炎、干性角膜结膜炎。

四、治疗

类风湿关节炎至今尚无特效疗法，仍停留于对炎症及后遗症的治疗，采取综合治疗，多数患者均能得到一定的疗效。

（一）治疗目标

现行治疗的目的在于：控制关节及其他组织的炎症，缓解症状；保持关节功能和防止畸形；修复受损关节以减轻疼痛和恢复功能。

达到疾病缓解或低疾病活动度，即达标治疗。其最终目的是控制病情、减少致残率，改善患者的生活质量。需要强调的是，早期、规范治疗可以有效控制病情，阻止或减缓软骨、骨及关节滑膜的病变，取得更好的预后。

（二）一般治疗

慢性期患者应减轻劳动强度，配合功能性锻炼、局部理疗来恢复机体的局部功能。此外，还要积极戒烟、治疗感染等。

发热关节肿痛、全身症状者应卧床休息，至症状基本消失为止。待病情改善两周后应逐渐增加活动，以免过久的卧床导致关节废用，甚至促进关节强直。饮食中蛋白质和各种维生素要充足，贫血显著者可予小量输血，如有慢性病灶如扁桃体炎等在病人健康情况允许下，尽早摘除。

（三）药物治疗

1. 非甾体抗炎药（NSAID）

用于初发或轻症病例，其作用机理主要是抑制环氧化酶使前列腺素生成受抑制而起作用，以达到消炎止痛的效果。但不能阻止类风湿关节炎病变的自然过程。本类药物因体内代谢途径不同，彼此间可发生相互作用，不主张联合应用，并应注意个体化。主要类型包括水杨酸制剂、吲哚美辛、丙酸衍生物、灭酸类等药物。

2. 抗风湿药物治疗

改善病情的抗风湿药物是 RA 治疗的基石，亦是国内外指南共同认可的一线药物。患者一经确诊，应尽早开始抗风湿药物（DMARD）治疗（包括甲氨蝶呤、来氟米特、柳氮磺吡啶、艾拉莫德、羟氯喹等）。

（1）金制剂　目前公认金制剂对类风湿关节炎有肯定疗效，常用硫代苹果酸金钠、口服金制剂金诺芬等。其治疗关节炎的机制未明，对免疫反应的作用，认识也不一致，且不确定。类风湿关节炎患者出现巨噬细胞及多形核白细胞的吞噬活性增加，此种现象可被金制剂所抑制。因此，有认为应用金制剂治疗类风湿关节炎有抗菌作用，可消除疾病的细菌感染，能直接抑制含于多形核白细胞及巨噬细胞内的溶酶体酶。

（2）青霉胺　是一种含巯基的氨基酸药物，治疗慢性类风湿关节炎有一定效果。它能选择性抑制某些免疫细胞使 IgG 及 IgM 减少。副作用有血小板减少、白细胞减少、蛋白尿、过敏性皮疹、食欲不振、视神经炎、肌无力、转氨酶增高等。

（3）氯喹　有一定抗风湿作用，但显效甚慢，常 6 周至 6 个月才能达到最大疗效。可作为水杨酸制剂或递减皮质类固醇剂量时的辅助药物。疗程中常有较多胃肠道反应如恶心、呕吐和食欲减退等。长期应用须注意视网膜的退行性变和视神经萎缩等。

（4）左旋咪唑　为四咪唑的左旋体。它有免疫增强作用，能使受抑制的巨噬细胞和 T 细胞功能恢复正常。这可能与激活环核苷酸磷酸二酯酶，从而降低淋巴细胞和巨噬细胞内 cAMP 含量有关。多种自身免疫性疾病，如类风湿关节炎、红斑性狼疮等用药后均可得到改善，可能与提高 T 细胞功能，恢复其调节 B 细胞的功能有关。可减轻疼痛、缩短关节僵硬的时间。副作用有眩晕、恶心、过敏性皮疹、视力减退、嗜睡、粒细胞减少、血小板减少、肝功能损害、蛋白尿等。

（5）免疫抑制剂　适用于其他药物无效的严重类风湿关节炎患者，停药情况下或激素减量的患者常用的有硫唑嘌呤。作用机制是具有嘌呤拮抗作用，由于免疫活性细胞在抗原刺激后的增殖期需要嘌呤类物质，此时给予嘌呤拮抗剂能抑制 DNA、RNA 及蛋白质的合成，从而抑制淋巴细胞的增殖，即阻止抗原敏感淋巴细胞转化为免疫母细胞，产生免疫作用。副作用有骨髓抑制、白细胞及血小板下降、肝脏毒性损害及消化道反应、脱发、闭经、出血性膀胱炎等。

甲氨蝶呤有免疫抑制与抗炎症作用，可降血沉，改善骨侵蚀。副作用有厌食、恶心、呕吐、口腔炎、脱发、白细胞或血小板减少、药物性间质性肺炎与皮疹。

(6) 激素类 肾上腺皮质激素对关节肿痛可控制炎症，消炎止痛作用迅速，但效果不持久，对病因和发病机理毫无影响。一旦停药短期即复发。对 RF、血沉和贫血也无改善。长期应用可导致严重副作用，因此不作为常规治疗，仅限于严重血管炎引起关节外损害而影响重要器官功能者，如眼部并发症有引起失明危险者、中枢神经系统病变者，心脏传导阻滞、关节有持续性活动性滑膜炎等可短期应用，或经 NSAID、青霉胺等治疗效果不好，症状重，影响日常生活，可在原有药物的基础上加用小剂量皮质类固醇，发现效果不显著可酌情增加剂量。症状控制后应逐步减量至最小维持量。

醋酸氢代泼尼松混悬液可作局部关节腔内注射，适用于某些单个大关节顽固性病变，每次关节腔内注射 25～50mg，严防关节腔内感染和骨质破坏。

去炎舒松特丁乙酸酯，是一种适合关节内给药的长效皮质类固醇，一次量为 10 毫克，膝关节为 30 毫克。

(7) 植物类 雷公藤经国内多年临床应用和实验研究有良好疗效。有非甾体抗炎作用，又有免疫抑制或细胞毒作用，可以改善症状，使血沉和 RF 效价降低。副作用有女性月经不调及停经、男性精子数量减少、皮疹、白细胞和血小板减少、腹痛腹泻等，停药后可消除。

昆明山海棠，作用与雷公藤相似，每次 1～3 片，每天 3 次。疗程 3～6 个月以上。副作用有头昏、口干、咽痛、食欲减退、腹痛、闭经。

(8) 生物制剂 生物制剂一般都是遗传工程制造出来的蛋白质，它们的主要作用对象就是体内被称为细胞因子的蛋白质，生物制剂或者是细胞因子的抑制剂，或者是细胞因子系统中的一员。细胞因子在关节炎的发病和复发机制中起中枢作用，包括类风湿关节炎和银屑病关节炎。

英夫利昔单抗 (Infliximab) 也称 TNF-α 嵌合性单克隆抗体，临床试验已证明对甲氨蝶呤等治疗无效的类风湿关节炎患者用英夫利昔单抗可取得满意疗效。近年来强调早期应用的效果更好。用法为静注，3 毫克/千克，分别于第 0 周、第 2 周、第 6 周注射一次，以后每 8 周静注一次，通常使用 3～6 次为 1 个疗程。需与 MTX (甲氨蝶呤) 联合应用，抑制抗抗体的产生。

依那西普 (Etanercept) 或人重组 TNF 受体 p75 和 IgG Fc 段的融合蛋白，依那西普或人重组 TNF 受体 p75 和 IgG Fc 段的融合蛋白治疗类风湿关节炎和 AS 疗效肯定，耐受性好。目前国内有恩利及益塞普两种商品剂型。

阿达木单抗 (Adalimumab) 是针对 TNF-α 的全人源化的单克隆抗体，推荐的治疗剂量为 40 毫克，每 2 周 1 次，皮下注射。

妥珠单抗 (Tocilizumab)，IL-6 受体拮抗剂，主要用于中重度 RA，对 TNF-α 拮抗剂反应欠佳的患者可能有效。推荐的用法是 4～10 毫克/千克，静脉输注，每 4 周给药 1 次。

抗 CD20 单抗利妥昔单抗 (Rituximab) 治疗类风湿关节炎取得了较满意的疗效。利妥昔单抗也可与环磷酰胺或甲氨蝶呤联合用药。

(9) 云克 (锝 $[^{99}Tc]$ 亚甲基二膦酸盐注射液) 是一种非激发状态的同位素，本品为类风湿关节炎治疗药物，具有抗炎、镇痛、免疫调节及破骨修复作用。治疗类风湿关节炎缓解症状时起效快，不良反应较小。静脉用药，10 天为一个疗程。

3. 免疫净化

类风湿关节炎患者血中常有高滴度自身抗体、大量循环免疫复合物、高免疫球蛋白等，因此，除药物治疗外，可选用免疫净化疗法，可快速去除血浆中的免疫复合物和过高的免疫球蛋白、自身抗体等。如免疫活性淋巴细胞过多，还可采用单个核细胞清除疗法，从而改善 T 细胞、B 细胞及巨噬细胞和自然杀伤细胞功能，降低血液黏滞度，以达到改善症状的目的，同时提高药物治疗的疗效。目前常用的免疫净化疗法包括血浆置换、免疫吸附和淋巴细胞/单核细胞去除术。被置换的病理性成分可以是淋巴细胞、粒细胞、免疫球蛋白或血浆等。应用此方法时需配合药物治疗。

4. 功能锻炼

功能锻炼是类风湿关节炎患者关节功能得以恢复及维持的重要方法。一般来说，在关节肿痛明显的急性期，应适当限制关节活动。但是，一旦肿痛改善，应在不增加患者痛苦的前提下进行功能活动。对无明显关节肿痛，但伴有可逆性关节活动受限者，应鼓励其进行正规的功能锻炼。在有条件的医院，应在风湿病专科及康复专科医师的指导下进行。

5. 手术治疗

经过严格规范的药物治疗后效果欠佳，且患者出现关节畸形，严重影响关节功能的情况，可考虑手术治疗。手术治疗具有矫正畸形、恢复关节功能作用。需要强调的是，手术的同时必须配合药物治疗。外科治疗的范围从腕管综合征的松解术、肌腱撕裂后修补术至滑膜切除及关节置换术。

6. 中医治疗

该疾病的中医治疗暂无循证医学证据支持，但一些中医治疗方法或药物可缓解症状，建议到正规医疗机构，在医师指导下治疗。

五、预防

（1）加强锻炼，增强身体素质。
（2）避免受风、受潮、受寒。
（3）注意劳逸结合。
（4）保持精神愉快。
（5）预防和控制感染。

1. 播放《类风湿关节炎的危害》教学视频。
2. 解析什么是类风湿关节炎。
3. 写出 3 种常用类风湿关节炎治疗药物的药名、成分和功效（包括西药和中成药）。
4. 上网查找 3 个市场份额较高的类风湿关节炎治疗药物，指出其商品名、通用名、价格、适应证、生产厂家，比较其特点。
5. 案例分析
（1）病例描述　女性，45 岁，工人，患者 2 年前无明显诱因情况下出现四肢关节疼痛、肿胀，压痛明显。近 10 余天来症状加重，晨起自觉双手、双腕关节僵硬无力，活动受限，持续约半小时后好转。
（2）病例分析。
（3）制订推荐用药方案并写出用药理由和机理。
（4）模拟情景对话。
6. 随堂测验实训效果。

项目10

神经系统疾病用药指导 ‹‹‹‹‹‹‹

任务 1　神经系统

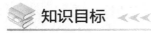 知识目标 ‹‹‹

熟悉神经系统医学基础知识。

一、神经系统概述

神经系统（nervous system）是机体内起主导作用的系统。内、外环境的各种信息，由感受器接受后，通过周围神经传递到脑和脊髓的各级中枢进行整合，再经周围神经控制和调节机体各系统器官的活动，以维持机体与内、外界环境的相对平衡。

人体各器官、系统的功能都是直接或间接处于神经系统的调节控制之下，神经系统是人体内起主导作用的调节系统。人体是一个复杂的机体，各器官、系统的功能不是孤立的，它们之间互相联系、互相制约。同时，人体生活在经常变化的环境中，环境的变化随时影响着体内的各种功能。这就需要对体内各种功能不断作出迅速而完善的调节，使机体适应内外环境的变化。实现这一调节功能的系统主要就是神经系统。

二、神经系统的基本结构

神经系统是由神经细胞（神经元）和神经胶质所组成，人体有数以亿计的神经元。

1. 神经元（神经细胞）

神经元（neuron）是一种高度特化的细胞，是神经系统的基本结构和功能单位，它具有感受刺激和传导兴奋的功能。神经元由胞体和突起两部分构成。胞体的中央有细胞核，核的周围为细胞质，胞质内除有一般细胞所具有的细胞器如线粒体、内质网等外，还含有特有的神经原纤维及尼氏体。神经元的突起根据形状和机能又分为树突（dendrite）和轴突（axon）。树突较短但分支较多，它接受冲动，并将冲动传至细胞体，各类神经元树突的数目多少不等，形态各异。每个神经元只发出一条轴突，长短不一，胞体发生的冲动则沿轴突传出。

根据突起的数目，可将神经元从形态上分为假单极神经元、双极神经元和多极神经元三大类。根据神经元的功能，可分为感觉神经元、运动神经元和联络神经元。感觉神经元又称传入神经元，一般位于外周的感觉神经节内，为假单极或双极神经元，感觉神经元的周围突接受内外界环境的各种刺激，经胞体和中枢突将冲动传至中枢；运动神经元又名传出神经元，一般位于脑、脊髓的运动核内或周围的自主神经节内，为多极神经元，它将冲动从中枢传至肌肉或腺体等效应器；联络神经元又称中间神经元，是位于感觉和运动神经元之间的神经元，起联络、整合等作用，为多极神经元。

2. 神经纤维

神经元较长的突起（主要为轴突）及套在外面的鞘状结构，称为神经纤维（nerve-fibers）。在中枢神经系统内的鞘状结构由少突胶质细胞构成，在周围神经系统内的鞘状结构则是由神经膜细胞（也称施万细胞）构成。神经纤维末端的细小分支叫神经末梢。

3. 突触

神经元间的联系方式是互相接触，而不是细胞质的互相沟通。该接触部位的结构特化称为突触（synapse），通常是一个神经元的轴突与另一个神经元的树突或胞体借突触发生机能上的联系，神经冲动由一个神经元通过突触传递到另一个神经元。长而分支少的是轴突，短而呈树枝状分支的是树突。

4. 神经胶质

神经胶质（neuroglia）的数目是神经元的 $10\sim50$ 倍，突起无树突、轴突之分，胞体较小，胞浆中无神经原纤维和尼氏体，不具有传导冲动的功能。神经胶质对神经元起着支持、绝缘、营养和保护等作用，并参与构成血脑屏障。

5. 神经节

是神经元胞体在周围的集中部位，外面为结缔组织所包绕，并与一定的神经相联系。根据节内神经元的功能又可分为感觉性神经节和植物性神经节。感觉性神经节为感觉神经元胞体的聚集地，例如脊神经后根节、三叉神经半月节等。植物性神经节由交感或副交感神经的节后神经元胞体集中所形成。神经（nerve）是在周围神经系，由神经纤维集聚并被结缔组织包绕而形成的条索状结构。

三、神经系统的功能

（1）神经系统调节和控制其他各系统的功能活动，使机体成为一个完整的统一体。

（2）神经系统通过调整机体功能活动，使机体适应不断变化的外界环境，维持机体与外界环境的平衡。

（3）人类在长期的进化发展过程中，神经系统特别是大脑皮质得到了高度的发展，产生了语言和思维，人类不仅能被动地适应外界环境的变化，而且能主动地认识客观世界，改造客观世界，使自然界为人类服务，这是人类神经系统最重要的特点。

四、神经系统的活动方式

神经系统的功能活动十分复杂，但其基本活动方式是反射（reflex）。反射是神经系统内、外环境的刺激所作出的反应。

反射活动的形态基础是反射弧（reflex-arc）。反射弧的基本组成为感受器→传入神经元

（感觉神经元）→中枢→传出神经元（运动神经元）→效应器（肌肉、腺体）五个部分。反射弧必须完整，缺一不可。只有在反射弧完整的情况下，反射才能完成。反射弧中任何一个环节发生障碍，反射活动将减弱或消失。脊髓能完成一些基本的反射活动。

五、神经系统的区分

1. 中枢神经系统

（1）大脑（brain）　是中枢神经系统的头端膨大部分，位于颅腔内。人脑可分为端脑、间脑、中脑、脑桥、小脑和延髓六个部分。通常把中脑、脑桥和延髓合称为脑干，延髓向下经枕骨大孔连接脊髓。脑的内腔称为腔室，内含脑脊髓液。端脑包括左、右大脑半球。每个半球表层为灰质所覆叫大脑皮质。人类的大脑皮质在长期的进化过程中高度发展，它不仅是人类各种机能活动的高级中枢，也是人类思维和意识活动的物质基础。

（2）脊髓（spinal cord）　呈前后扁的圆柱体，位于椎管内，上端在平齐枕骨大孔处与延髓相续，下端终于第 1 腰椎下缘水平。脊髓前、后面的两侧发出许多条细的神经纤维束，叫作根丝。一定范围的根丝向外方集中成束，形成脊神经的前根和后根。前、后根在椎间孔处合并形成脊神经。脊髓以每对脊神经根根丝的出入范围为准，划分为 31 个节段，即颈髓8 节（C1～8）、胸髓 12 节（T1～12）、腰髓 5 节（L1～5）、尾髓 1 节（Co1）。

2. 周围神经系统（外周神经系统）

（1）躯体神经系统　又称为动物神经系统，含有躯体感觉和躯体运动神经，主要分布于皮肤和运动系统（骨、骨连结和骨骼肌），管理皮肤的感觉和运动器的感觉及运动。

（2）内脏神经系统　又称自主神经系统，主要分布于内脏、心血管和腺体，管理它们的感觉和运动。含有内脏感觉（传入）神经和内脏运动（传出）神经，内脏运动神经又根据其功能分为交感神经和副交感神经。

任务 2　抑郁症的用药指导

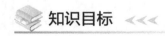

知识目标 ‹‹‹

1. 掌握抑郁症的分类及病因。
2. 掌握抑郁症治疗用药及用药机理。

技能目标 ‹‹‹

1. 能分析判断患者抑郁症的类型。
2. 能熟练运用抑郁症的专业知识指导患者用药。

一、疾病概述

抑郁症是躁狂抑郁症的一种发作形式，又称抑郁障碍。以情感低落、思维迟缓以及言语动作减少、迟缓为典型症状。该病严重影响和困扰患者的工作、学习和生活，给社会和家庭带来沉重的负担。临床可见心境低落与其处境不相称，情绪的消沉可以从闷闷不乐到悲痛欲绝，自卑抑郁，甚至悲观厌世，可有自杀企图或行为，甚至发生木僵，部分病例有明显的焦虑和运动性激越，严重者可出现幻觉、妄想等精神病性症状。每次发作持续至少2周以上，长者甚或数年，多数病例有反复发作的倾向，每次发作大多数可以缓解，部分可有残留症状或转为慢性。世界卫生组织、世界银行和哈佛大学的一项联合研究表明，抑郁症已经成为中国疾病负担的第二大病。

二、疾病类型

1. 原发性/继发性

原发性是指既往健康或曾患有过躁狂-抑郁性精神病的抑郁状态。继发性是指大脑与躯体疾病、酒瘾与药源性等所有可查出的继发性原因。

2. 内源性/反应性

内源性抑郁是指来自内部的，即有懒、呆、变、忧、虑"五征"（大脑生物胺相对或绝对不足）。主要根据两个临床表现，即躯体特征性症状（早醒、食欲下降、体重减轻等）和病程的自主性，一旦发病，环境因素不再对疾病起重要作用。内源性抑郁症目前在医学上理解为是一个综合征，表现为抑郁心境、兴趣丧失、食欲下降、体重减轻、早醒以及情感的昼夜变化。它可能存在着某些生物学上的变化，受某些因素诱发，但病情呈自主性，病前有稳定的性格，需要积极地治疗，电休克、抗抑郁剂治疗有良好的效果。反应性是指抑郁情绪由外界的因素引起，在疾病的发展过程中环境因素始终起重要的作用。

3. 精神病性/神经症性

精神病性抑郁是指患者除有典型的抑郁症状外还伴有片段的或短暂的幻觉、妄想（妄想抑郁）或木僵（抑郁性木僵）。神经症性抑郁则不伴有重性精神病性症状。

4. 儿童抑郁症

儿童抑郁症是指发生在儿童时期持续的心境不愉快，以抑郁情绪障碍为主要特征的精神疾病。儿童抑郁症女孩多于男孩。

5. 更年期/老年期

这是以年龄阶段来划分的一组抑郁症。更年期抑郁症是指抑郁首次发作于更年期，不是任何其他因素引起。老年期抑郁症是指首次发病于老年期（65岁以上），以抑郁心境为基础，以焦虑症状为突出临床表现，有较多的躯体等不适主诉，病程长，预后差。

6. 隐匿性抑郁症

是一组不典型的抑郁症候群，临床上常称之为抑郁等位症。抑郁情绪并不明显，且常被持续出现的多种躯体不适和自主神经功能紊乱症状，如头痛、头晕、心悸、胸闷、气短、四肢麻木等现象所掩盖。

7. 季节性情感障碍

这是一类与季节变化关系密切的特殊的抑郁症。一般在秋末冬初发病，没有明显的心理社会应激因素，表现为心境持久低落，情绪忧郁，常伴有疲乏无力、头疼、喜欢觅食碳水化合物、体重增加。在春夏季自然缓解，至少连续两年以上秋冬季反复发作即可诊断，强光照射治疗有效。多见于女性。

8. 青少年抑郁症

会导致学生产生学习困难，注意力涣散，记忆力下降，成绩全面下降或突然下降，厌学、恐学、逃学或拒学，甚至悲观厌世而自杀。

9. 产后抑郁症

其特征是对自己的婴儿产生强烈内疚、自卑、痛恨、恐惧或厌恶孩子的反常心理。哭泣、失眠、吃不下东西、忧郁，是这类抑郁症患者的常见症状。

10. 白领抑郁症

患有抑郁症的青年男女神经内分泌系统紊乱，正常的生理周期也被打乱，症状多种多样，除了精神压抑、情绪低落、无所事事、爱生闷气、思虑过度、失眠、多梦、头昏、健忘等主要的精神症状外，厌食、恶心、呕吐、腹胀等消化吸收功能失调症状，月经不调、经期腹痛等妇科症状也不少见。

三、病因

迄今，抑郁症的病因并不非常清楚，但可以肯定的是，生物、心理与社会环境诸多方面因素参与了抑郁症的发病过程。

1. 生理因素

（1）遗传因素　如果直系亲属中，曾有过多人患有抑郁症的病史，那么自己患病的概率就会比较高。且遗传因素在心境障碍（包括抑郁、双向障碍）的发病因素中占有非常重要的地位。

（2）神经生化因素　有一些研究初步证实了抑郁症的发作与神经递质代谢异常和受体功能的改变有关。目前 5-羟色胺（血清素）假说比较常见，它是一种可以让人产生愉悦感的神经递质，5-羟色胺水平低的人，就更容易出现抑郁、冲动行为、暴力和攻击行为。许多抗抑郁药都是通过提高脑内 5-羟色胺水平来改善抑郁情绪的。

（3）脑电生理及神经影像变化　通过睡眠脑电监测、脑电图研究、CT 研究，确实发现抑郁症患者的睡眠时间变短、觉醒次数变多，甚至一些患者出现大脑的一些区域萎缩（例如海马、杏仁核等）。但这种病理改变通过持续服用抗抑郁药物，是可逆的。

2. 心理因素

性格比较内向的人，生活压力过大无法排解的人，高强度的脑力劳动者，长期的负面思维，长期不愉快的情感体验，都是抑郁症易感的原因。

3. 社会因素

负性生活事件的发生，与抑郁发作的关系是比较密切的。常见的负性生活事件有：丧偶、婚姻不和谐甚至离婚、失业、严重的躯体疾病、家庭成员重病或病故等。

四、症状

1. 情绪症状

情绪症状是抑郁症最显著、最普遍的症状。抑郁症病人的情绪症状主要包括两个方面：抑郁心情和兴趣的消失。抑郁症病人的生活中，似乎充满了无助和绝望。抑郁症患者往往体会不到生活的乐趣。过去感兴趣的事物，喜欢参加的活动，现在一点也引不起他们的兴趣。

2. 认知症状

主要体现在无端地自罪自责，夸大自己的缺点，缩小自己的优点，表现了一种认知上的不合逻辑性和不切实际性。抑郁症患者对自己的评价总是消极的。一旦有挫折发生，抑郁症患者就会把全部责任归咎于他们自己。某些极度抑郁的患者，甚至相信他们应该为世上的不公正和不平等现象负责，他们应该为自己的"罪恶"而受到惩罚。

3. 动机症状

抑郁症病人的动机症状体现在做任何事情都缺乏动力。他们要开始做任何事情都是一件极其困难的事，需要作巨大的自我斗争。

4. 躯体症状

隐藏得最深的是抑郁症的躯体症状。随着抑郁症状的发展，一切生物的、心理的快感都遗失殆尽。抑郁症病人的胃口常常不佳，睡眠也出现各种问题，而各种躯体症状的出现，往往会削弱病人对躯体疾病的抵抗力。

五、治疗

1. 药物治疗

抑郁症的物质基础与大脑中的神经递质有关。神经递质是从一个神经细胞向另一个神经细胞传递信息的化学物质。神经细胞彼此并不互相接触，它们之间存在很小的间隙，称为突触。当一个神经冲动传递的时候，传出信息的神经细胞释放出少量的神经递质，这些神经递质把信号传递给下一个神经细胞，如此传遍全身。一个神经传过突触后，一些特殊的酶就会将神经递质清除，以便下一个神经冲动能够传递。抑郁症与一些特定的神经递质的含量过低有密切的关系，抗抑郁药通过干扰那些清除神经递质的酶的作用来提高这些神经递质的含量，这个过程称为重吸收抑制。

（1）单胺氧化酶抑制剂 单胺氧化酶抑制剂（monoamine oxidase inhibitor，MAOI）是最早发现的抗抑郁剂，一度广泛应用于精神科。典型药物有苯乙肼、异卡波肼、异丙肼、苯环丙胺、吗氯贝胺、溴法罗明、尼亚拉胺、托洛沙酮、德弗罗沙酮等。

（2）三环类抗抑郁药 该药阻断了去甲肾上腺素（NA）能和5-羟色胺（5-HT）能神经末梢对NA和5-HT的再摄取，增加了突触间隙单胺类递质的浓度，临床上表现为抑郁症状的改善。典型药物有丙咪嗪、阿米替林、多虑平和氯丙咪嗪等。

（3）四环类抗抑郁药 四环类抗抑郁药物有米安色林、马普替林等，其作用机制与三环类相似，区别是对5-羟色胺和去钾肾上腺素有相对选择性，所以不良反应比较少一些。

（4）选择性5-羟色胺再摄取抑制剂（SSRI） 代表药物氟西汀、帕罗西汀、舍曲林、氟伏沙明、西酞普兰和艾司西酞普兰等。

（5）5-羟色胺和去甲肾上腺素再摄取抑制剂（SNRI） 代表药物文拉法辛和度洛西汀等。

（6）去甲肾上腺素能和特异性5-羟色胺能抗抑郁药（NaSSA） 代表药物米氮平等。

（7）5-HT受体拮抗与再摄取抑制剂（SARI） 代表药物有曲唑酮、奈法唑酮等。

（8）NA突触前转运抑制剂 可选择性抑制去甲肾上腺素的突触前转运，增强去甲肾上腺素功能，代表药物有托莫西汀等。

2. 物理治疗

各种原因不适合服用抗抑郁药或疗效不佳的患者可以接受一些物理治疗，如电针治疗，针刺选择印堂、百汇穴，以类似脑电α波频率的低压电流刺激局部穴位，临床对照研究证实电针治疗对抑郁症患者与抗抑郁药阿米替林和氟西汀的疗效类似。重复经颅磁刺激治疗也是近十年来在国外使用较多的物理治疗，它是给放置于颅骨外的线圈通电后产生垂直磁场透入颅骨达到大脑皮层，调整皮层的功能，对于抑郁症也有肯定的疗效。对于症状特别严重的难治性患者，尤其是有严重自杀观念和有过自杀行为的患者还可以接受电休克治疗。目前较多使用的电休克治疗是经过改良的无抽搐电休克治疗，使用麻醉和肌肉松弛剂安全性高，治疗过程没什么痛苦，而且疗效相当肯定。

3. 心理治疗

认知疗法作为临床治疗抑郁症的手段，其系统性应用和科学评估起源于阿尔伯特·埃利斯博士和亚伦·贝克博士的创新性研究成果。认知疗法是一种易学易用的速效型情绪调节方法。它不仅可以消除抑郁症状，而且还能让患者在心理上成熟起来。这样，在未来的日子里，患者就可以消除抑郁情绪，并能在抑郁袭来时予以有力的反击。认知疗法是一种简单有效的情绪控制方法，它可以帮助患者：快速改善症状；了解自己；自我控制；预防抑郁。

实训项目

1. 播放相关教学视频。

2. 解析什么是抑郁症。

3. 写出 3 种常用抑郁症治疗药物的药名、成分和功效（包括西药和中成药）。

4. 上网查找 3 个市场份额较高的抑郁症治疗药物，指出其商品名、通用名、价格、适应证、生产厂家，比较其特点。

5. 案例分析

（1）病例描述　男，60 岁。患者于 10 年前开始出现头昏、头重，多次在当地医院按脑供血不足治疗，症状时好时坏。近期患者头昏加重，自觉头脑不清醒，情绪低落、疲倦乏力、精力不足，兴趣减退、厌恶交际，精神容易紧张、脾气暴躁，入睡困难、多梦易醒、早醒，耳鸣，注意力不集中、记忆力减退，今医生诊断为抑郁症。

（2）病例分析。

（3）制订推荐用药方案并写出用药理由和机理。

（4）模拟情景对话。

6. 随堂测验实训效果。

任务 3　失眠的用药指导

 知识目标 ◀◀◀

1. 掌握失眠的分类及病因。

2. 掌握失眠的治疗用药及用药机理。

技能目标 ◀◀◀

1. 能分析判断患者失眠的类型。
2. 能熟练运用失眠的专业知识指导患者用药。

一、疾病概述

睡眠是高等脊椎动物周期性出现的一种自发的和可逆的静息状态，表现为机体对外界刺激的反应性降低和意识的暂时中断。人的一生大约有 1/3 的时间是在睡眠中度过的。当人们处于睡眠状态中时，可以使人们的大脑和身体得到休息、休整和恢复，适量的睡眠有助于人们日常的工作和学习。科学提高睡眠质量，是人们正常工作、学习、生活的保障。

失眠（insomnia）是一种常见的睡眠障碍，是指尽管有适当的睡眠机会和睡眠环境，却无法入睡或无法保持睡眠状态，导致睡眠不足，且影响日间社会功能的一种主观体验，又称入睡和维持睡眠障碍（DIMS）。

祖国医学又称其为"不寐""不得眠""不得卧""目不瞑"，是以经常不能获得正常睡眠为特征的一种病证，为各种原因引起的入睡困难、睡眠深度或频度过短（浅睡性失眠）、早醒及睡眠时间不足或质量差等。适当服用催眠药是解决失眠问题的成功方法。避免失眠还应少喝妨碍睡眠的咖啡和茶，同时也要少喝酒。

二、疾病类型

（一）中医角度

1. 肝郁化火

多由恼怒烦闷而生，表现为少寐、急躁易怒、目赤口苦、大便干结、舌红苔黄、脉弦而数。

2. 痰热内扰

常由饮食不节，暴饮暴食、恣食肥甘生冷或嗜酒成癖，导致肠胃受热，痰热上扰。表现为不寐、头重、胸闷、心烦、嗳气、吞酸、不思饮食，苔黄腻，脉滑数。

3. 阴虚火旺

多因体虚精亏，纵欲过度，遗精，使肾阴耗竭，心火独亢，表现为心烦不寐、五心烦热、耳鸣健忘，舌红，脉细数。

4. 心脾两虚

由于年迈体虚、劳心伤神或久病大病之后，引起气虚血亏，表现为多梦易醒、头晕目眩、神疲乏力、面黄色少华，舌淡苔薄，脉细弱。

5. 心胆气虚

由于突然受惊，或耳闻巨响，目睹异物，或涉险临危，表现为噩梦惊扰、夜寐易醒、胆怯心悸、遇事易惊，舌淡，脉细弦。

（二）从时间上分

1. 短暂性失眠（小于一周）

大部分人在遇到压力、刺激、兴奋、焦虑时，生病时，至高海拔的地方，或者睡眠规律改变时（如时差、轮班的工作等）都会有短暂性失眠障碍。这类失眠一般会随着事件的消失或时间的拉长而改善，但是短暂性失眠如果处理不当则部分人会导致慢性失眠。

短暂性失眠主要治疗原则为间歇性使用低剂量镇静安眠药或其他可助眠之药物如抗抑郁剂和好的睡眠卫生习惯。

2. 短期性失眠（一周至一个月）

严重或持续性压力，如重大身体疾病或开刀、亲朋好友的过世，严重的家庭、工作或人际关系问题等可能会导致短期性失眠。这种失眠与压力有明显的相关性。

治疗原则为短期使用低量之镇静安眠药或其他可助眠之药物如抗抑郁剂和行为治疗（如肌肉放松法等）。短期性失眠如果处理不适当也会导致慢性失眠。

3. 长期失眠（大于一个月）

慢性失眠，亦可维持数年之久，有些人面对压力（甚至仅仅为正常压力）时就会失眠，就像有的人容易得慢性胃炎或偏头疼一样，已经形成了一种对压力的习惯性模式。

（1）原发性失眠　通常缺少明确病因，或在排除可能引起失眠的病因后仍遗留失眠症状，主要包括心理生理性失眠、特发性失眠和主观性失眠 3 种类型。原发性失眠的诊断缺乏特异性指标，主要是一种排除性诊断。当可能引起失眠的病因被排除或治愈以后，仍遗留失眠症状时即可考虑为原发性失眠。心理生理性失眠在临床上发现其病因都可以溯源为某一个或长期事件对患者大脑边缘系统功能稳定性的影响，边缘系统功能的稳定性失衡最终导致了大脑睡眠功能的紊乱，发生失眠。

（2）继发性失眠　由疼痛、咳嗽、呼吸困难、夜尿多、心绞痛和其他的躯体疲劳和症状引起的失眠。许多新陈代谢疾病可以引起睡眠结构的改变，干扰正常的睡眠。

包括由于躯体疾病、精神障碍、药物滥用等引起的失眠，以及与睡眠呼吸紊乱、睡眠运动障碍等相关的失眠。失眠常与其他疾病同时发生，有时很难确定这些疾病与失眠之间的因果关系，故近年来提出共病性失眠的概念，用以描述那些同时伴随其他疾病的失眠。

三、病因

1. 诱发因素

失眠的诱发因素很多，包括心理、生理、环境、药物、生活行为、个性、精神及全身疾病等。

2. 心理因素

生活中发生重大事件，导致情绪激动、情绪不安，或是持续的精神紧张，都有可能导致失眠。过度关注睡眠问题而产生的焦虑不仅会加重失眠，还会造成失眠持续存在。

3. 生理因素

年龄、性别、饥饿、过饱、疲劳，女性激素水平变化等生理因素也是失眠诱发因素。例如月经周期和绝经期的影响，在更年期期间，夜间出汗和潮热常常会影响睡眠，在怀孕期间也会常常会出现失眠。

4. 环境因素

睡眠环境的突然改变、强光、噪声等都有可能影响睡眠。

5. 药物因素

某些药物（如甲状腺素、阿托品等）会导致人体兴奋，干扰睡眠。

6. 生活行为因素

喝茶、喝咖啡、吸烟和饮酒，睡前看电视玩手机、入睡时间不规律、熬夜工作都可能扰乱正常作息，造成失眠。

7. 个性特征因素

过于细致的个性特征（如对健康要求过高、过分关注，追求完美，凡事习惯往坏处想等），在失眠的发生中也有一定作用。

8. 精神疾病

焦虑症、抑郁症、双相障碍及精神分裂症等精神疾病也常会出现失眠。

9. 其他全身疾病

因身体疾病造成的失眠：心脏病、肾病、哮喘、溃疡病、关节炎、骨关节病、肠胃病、高血压、睡眠呼吸暂停综合征、甲状腺功能亢进、夜间肌阵挛综合征、脑疾病等。

四、症状

失眠主要表现为入睡困难、睡眠维持困难（如易醒、早醒）等，并且影响白天的正常工作、学习和生活。

1. 典型症状

对睡眠质量不满意，上床后翻来覆去睡不着，往往需要躺 30 分钟甚至更久才能入睡；夜里醒来好几次，多在 2 次以上，醒来之后很难再入睡；早上醒得早，比正常起床时间早醒 30 分钟以上；总睡眠时间不足 6.5 小时；睡眠质量下降，醒来仍然感到困倦，感觉精力没有恢复。

2. 白天正常活动受到影响

白天精神状态不佳，感到困倦、疲劳，想睡觉；工作和学习时，难以集中精力，犯错次数增加，记忆力下降；情绪上，感到紧张、不安、出现情绪低落或容易烦躁、发怒；社交、家务、职业或学习受影响等。

五、治疗

明确病因是治疗失眠的关键，治疗上强调综合治疗，主要通过睡眠卫生教育、心理治疗［失眠的认知行为治疗（CBT-I）］、物理治疗、药物治疗、中医治疗等，达到改善睡眠质量、增加有效睡眠时间、恢复白天正常工作生活的目的。

（一）急性期治疗

短期失眠，既往称为"急性失眠"，首先应该找到失眠的原因，积极地消除病因，并防止急性失眠向慢性失眠转化。

（二）心理治疗［认知行为治疗（CBT-I）］

认知行为治疗是认知治疗与行为治疗的联合形式，临床实践已证明 CBT-I 有短期和持续的疗效，它比单成分治疗更有效，比药物治疗疗效更持久，适合各年龄段人群，普遍认可为慢性失眠一线治疗方法。

在认知上，调整对失眠的态度，不过分关注睡眠，不强迫自己入睡，不把问题都归咎于失眠。在行为上，通过专业的放松训练与助眠行为干预失眠，如：没有睡意不上床；不在床上做与睡眠无关的事情，如看电视、玩手机；白天午睡不超过半小时，或者避免午睡；减少卧床的时间。

（三）睡眠卫生教育

保持规律的作息时间，规律进餐，睡前不要过饱或空腹，睡前避免喝茶、喝咖啡、饮酒和吸烟，睡前 3～4 小时避免剧烈运动。

（四）药物治疗

失眠的治疗药物主要包括苯二氮䓬类受体激动剂、非苯二氮䓬类受体激动剂、褪黑素受体激动剂、食欲素受体拮抗剂和具有催眠效应的抗抑郁药物等。需要注意，睡眠药物应在医生指导下使用。

1. 苯二氮䓬类受体激动剂

苯二氮䓬类（benzodiazepines）多为 1，4-苯并二氮䓬的衍生物。临床常用的有 20 余种。虽然它们结构相似，但不同衍生物之间，抗焦虑、镇静催眠、抗惊厥、肌肉松弛和安定作用则各有侧重。用于镇静催眠的衍生物，包括地西泮（安定）、氟西泮（氟安定）、氯氮䓬、奥沙西泮和三唑仑。该类药物为苯二氮䓬受体激动剂，可引起中枢神经系统不同部位的抑制。

作用机制：通过动物实验发现，在中枢神经系统，主要在大脑皮层中有特殊的苯二氮䓬受体存在。苯二氮䓬受体是 GABA 受体-氯离子通路复合物的一个膜内成分。当 GABA 受体激动时，Cl^- 通道开放的数目增多，Cl^- 进入细胞内数量增加，产生超极化而引起抑制性突触后电位，减少中枢内某些重要神经元的放电，引起中枢神经系统的抑制作用。当苯二氮䓬药物占据苯二氮䓬受体时，则 GABA 更容易打开 Cl^- 通道，导致镇静、催眠、抗焦虑、抗惊厥和中枢性肌松等药理作用。

2. 非苯二氮䓬类受体激动剂

典型药物如唑吡坦，是新一代的催眠药，它虽然不像苯二氮杂类药物那样对 GABA 受体有高度的亲和力，但其仍有高度的选择性，并在受体上有特殊的结合位点，调节氯离子的通道，所以药理作用特点与苯二氮䓬类药物不同。它的半衰期只有 2.5 小时，作用维持 1.6 小时，而且停药后没有反弹作用，由于副作用小，对呼吸无抑制作用。

3. 褪黑素受体激动剂

褪黑素（又称为褪黑激素、美拉酮宁、抑黑素、松果腺素）是由哺乳动物和人类的松果体产生的一种胺类激素，能够使一种产生黑色素的细胞发亮，因而命名为褪黑素。它存在于从藻类到人类等众多生物中，含量水平随每天的时间变化。它能缩短睡前觉醒时间和入睡时间，改善睡眠质量，睡眠中觉醒次数明显减少，浅睡阶段短，深睡阶段延长，次日早晨唤醒阈值下降。有较强的调整时差功能。

抗抑郁药阿戈美拉汀是首个褪黑素受体激动剂，同时拮抗 5-HT2C 受体。该药对睡眠具有正向时相调整作用，诱导睡眠时相提前，针对抑郁伴发失眠症状疗效突出，显著改善睡眠连续性及质量，反而是其抗抑郁焦虑效应一度受到质疑。

典型药物还有雷美替胺（Ramelteon），其与褪黑激素 MT1 和 MT2 受体有较高的亲和力，对 MT1 和 MT2 受体呈特异性完全激动作用，而不与 MT3 受体作用。此外，它不与 GABA 受体复合物等神经递质受体结合，在一定的范围内也不干扰多数酶的活性，因此，能避免与 GABA 药物相关的注意力分散（可能导致车祸、跌倒骨折等）以及药物成瘾和依赖性。其主要代谢物 M-Ⅱ 的总量是母体的 20～100 倍，但活性较低，与 MT1 和 MT2 受体的亲和力分别约为母体的 1/5 和 1/10。与原形药物相比，其药理活性降低约 17～25 倍，本品其他代谢物无活性。可有效缩短一般失眠群体的入睡潜伏期（10.1 分钟），已获 FDA 批准治疗入睡障碍性失眠。

4. 食欲素受体拮抗剂

食欲素（Orexin）是由下丘脑分泌的一种饥饿调控信号，因其强烈的促食欲作用而得名。食欲素 A（Orexin A）和食欲素 B（Orexin B）是一种神经肽类物质，均作用于 G 蛋白偶联受体食欲素受体 OX1R 和食欲素受体 OX2R。其中，OX1R 与食欲素 A 的结合能力强于食欲素

B，而OX2R与食欲素A和食欲素B的结合能力相当。随后就有研究发现患有发作性嗜睡病的犬类是由于其表达为OX2R的基因发生了突变，进而导致OX2R的功能紊乱。这一研究表明食欲素（Orexin）不但影响机体的摄食行为，还参与了睡眠-觉醒周期的调节。自此，研究者对失眠症（insomnia）的病因有了新的认识，即失眠症（insomnia）还可能是由于不恰当觉醒造成的。

食欲素受体拮抗剂通过竞争性结合2种亚型的食欲素受体（食欲素受体1和受体2）抑制食欲素。在失眠障碍个体中，调节睡眠和觉醒的食欲素系统可能不能正常发挥功能。食欲素受体拮抗剂通过干扰食欲素能神经传递，有目的地促进睡眠的启动和维持。

5. 抗抑郁药物

部分抗抑郁药具有镇静作用，在失眠伴随抑郁、焦虑心境时应用较为有效。

（1）三环类抗抑郁药　小剂量多塞平（3～6毫克/天）可改善成年和老年慢性失眠患者的睡眠状况，近年已作为治疗失眠的推荐药物之一。阿米替林可同时减少慢波睡眠和快速眼动睡眠，不良反应多，老年患者和心功能不全患者慎用，不作为首选药物。

（2）曲唑酮　小剂量曲唑酮（25～150毫克/天）具有镇静催眠效果，可改善入睡困难，增强睡眠连续性，可用于治疗失眠和催眠药物停药后的失眠反弹。

（3）米氮平　小剂量米氮平（3.75～15毫克/天）可缓解失眠症状，适合睡眠表浅和早醒的失眠患者。

（4）选择性5-羟色胺再摄取抑制剂　虽无明确催眠作用，但可通过治疗抑郁和焦虑障碍改善失眠症状。可能增加周期性肢体运动，可加重某些患者的失眠症状，故一般建议在白天服用。

（5）5-HT及NE再摄取抑制剂　可通过治疗抑郁和焦虑障碍改善失眠症状，更适用于疼痛伴随失眠的患者。

治疗失眠的各类典型药物见表10-1。

表10-1　治疗失眠的各类典型药物

类别	代表药物	不良反应	注意事项
苯二氮䓬类（BZD）	艾司唑仑、氟西泮、夸西泮、替马西泮和三唑仑、阿普唑仑、劳拉西泮和地西泮	日间困倦、头昏，肌张力减低、跌倒、认知功能减退等"宿醉"现象。持续使用BZD后，在停药时可能会出现戒断症状和反跳性失眠	肝肾功能损害、重症肌无力、中重度阻塞性睡眠呼吸暂停综合征以及重度通气功能障碍患者禁用BZD
非苯二氮䓬类	唑吡坦、右佐匹克隆和佐匹克隆	产生药物依赖的风险较传统BZD低。唑吡坦：共济失调，精神紊乱。佐匹克隆：嗜睡，精神错乱、酒醉感、戒断现象	有可能会在突然停药后发生一过性的失眠反弹；肌无力、呼吸功能不全、睡眠呼吸暂停综合征禁用佐匹克隆、唑吡坦
褪黑素受体激动剂	雷美替胺、阿戈美拉汀	疲乏、头晕、恶心、呕吐、失眠恶化、幻觉	没有药物依赖性，也不会产生戒断症状。雷美替胺禁与氟伏沙明联用
食欲素受体拮抗剂	苏沃雷生	残余的镇静作用	发作性睡病禁用
抗抑郁药	多塞平；米氮平；氟伏沙明；曲唑酮	口干、便秘、直立性低血压	适用于焦虑/抑郁伴失眠的患者；多塞平用于老年人剂量减半

（五）中医药物治疗

中医以辨证论治为基础，由医生面诊后选择对应的方药或中成药。

（六）中医针灸治疗

不同分类对应不同的针灸方法，需要由专业中医师制订治疗方案并执行。比如中药李氏灵坤膏，采用的是穴位针对性疗法，是结合了针灸与药物的原理，药贴内含医用磁粉和纯中药提取物，可调节机体紊乱，使之趋于正常。有良好的辅助睡眠作用和补中、益精、强意志等功效，可以调理内分泌失调、疏肝解郁等，具有理想的康复疗效。

（七）其他治疗

重复经颅磁刺激（rTMS）、经颅电刺激、静电刺激等，这些疗法应当在医生的指导下使用。还有光照疗法、运动疗法等。

六、科学睡眠四要素

1. 睡眠的用具

床的硬度宜适中，过硬的床会使人因受其刺激而不得不时常翻身，难以安睡，睡后周身酸痛；枕高一般以睡者的一肩（约 10 厘米）为宜，过低易造成颈椎生理骨刺。

2. 睡眠的姿势

有心脏疾患的人，最好多右侧卧，以免造成心脏受压而增加发病概率；脑部因血压高而疼痛者，应适当垫高枕位；肺系病人除垫高枕外，还要经常改换睡侧，以利痰涎排出；胃见胀满和肝胆系统疾病者，以右侧位睡眠为宜；四肢有疼痛处者，应力避压迫痛处而卧。总之，选择舒适、有利于病情的睡位，有助于安睡。

3. 睡眠的时间

睡眠时间一般应维持 7～8 小时，但不一定强求，应视个体差异而定。入睡快而睡眠深、一般无梦或少梦者，睡上 6 小时即可完全恢复精力；入睡慢而浅睡眠多、常多梦噩梦者，即使睡上 10 小时，仍难精神清爽，应通过各种治疗，来获得有效睡眠，单纯延长睡眠时间对身体有害。由于每个人有不同的生理节奏，在睡眠早晚的安排上要因人而异！事实上，不同生理节奏使睡眠出现两种情况，即"夜猫子"和"百灵鸟"。顺应这种生理节奏，有利于提高工作效率和生活质量，反之，则对健康不利。

4. 睡眠的环境

睡眠的好坏，与睡眠环境关系密切。在 15～24℃ 的温度中，可获得安睡。冬季关门闭窗后吸烟留下的烟雾，以及逸漏的燃烧不全的煤气，也会使人不能安睡。在发射高频电离电磁辐射源附近居住、长期睡眠不好而非自身疾病所致者，最好迁徙远处居住。

1. 播放《失眠带来的损伤》教学视频。

2. 解析什么是失眠。

3. 写出 3 种常用失眠治疗药物的药名、成分和功效（包括西药和中成药）。

4. 上网查找 3 个市场份额较高的失眠治疗药物，指出其商品名、通用名、价格、适应证、生产厂家，比较其特点。

5. 案例分析

（1）病例描述　患者，男，35 岁，是一名企业高管。责任心强，为了维持公司的正常运转，日常工作强度大，应酬多，逐渐出现身体疲惫，注意力不能集中，在企业的决策问题上不能理性地思考。特别是近一年症状明显，白天工作时注意力不集中，伴有心悸、耳鸣、烦躁易怒、入睡困难。

（2）病例分析。

（3）制订推荐用药方案并写出用药理由和机理。

（4）模拟情景对话。

6. 随堂测验实训效果。

项目11

泌尿系统疾病用药指导 ‹‹‹‹‹‹

任务 1 泌尿系统

 知识目标 ‹‹‹

熟悉泌尿系统医学基础知识。

一、泌尿系统概述

泌尿系统由肾、输尿管、肾小球、膀胱及尿道组成。其主要功能为排泄。排泄是指机体代谢过程中所产生的各种不为机体所利用或者有害的物质向体外输送的生理过程。被排出的物质一部分是营养物质的代谢产物。另一部分是衰老的细胞破坏时所形成的产物。此外，排泄物中还包括一些随食物摄入的多余物质，如多余的水和无机盐类。

二、泌尿系统的组成部分

1. 狭义
仅指肾、输尿管、膀胱、尿道。
2. 广义
（1）男性 肾、输尿管、膀胱、尿道、前列腺、输精管、睾丸、附睾等。
（2）女性 肾、输尿管、膀胱、尿道、宫颈、外阴、附件、卵巢、输卵管等。

三、肾脏

肾脏是人体的重要器官，它的基本功能是生成尿液，借以清除体内代谢产物及某些废物、毒物，同时经重吸收功能保留水分及其他有用物质，如葡萄糖、蛋白质、氨基酸、钠离子、钾离子、碳酸氢钠等，以调节水、电解质平衡及维护酸碱平衡。肾脏同时还有内分泌功能，生成肾素、促红细胞生成素、活性维生素 D_3、前列腺素、激肽等，又为机体部分内分泌激素的降解场所和肾外激素的靶器官。肾脏的这些功能，保证了机体内环境的稳定，使新陈代谢得以正常进行。

（一）肾脏内部的结构

1. 肾实质

在肾纵切面可以看到，肾实质分内外两层：外层为皮质，内层为髓质。

肾皮质位于肾实质表层，富含血管，新鲜时呈红褐色，由 100 多万个肾单位组成。每个肾单位由肾小体和肾小管所构成，部分皮质伸展至髓质锥体间，成为肾柱。

肾髓质位于肾皮质的深面，血管较少，色淡红，为 10～20 个锥体所构成。肾锥体在切面上呈三角形。锥体底部向肾凸面，尖端向肾门，锥体主要组织为集合管，锥体尖端称肾乳头，每一个乳头有 10～20 个乳头管，向肾小盏漏斗部开口。

2. 肾盂

在肾窦内有肾小盏，为漏斗形的膜状小管，围绕肾乳头。肾锥体与肾小盏相连接。每肾有 7～8 个肾小盏，相邻 2～3 个肾小盏合成一个肾大盏。每肾有 2～3 个肾大盏，肾大盏汇合成扁漏斗状的肾盂。肾盂出肾门后逐渐缩窄变细，形成输尿管。

（二）肾单位

是肾脏结构和功能的基本单位。人两侧肾约有 170 万～240 万个肾单位，每个肾单位包括肾小体和肾小管两部分。

1. 肾小体

为微小的圆球体，包括肾小球和肾小囊两部分。肾小球是一团毛细血管网，其两端分别和出、入球小动脉相连。肾小囊是肾小管盲端的凹陷部分，由单层扁平上皮构成，外层是壁层，内层是脏层。

2. 肾小管

肾小管是细长迂回的上皮性管道。通常分为三段：①第一段与肾小囊相连，称为近端小管，依其走行形态的曲直，可分为曲部和直部；②第二段称为髓袢细段，管径细，管壁薄；③第三段称为远端小管，分直部和曲部，其曲部末端与集合管相连。近端小管直部、髓袢细段与远端小管直部连接呈"U"字形，称为髓袢，又称 Henle 袢或肾单位袢。

肾单位如下图 11-1 所示。

（三）肾脏的功能

1. 排泄体内代谢产物和进入体内的有害物质

人体每时每刻都在新陈代谢，在这个过程中必然会产生一些人体不需要甚至是有害的废物，除其中一小部分由胃肠道排泄外，绝大部分由肾脏排出体外，从而维持人体的正常生理活动。此外，肾脏还能把进入体内的一些有毒物质排出体外。有些化学药品中毒会给肾脏造成损害，就是因为这些化学药品的排出要经过肾脏的缘故。如果肾脏有了病，这些对人体有害的物质的排泄受到影响，废物在体内积聚，就会引起各种病症。人们把肾脏的这种保留营养物质，排出毒素的作用形象地称作"血筛子"。

2. 通过尿的生成，维持水的平衡

这是肾脏的主要功能，血液流经肾小球时，血液中的尿酸、尿素、水、无机盐和葡萄糖等物质通过肾小球和肾小囊内壁的过滤作用，过滤到肾小囊中，形成原尿。当尿液流经肾小管时，原尿中对人体有用的全部葡萄糖、大部分水和部分无机盐，被肾小管重新吸收，回到

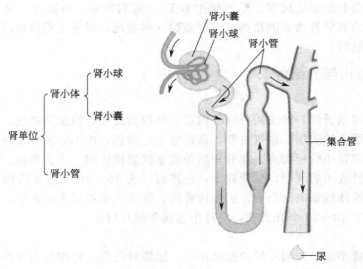

图 11-1　肾单位

肾小管周围毛细血管的血液里。原尿经过肾小管的重吸收作用，剩下的水和无机盐、尿素和尿酸等就形成了尿液。之后尿液进入肾小盂，经过肾盂的收缩进入输尿管，再经过输尿管的蠕动进入膀胱，进而再排出体外。尿中所含的排泄物为水溶性并具有非挥发性的物质和异物，种类最多，量也很大。

3. 维持体内电解质和酸碱平衡

肾脏对体内的各种离子（电解质）具有调节作用。像钠离子（Na^+）的调节特点是多吃多排、少吃少排、不吃不排；对钾离子（K^+）是多吃多排、少吃少排、不吃照排；对氯离子（Cl^-）是伴随 Na^+ 的吸收排泄，H^+、氨（NH_3）的分泌过程来完成。另外肾脏还调节磷（P^{3-}）、钙（Ca^{2+}）、镁（Mg^{2+}）等离子的平衡。这些电解质平衡对体液的渗透压稳定很重要。另外肾脏对体内酸碱平衡也起调节作用，肾脏能把代谢过程中产生的酸性物质通过尿液排出体外，并能控制酸性和碱性物质排出的比例，当任何一种物质在血液中增多时，肾脏就会把增多的部分排出去。同时肾脏还能制造氨和马尿酸，以保持和调节酸碱平衡。很多肾脏病人出现酸中毒，就是因为肾脏失去了维持体内酸碱平衡的功能而产生的。我们不妨把肾脏调节体内水分，保持内环境（电解质、渗透压、酸碱度）稳定的功能称作"调节器"或"稳压器"。

4. 调节血压

由肾脏分泌的肾素可使血压升高，当限制钠摄入或钠缺乏时，血浆容量减少和肾脏血液灌注压力降低时，以及直立体位时，肾素从细胞中分泌出来，即具有活性，可使血浆中的血管紧张素原脱肽而成为血管紧张素Ⅰ，再经转换酶的作用而成为血管紧张素Ⅱ，通过血管紧张素Ⅱ和醛固酮的作用，使血压升高。同时肾脏分泌的前列腺素又具有使血压下降的功能，前列腺素主要是通过增加肾皮质血流量，促进利尿排钠，减少外周血管的阻力，扩张血管而达到降压的作用。

5. 促进红细胞生成

肾脏可分泌促红细胞生成素，作用于骨髓造血系统，促进原始红细胞的分化和成熟，促进骨髓对铁的摄取利用，加速血红蛋白、红细胞生成，促进骨髓网织红细胞释放到血中。贫血的程度与肾衰程度成正比，其血、尿中的促红细胞生成素均降低，而用外源性促红细胞生成素，可以纠正肾性贫血。

6. 促进维生素 D 的活化

维生素 D 在体内必须经肾脏转变为 1，25-二羟维生素 D_3 才能发挥其生理作用。肾脏的皮质细胞含有 1 位羟化酶，维生素 D 先在肝脏 25 位羟化酶的作用下，转化为 25-羟维生素 D_3，最后在肾脏 1 位羟化酶作用下，转化为 1，25-二羟维生素 D_3 即活化的维生素 D_3。它能促进胃肠道钙磷吸收；可促使骨钙转移、促进骨骼生长及软骨钙化；促进肾小管对磷的重吸收，使尿磷排出减少；可抑制甲状旁腺素（PTH）的分泌。

任务 2 肾小球肾炎的用药指导

 知识目标 ◀◀◀

1. 掌握肾小球肾炎的分类及病因。
2. 掌握肾小球肾炎治疗用药及用药机理。

技能目标 ◀◀◀

1. 能分析判断患者肾小球肾炎的类型。
2. 能熟练运用肾小球肾炎的专业知识指导患者用药。

一、疾病概述

肾小球肾炎，简称肾炎，是两侧肾脏非化脓性的炎性病变。肾因肾小体受到损害出现浮肿、高血压、蛋白尿等现象，是肾脏疾病中最常见的一种。它并不是单一一种疾病，而是由多种病因和多种发病机理引起的，病理类型各异，临床表现又常有重叠的一组疾病。

肾炎是一种免疫性疾病，是肾免疫介导的炎性反应，是不同的抗原微生物感染人体后，产生不同的抗体，结合成不同的免疫复合物，沉积在肾脏的不同部位造成的病理损伤，形成不同的肾炎类型。

患者的肾小球形态和（或）功能发生损伤，具备以下特点：肾小球对蛋白质及细胞通透性改变；肾脏对水、电解质、酸碱平衡及血压调节能力障碍；肾小球滤过功能损害。肾炎病因示意见图 11-2。

二、疾病类型

1. 急性肾小球肾炎

简称急性肾炎。广义上系指一组病因及发病机理不一，但临床上表现为急性起病，以血尿、蛋白尿、水肿、高血压和肾小球滤过率下降，可伴有肾功能下降为特点的肾小球疾病，故也常称为急性肾炎综合征。临床上绝大多数属急性链球菌感染后肾小球肾炎，此外其他细菌和病原微生物如病毒、支原体、衣原体、真菌、寄生虫等都可导致。本症是小儿时期最常见的一种肾脏病。年龄以 3～8 岁多见，2 岁以下罕见。男女比例约为 2：1。

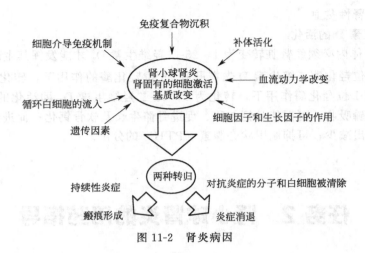

图 11-2　肾炎病因

2. 急进性肾小球肾炎

是以急性肾炎综合征、肾功能急剧恶化、多在早期出现少尿性急性肾衰竭为临床特征，病理类型为新月体性肾小球肾炎的一组疾病。未经治疗者常于数周或数月内发展至肾功能衰竭终末期。由于肺与肾小球基膜具有共同的抗原，部分患者除有肾炎表现外，还有肺间质炎症和咯血症状，临床上称为肺出血-肾炎综合征。

发病以青壮年男性为多，男女之比约为 2：1，发病率约占原发性肾小球疾病的 3％～5％，是临床较为少见的疾病。

3. 慢性肾小球肾炎

简称为慢性肾炎，系指以蛋白尿、血尿、高血压、水肿为基本临床表现，起病方式各有不同，病情迁延，病变缓慢进展，可以不同程度肾功能减退，最终将发展为慢性肾衰竭的一组肾小球病。由于本组疾病的病理类型及病期不同，主要临床表现各不相同，疾病表现呈多样化。

慢性肾炎是一组多病因的慢性肾小球病变为主的肾小球疾病，但多数患者病因不明，与链球菌感染并无明确关系，据统计仅 15％～20％从急性肾小球肾炎转变而至，但由于急性肾小球肾炎亚临床型不易被诊断，故实际上百分比可能要高些。此外，大部分慢性肾炎患者无急性肾炎病史，故目前较多学者认为慢性肾小球肾炎与急性肾炎之间无肯定的关联，它可能是由于各种细菌、病毒或原虫等感染通过免疫机制、炎症介质因子及非免疫机制等引起本病。

4. 狼疮性肾炎

狼疮性肾炎的临床表现与肾脏组织学改变均与慢性肾炎相似。但系统性红斑狼疮在女性多见，且为一全身系统性疾病，可伴有发热、皮疹、关节炎等多系统受损表现。血细胞下降，免疫球蛋白增加，还可查到狼疮细胞，抗核抗体阳性，血清补体水平下降。肾脏组织学检查可见免疫复合物广泛沉着于肾小球的各部位。免疫荧光检查常呈"满堂亮"表现。

5. 紫癜性肾炎

过敏性紫癜患者的肾脏受累表现，是儿童期最常见的继发性肾小球肾炎。患者多有镜下血尿和蛋白尿，肉眼血尿少见。近一半患者表现为肾病综合征。肾活检病理表现与 IgA 肾病类似，为系膜增生性肾小球肾炎。

6. 肾病综合征

肾病综合征表现为大量蛋白尿、低蛋白血症、高度水肿、高脂血症的一组临床症候群。

可由多种病因引起，分为原发性、继发性和遗传性三大类，原发性肾病综合征属于原发性肾小球疾病，有多种病理类型构成。

许多疾病可引起肾小球毛细血管滤过膜的损伤，导致肾病综合征。成人的2/3和大部分儿童的肾病综合征为原发性，包括原发性肾小球肾病急、慢性肾小球肾炎和急进性肾炎等。按病理诊断主要包括：微小病变性肾病，膜性肾小球肾炎（膜性肾病），系膜毛细血管增生性肾炎（膜增生性肾炎）和局灶节段性肾小球硬化症。继发性肾病综合征的原因为：感染、药物（汞、有机金、青霉胺和海洛因等）、毒素及过敏、肿瘤（肺、胃、结肠、乳腺实体瘤和淋巴瘤等）、系统性红斑狼疮、过敏性紫癜淀粉样变及糖尿病等。成人肾病综合征的1/3和儿童的10%可由继发性因素引起。

7. Alport 综合征

又称眼-耳-肾综合征，是最常见的遗传性肾脏病。主要表现为血尿及肾功能的逐渐减退，同时伴有耳部、眼部病变等。遗传方式主要为 X 连锁显性遗传，男性病情较女性严重。

8. 急性间质性肾炎

又称急性肾小管-间质性肾炎，是一组以肾间质炎性细胞浸润及肾小管变性为主要病理表现的急性肾脏病，肾小球、肾血管一般不受累或受累相对较轻。临床表现为急性肾损伤。常见原因有药物过敏、感染、自身免疫性疾病、恶性肿瘤、代谢性疾病及病因不明等。

9. 慢性间质性肾炎

是一组以肾小管萎缩、肾间质炎性细胞浸润及纤维化为基本特征的一组临床综合征。肾间质损害的机制可涉及遗传性、免疫相关性、感染性、血液系统疾病、中毒、代谢紊乱、尿流机械梗阻及肾移植排异等多方面因素。临床表现为不同程度的肾小管功能损害及进展性慢性肾衰竭。

10. 乙型肝炎病毒相关性肾炎

简称乙肝相关性肾炎，是由慢性乙型肝炎病毒（HBV）感染人体后导致的免疫复合物性肾小球疾病。临床表现轻重不一，可表现为无症状性尿检异常，也可表现为肾病范围的蛋白尿，可伴不同程度的血尿。肾脏损害病理类型多样，儿童以膜性肾病常见，成人则可表现为膜增殖性肾炎或膜性肾病。

11. 特发性急性肾小管间质性肾炎

是指临床表现为可逆性非少尿型急性肾损伤、病因不明的肾小管间质性疾病。肾脏病理表现为间质水肿和单个核细胞浸润，但临床难以确定特异病因者。大多与自身免疫性疾病有关，部分患者经密切监测及动态观察最终可明确病因。如与慢性活动性肝炎、溃疡性结肠炎、自身免疫性甲状腺疾病等有关。肾小管间质性肾炎葡萄膜炎综合征是其中的一种特殊类型，病程中出现眼色素膜炎，可于肾脏损害之前（数周）、同时或于肾脏损害后（数周至数月）急性发作。常见于儿童、青少年或成年女性。

12. 失盐性肾炎

失盐性肾炎是各种原因引起的肾小管功能障碍性疾病，1944 年由 Thorn 首次报道，故又叫 Thorn 综合征。它是一组以严重肾性失盐为特征的某些肾脏病的特殊类型，最多见于慢性肾盂肾炎，其次为肾髓质囊性病、多囊肾及肾钙化等。

本病的突出临床表现是低钠血症，可导致循环衰竭、脉搏细速、血压下降或体位性低血压、昏厥、周围静脉塌陷等，病人常伴有失水、皮肤弹性差、眼球凹陷、肌无力、食欲不振、恶心呕吐、体重下降以及严重肌痉挛等。如不及时补充钠盐，病人可因失水、失盐、肾小球滤过率急剧下降引起尿毒症而死亡。本病血钠、血氯都降低，但血钾稍高，血尿素氮也可有不同程度的增高，并常有代谢性酸中毒、尿钠持续增多、尿中醛固酮排出量增加等，所以应及时到医院检查治疗。

三、病因

肾炎的确切病因尚不明确。相关研究显示，肾炎可能和病毒、细菌感染、其他疾病诱发、遗传因素、药物和自身免疫功能紊乱有关。

1. 基本病因

（1）体液免疫 体外抗原（如细菌和病毒等）和体内抗原（如肾小球的细胞和胶原成分，糖基化异常的 IgA、DNA 降解产物等）引起机体产生抗体，两者形成免疫复合物沉积在肾小球，激活补体，从而造成肾小球的炎症损害。

（2）细胞免疫 中性粒细胞、T 细胞、巨噬细胞等可以直接浸润肾脏，释放炎症因子，造成肾脏的炎症反应。

（3）遗传因素 多数肾炎具有遗传易感性，遗传性肾炎的患者携带突变基因。

2. 诱发因素

（1）感染 上呼吸道感染和皮肤感染是常见的诱发因素，如扁桃体炎、脓疱疮等。

（2）药物 镇痛药、重金属、抗生素的滥用。

（3）环境 空气污染，如 PM2.5。

四、症状

临床表现分为肾脏损伤本身的症状和肾脏功能受损引起的各系统症状，包括尿色异常、尿中成分异常、尿量异常、水肿、高血压和乏力等；继发性肾炎还可以看到原发病及其他器官受损的表现，如皮疹、关节痛等。

1. 早期症状

由于肾炎类型不同，及不同患者个体差异，患者早期可无症状，也可表现出血尿、蛋白尿、水肿、高血压等典型症状。

2. 典型症状

（1）血尿 可用肉眼看到红色尿液，多为一过性；也可为化验检查发现尿中出现红细胞。血尿来源为肾小球源性血尿。

（2）蛋白尿 患者可在体检时被检测出蛋白尿。尿蛋白量多的时候，尿中常出现大量持久的细小泡沫。根据尿蛋白量分为肾病水平的蛋白尿（≥3.5 克/天，也称大量蛋白尿）和非肾病水平的蛋白尿。

（3）水肿 由肾小球的滤过率下降和肾小管的重吸收障碍引起，血容量通常增加，水肿多从眼睑、颜面部开始，最后导致眼睑、下肢，甚至全身的水肿。

（4）高血压 慢性肾脏病的患者 90% 会出现高血压，主要由于钠水潴留、肾素分泌增多导致，持续存在的高血压会加速肾功能恶化。

3. 伴随症状

部分患者可有发热、乏力、全身酸疼、体重下降等表现。

五、治疗

对于肾小球肾炎患者，医生会根据病因、发病机制和病变性质的不同，选择相应的治疗方案。治疗原则包括清除感染灶、停用可疑药物、去除诱发因素、抑制免疫反应、控制炎症、积极治疗合并症及并发症，防止和延缓肾功能进一步恶化。

（一）急性期治疗

急性肾小球肾炎起病较急，病情发展迅速，发病初期应卧床休息，通过饮食控制和药物治疗，待肉眼血尿消失、水肿消退及血压恢复正常后才可以下床轻微活动。

（二）一般治疗

注意休息，避免劳累；限制盐的摄入，给予优质蛋白质饮食，改善低蛋白血症。

（三）药物治疗

1. 利尿、减轻水肿

轻度水肿可口服氢氯噻嗪，重症患者如少尿及有明显循环充血可静脉给予呋塞米强力利尿。

2. 降尿蛋白、降压

血管紧张素转化酶抑制剂（ACE I）和血管紧张素受体阻滞剂（ARB）类药物有抗高血压、降尿蛋白、保护肾脏的作用，通常作为治疗的首选药物。治疗期间可能出现干咳的不良反应，同时应密切监测血肌酐、血钾。常用的 ACE I 类药物有依那普利、贝那普利、福辛普利等，ARB 类药物有缬沙坦、氯沙坦等。

钙通道阻滞剂（CCB）类降压药也可有效控制患者的血压。严重高血压患者可选择 2 种或 2 种以上的抗高血压药物联合治疗。

3. 激素

肾脏炎症不断进展，出现肾病综合征或大量蛋白尿的患者，根据肾穿刺活检的病理类型，可给予糖皮质激素治疗。常用的激素有泼尼松、泼尼松龙、甲泼尼龙。

4. 免疫抑制剂

常与激素联合使用，也可单独使用。常见药品包括羟氯喹、环磷酰胺、吗替麦考酚酯、硫唑嘌呤、钙调神经磷酸酶抑制剂（环孢素、他克莫司）、利妥昔单抗等。根据肾穿刺活检的病理类型，采取不同的治疗方案。

5. 抗血小板或抗凝药物

包括低分子肝素、华法林。

6. 抗感染治疗

存在感染灶时，根据细菌类型和药敏结果选择相对应的抗生素杀菌消炎；经常反复发作的慢性感染灶，如扁桃体炎、龋齿、脓疱等，应予以清除。

（四）手术治疗

肾炎一般无需进行手术。但部分肾炎患者肾功能不断衰减，最终发展为尿毒症，则需行肾脏替代治疗（透析或肾移植）。

（五）中医治疗

近年来，随着中药研究的深入，一些中药的有效成分在治疗慢性肾炎方面表现出独特的疗效，常见的包括雷公藤多苷、黄芪、当归、丹参、川芎、大黄等。

（六）其他治疗

1. 血浆置换疗法

血浆置换是将全血引出体外，分离成血浆和细胞成分，将患者的血浆舍弃，然后以同等速度将新鲜血浆、白蛋白溶液、平衡液等代替分离出的血浆回输进体内的过程。

血浆置换能够有效地清除自身抗体、免疫复合物、细胞因子、补体以及其他炎症介质，补充正常的补体调节因子。血浆置换联合免疫抑制剂治疗多用于急进性肾小球肾炎的治疗。

2. 前沿治疗

干细胞移植，患者干细胞移植用于治疗狼疮性肾炎的疗效已得到肯定，但由于受到多方面条件的制约，目前开展较少。

六、预防

（1）控制饮食结构，避免酸性物质摄入过量，加剧酸性体质。饮食的酸碱平衡对于疾病的治疗及并发症的防治是非常重要的一个环节。饮食方面要多吃富含植物有机活性碱的食品，少吃肉类，多吃蔬菜。

（2）参加有氧运动，适当锻炼身体，在阳光下多做运动多出汗，可帮助排除体内多余的酸性物质，从而预防肾病的发生。

（3）保持良好的心情，不要有过大的心理压力，压力过重会导致酸性物质的沉积，影响代谢的正常进行。适当地调节心情和自身压力可以保持弱碱性体质，从而预防肾病的发生。

（4）生活要规律，生活习惯不规律的人，如彻夜唱卡拉OK、打麻将、夜不归宿等生活无规律，都会加重体质酸化。

（5）远离烟、酒。烟、酒都是典型的酸性食品，毫无节制地抽烟喝酒，极易导致人体的酸化，使得肾病有机可乘。日常生活中以茶为饮品除能预防和改善治疗肾炎外，还能调节人体机理平衡，消炎抗菌，清热解毒，增强人体抵抗力。这类中草药茶主要有金银花、野菊花、虫草等。

（6）不要食用被污染的食物，如被污染的水、农作物、家禽鱼蛋等，要吃一些绿色有机食品，要防止病从口入。

1. 播放《肾炎的危害》教学视频。
2. 解析什么是肾炎。
3. 写出3种常用肾炎治疗药物的药名、成分和功效（包括西药和中成药）。
4. 上网查找3个市场份额较高的肾炎治疗药物，指出其商品名、通用名、价格、适应证、生产厂家，比较其特点。
5. 案例分析

（1）病例描述　女性，60岁。患者3年前无明显诱因下出现泡沫尿，颜面及双下肢轻度浮肿，以晨起明显，尿量可，无尿频、尿急、尿痛，无肉眼血尿，无腰酸、腰痛，无咳嗽咳痰，无恶心呕吐，无畏寒发热，无关节肿痛。尿常规提示：尿蛋白3＋，尿红细胞＋。肾功能：血肌酐165.2微摩尔/升，尿素氮11.29毫摩尔/升，尿酸424微摩尔/升。

（2）病例分析。
（3）制订推荐用药方案并写出用药理由和机理。
（4）模拟情景对话。
6. 随堂测验实训效果。

项目12

生殖系统疾病用药指导 ◀◀◀◀◀

任务 1　生殖系统

 知识目标 ◀◀◀

熟悉生殖系统医学基础知识。

生殖系统是人类繁衍后代和延续种族，能够分泌性激素并且维持副性特征的器官的总称。生殖系统的器官，不管从外形上，还是功能上，男性和女性是有很大不同的。但按照它们的功能划分，都可由生殖腺、生殖管道和附属器官等组成。生殖器官通过其各种生理活动过程，达到繁衍后代的作用。按其所在部位，都可分为内生殖器和外生殖器两大部分。

一、男性生殖系统

男性生殖系统（male genital system）的内生殖器是由生殖腺（睾丸）、输精管道（附睾、输精管、射精管和尿道）以及附属腺（精囊腺、前列腺、尿道球腺）组成。外生殖器包括阴囊和阴茎。

（一）生殖腺（睾丸）

睾丸是雄性生殖器官的一部分，能产生精子，也叫精巢，也可称为外肾。其位于阴囊内，左右各一，一般左侧略低于右侧 1 厘米。睾丸呈微扁的椭圆形，表面光滑，分内、外侧两面，前、后两缘和上、下两端。其前缘游离，后缘有血管、神经和淋巴管出入，并与附睾和输精管的睾丸部相接触。上端和后缘为附睾头贴附，下端游离。外侧面较隆凸，内侧面较平坦。睾丸随性成熟而迅速生长，至老年随着性功能的衰退而萎缩变小。睾丸的表面包被致密结缔组织构成的纤维膜（叫白膜）。在睾丸后缘，白膜增厚并突入睾丸实质内形成放射状的小隔，把睾丸实质分隔成许多锥体形的睾丸小叶，每个小叶内含 2～3 条曲细精管，曲细精管的上皮是产生精子的场所。曲细精管之间的结缔组织内有间质细胞，可分泌雄性激素。

曲细精管在睾丸小叶的尖端处汇合成直细精管再互相交织成网，最后在睾丸后缘发出十多条输出小管进入附睾。

睾丸是产生精子和分泌雄性激素的器官，睾丸产生的精子，贮存于附睾和输精管内，当射精时精子经射精管和尿道排出体外。附属腺分泌的液体与精子相混合构成精液，以增加精子的活动，并提供给精子所需的营养成分。

（二）附睾、输精管和射精管

1. 附睾

其紧贴睾丸的上端和后缘，可分为头、体、尾三部。头部由输出小管盘曲而成，输出小管的末端连接一条附睾管。附睾管长约4～5厘米，盘曲构成体部和尾部。管的末端急转向上直接延续成为输精管。附睾管除贮存精子外还能分泌附睾液，其中含有某些激素、酶和特异的营养物质，它们有助于精子的成熟。

2. 输精管

输精管在阴囊和腹股沟管内，为精索的一部分，是精索内的主要结构。输精管坚韧如绳索，在腹股沟管外环以下的精索内，隔着阴囊壁可自行摸到。输精管是附睾管的直接延续，是精子由附睾输送到前列腺、尿道的通道，全长约40～60厘米、管径约0.3厘米。输精管一端与附睾管相连，另一端与精囊腺管汇合后形成射精管。输精管主要作用是输送精子。

3. 射精管

射精管是由输精管壶腹在前列腺的后上方与精囊腺排泄管汇合而成。此管壁薄，肌层为平滑肌，管腔内衬柱状上皮细胞。射精管长1.5～2.0厘米，近端管腔直径约1.0毫米，开口处仅有0.3毫米，末端仅0.5毫米，是排精管道最短、最细的一段。它贯穿前列腺实质，开口于尿道前列腺部后壁的精阜两侧。

（三）附属腺

1. 精囊腺

外形为扁椭圆形囊状，位于膀胱底之后，输精管壶腹的外侧，其排泄管与输精管末端合成射精管。其分泌液参与构成精液。

2. 前列腺

是男性特有的不成对的实质性的性腺器官，由腺组织和肌组织构成。前列腺如栗子，底朝上，与膀胱相贴，尖朝下，抵泌尿生殖膈，前面贴耻骨联合，后面依直肠，所以有前列腺肿大时，可做直肠指诊，触知前列腺的背面。前列腺腺体的中间有尿道穿过，可以这样说，前列腺扼守着尿道上口，所以前列腺有病，排尿首先受影响。前列腺是人体非常少有的、具有内外双重分泌功能的性分泌腺。小儿前列腺较小，性成熟期后生长迅速。老年前列腺组织退化，结缔组织增生，造成前列腺肥大。

3. 尿道球腺

是埋藏在尿生殖膈内的一对豌豆形小腺体，导管开口于尿道海绵体部的起始段，其分泌物在射精时可滑润尿道。

（四）外生殖器

（1）皮肤薄而柔软，皮下组织内含有大量平滑肌纤维，叫肉膜，肉膜在正中线上形成阴囊中隔将两侧睾丸和附睾隔开。肉膜遇冷收缩，遇热舒张，借以调节阴囊内的温度，利于精子的产生和生存。

（2）阴茎头为阴茎前端的膨大部分，尖端生有尿道外口，头后稍细的部分叫阴茎颈。阴茎根藏在皮肤的深面，固定于耻骨下支和坐骨支上。根、颈之间的部分为阴茎体。

（3）阴茎由两个阴茎海绵体和一个尿道海绵体，外面包以筋膜和皮肤而构成。两个阴茎海绵体紧密结合，并列于阴茎的背侧部，前端嵌入阴茎头后面的凹窝中，后端分离，即阴茎根。尿道海绵体位于阴茎海绵体腹侧中央，尿道贯穿其全长，前端膨大即阴茎头，后端膨大形成尿道球，固定于尿生殖膈上。

（4）海绵体是一种勃起组织，外面包有坚厚的白膜，内部由结缔组织和平滑肌组成海绵状支架，其腔隙与血管相通。当腔隙内充满血液时，阴茎变粗变硬而勃起。阴茎皮肤薄而软，皮下组织疏松，易于伸展。但阴茎头的皮肤无皮下组织，不能活动。阴茎体部的皮肤至阴茎颈游离向前，形成包绕阴茎头的环形皱襞叫阴茎包皮。在阴茎头腹侧正中线上，包皮与尿道外口相连的皮肤皱襞叫包皮系带，做包皮环切时注意勿损伤此系带。

（五）尿道

男性尿道既管排尿，又司排精，具有双重功能。男性尿道自膀胱颈部的尿道口至尿道外口，长约16～22厘米，管径平均为5～7毫米。可分为阴茎部（海绵体部）、球部、膜部和前列腺部。临床上把前列腺部和膜部称为后尿道。

前尿道自尿道口起，至球部止，长约15厘米，外面包有尿道海绵体，附着于两个阴茎海绵体浅沟中，这段尿道能活动，因此不易受伤。前尿道的两端膨大，一个位于尿道口，称舟状窝；另一个位于尿道球部。

后尿道自尿道膜部起，至膀胱颈部为止，长约4厘米。尿道膜部最短，仅约1厘米，位于两层三角韧带之间，为横纹肌即外括约肌所包围，是最固定又较薄弱的一段。应用尿道器械手法不当容易受伤，在会阴部受暴力挤压时亦是最易损伤的部位。尿道前列腺部长约3厘米，自三角韧带起，通过整个腺体，至膀胱颈部，为整个尿道最宽阔部分，在这一段尿道的后壁中央，有一个隆起称尿道嵴或精阜，其上正中有一隐窝。隐窝两侧有射精管开口，前列腺小管即开口于精阜两旁之沟中。

二、女性生殖系统

女性生殖系统（female genital system）包括内生殖器和外生殖器两个部分。内生殖器由生殖腺（卵巢）、输卵管道（输卵管、子宫、阴道）和附属腺（前庭大腺）组成。外生殖器即女阴。

（一）生殖腺（卵巢）

卵巢呈扁椭圆形，左右成对，在小骨盆上口平面，贴靠骨盆侧壁。卵巢是产生卵细胞和分泌雌性激素的器官，可分为浅层的皮质和深层的髓质。皮质内藏有胚胎时期已生成的数以万计的原始卵泡，性成熟期之后，成熟的卵泡破溃后将卵细胞从卵巢表面排出。一般在每一月经周期（28天）排一个卵细胞，当然也有排多个的情况。成熟的卵细胞，经腹膜腔进入输卵管，一旦在输卵管内受精后则移至子宫内膜继续发育生长，成熟的胎儿于正常分娩时经阴道娩出。

卵巢的形状、大小因年龄而异。幼年卵巢小而光滑，成年后卵巢增大并由于每次排卵后在卵巢表面留有瘢痕而显得凹凸不平，更年期后卵巢萎缩。

（二）输卵管

输卵管呈管状，左右各一，长约8～15厘米。每侧输卵管有两个开口，内侧开口于子宫角部的宫腔内，称为输卵管-子宫口；外侧开口于腹腔内，称为输卵管-腹腔口。在外侧开口的游离边缘有许多指状突起叫输卵管伞，覆盖于卵巢表面。卵细胞从卵巢表面排入腹膜腔，再经输卵管腹腔口进入输卵管。

（三）子宫

子宫位于小骨盆腔中央，在膀胱和直肠之间，下端接阴道，两侧有输卵管和卵巢。成年女子子宫的正常位置呈轻度前倾屈位，子宫体伏于膀胱上，可随膀胱和直肠的虚盈而移动。

子宫是孕育胎儿的器官，呈倒置梨形，前后略扁，可分为底、体、颈三部。上端向上隆凸的部分叫子宫底，在输卵管入口平面上方；下部变细呈圆筒状的部分叫子宫颈，底和颈之间的部分叫子宫体。底、体部的内腔呈前后压扁的、尖端向下的三角形叫子宫腔；子宫颈的内腔叫子宫颈管，呈梭形，上口叫子宫内口，通子宫腔；下口叫子宫外口，通阴道。

子宫壁由黏膜、肌膜和浆膜三层构成。子宫黏膜叫子宫内膜，子宫底和体的内膜随月经周期（约 28 天）而变化，呈周期性的增生和脱落，颈部黏膜较厚而坚实，无周期性变化。肌膜是很厚的纵横交错的平滑肌层，怀孕时肌纤维的长度和数量都增加。浆膜即包绕子宫的腹膜脏层。

（四）阴道

阴道是一前后压扁的肌性管道，由黏膜、肌膜和外膜构成，大部位于小骨盆腔内，后方以结缔组织和直肠紧密粘连，前方与尿道也以结缔组织牢固连接，上端连接子宫颈，下部穿过尿生殖膈，开口于阴道前庭。在处女阴道口周围有处女膜附着。阴道具有较大的伸展性，分娩时高度扩张，成为胎儿娩出的产道。

（五）附属腺和女阴

1. 女阴

女性外生殖器（女阴）包括阴阜、大阴唇、小阴唇、阴蒂、阴道前庭、前庭球等结构。

2. 附属腺

前庭大腺又称巴氏腺，位于阴道下端，大阴唇后部，也被球海绵体肌所覆盖，是一边一个如小蚕豆大的腺体。它的腺管很狭窄，约为 1.5～2 厘米，开口于小阴唇下端的内侧，腺管的表皮大部分为鳞状上皮，仅在管的最里端由一层柱状细胞组成。性兴奋时分泌黄白色黏液，起滑润阴道口作用，正常检查时摸不到此腺体。

任务 2　前列腺炎的用药指导

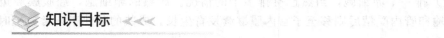

知识目标 <<<

1. 掌握前列腺炎病因和分类依据。
2. 掌握前列腺炎治疗方法和用药机理。

技能目标 <<<

1. 能分析判断患者前列腺炎类型。

2. 能熟练运用前列腺炎专业知识指导患者治疗和用药。

一、前列腺的功能

1. 外分泌功能

前列腺是男性生殖系统的附属性腺，亦属人体外分泌腺之一，其分泌受雄性激素的调控。它可分泌前列腺液，是精液的重要组成成分，参与精液的凝固和液化过程，并提供精子生存的营养物质，对精子正常的功能具有重要作用，直接影响着生育功能。

2. 内分泌功能

前列腺内含有丰富的 5α-还原酶，可将睾酮不可逆地还原为更有生理活性的双氢睾酮。目前认为，双氢睾酮在前列腺增生和前列腺癌的发病过程中起重要作用。通过阻断 5α-还原酶，减少双氢睾酮的产生，可使增生的前列腺萎缩，达到治疗目的。此外，前列腺的内分泌功能还可在一定程度上调节视丘、垂体的功能。

3. 促进受精卵的形成

前列腺液中所含的分解蛋白质最好用的透明质酸酶，可以协助已到达阴道内的精子穿透子宫颈部的黏液栓和卵细胞的透明带，使得精子和卵细胞能够顺利结合。

4. 激发精子的活力

人类精液中的胆固醇和脂质大部分是由前列腺合成，从而给精子提供营养，激发精子的活力。

5. 促进精液的液化

前列腺液中的胰液凝乳蛋白酶可促进精液液化。

6. 提高精子的成活率

前列腺可分泌枸橼酸，参与精子的液化过程，使精液保持渗透平衡。同时前列腺液略偏碱性，可中和女性阴道中的酸性分泌物，减少酸性物质对精子的侵蚀，提高精子的成活率。

7. 维持生殖泌尿系统的卫生

前列腺液中的锌离子具有杀菌功效，使得前列腺发挥了抵御外界病菌的作用，从而对维护生殖泌尿系统的健康有一定的帮助。

8. 性兴奋作用

前列腺内布满大量的神经网和神经末梢，因此是一个性敏感的器官，对前列腺进行适当刺激，能够激发性冲动和性兴奋，从而有利于性生活的和谐。

9. 控制排尿功能

前列腺包绕尿道，与膀胱颈相贴，其环状平滑肌纤维围绕尿道前列腺部，参与构成尿道内括约肌。发生排尿冲动时，伴随着逼尿肌的收缩，内括约肌松弛，使尿顺利进行排出。前列腺因其解剖位置决定其有扼守尿道上口的作用，一旦出现问题，尤其是老年人因腺组织逐渐退化，结缔组织增生，导致前列腺增生肥大，从而压迫尿道，引起排尿困难。

10. 运输功能

前列腺由肌纤维和腺体组织构成，在交感神经的作用下，前列腺内的平滑肌收缩，可将精囊和输精管中的内容物经射精管压入后尿道，进而排出体外。

二、疾病概述

前列腺炎（prostatitis）是指前列腺特异性和非特异性感染所致的急慢性炎症，以尿道刺激症状和慢性盆腔疼痛为主要临床表现。前列腺炎是男性泌尿外科的常见病，在泌尿外科 50 岁以下男性患者中占首位，约半数男性在一生中某个时期会受该病影响。尽管前列腺炎的发病率很高，但其病因仍不是很清楚，尤其是非细菌性前列腺炎，因此其治疗以改善症状为主，经及时治疗后大多数患者可治愈。细菌性前列腺炎可以继发于性传播疾病，但本身不是性传播疾病。

三、疾病类型

1995年美国国立卫生研究院（NIH）制定了一种新的前列腺炎分类方法：

1. Ⅰ型（急性细菌性前列腺炎）

此种类型发病率较低，主要是因为某种原因感染了一些敏感菌，临床可表现为突发的发热性疾病，伴有持续和明显的下尿路感染症状。细菌培养结果阳性。

感染途径可为血行感染，细菌经血循环在前列腺部滞留，而引起前列腺急性炎症反应。

也可经尿道逆行感染，当尿路不畅、憋尿等引起尿液反流时，尿液里的细菌反流至前列腺导致急性炎症。

2. Ⅱ型（慢性细菌性前列腺炎）

表现为反复发作的下尿路感染，一般由急性细菌感染后没有及时治疗，慢慢转为慢性细菌性炎症。细菌培养结果阳性。以尿道逆行感染为主。

3. Ⅲ型（慢性前列腺炎/慢性盆腔疼痛综合征）

这种类型是前列腺炎中最常见的种类，占前列腺炎的90％以上。主要表现为长期、反复的骨盆区域疼痛或不适，可伴有不同程度的异常排尿症状和性功能障碍，严重影响患者的生活质量，患者非常苦恼。细菌培养结果阴性。

根据患者前列腺按摩液、按摩后尿液或精液中白细胞是否异常增加，该型可进一步分为ⅢA型和ⅢB型。

（1）ⅢA型（慢性非细菌性前列腺炎）　可能与支原体、衣原体感染有关，病程较长，治疗有一定难度，前列腺液检查阳性，细菌培养阴性。

（2）ⅢB型（前列腺痛）　病因不明，病人有自觉症状，前列腺检查阴性，细菌培养阴性。

4. Ⅳ型（无症状性前列腺炎）

无主观症状，患者一般没有什么感觉，仅在体检中做前列腺检查时发现炎症证据。其中非细菌性前列腺炎远较细菌性前列腺炎多见。

四、病因

1. 前列腺充血

各种不同原因引起的充血特别是被动充血，是前列腺炎的重要致病因素。患者发病往往不是由于细菌感染或微生物入侵所造成，但却会形成炎症反应并诱发前列腺炎。

（1）性生活不正常　性生活过频、性交被迫中断等，都可使前列腺不正常充血。

（2）直接压迫会阴部　骑自行车、骑马、久坐等等都可导致会阴部反复损伤和前列腺充血，尤其以长时间骑自行车最为常见。

（3）不健康的生活方式　中医理论认为，酗酒、贪食油腻食物等不良生活习惯容易导致湿热内生，蕴积于生殖器官而使其充血并引起性兴奋。

（4）按摩过重　前列腺按摩不适当等医疗行为引起的外界刺激，如手法过重或过于频繁等均可使前列腺充血。

（5）感冒受凉　感冒受凉可引起人体的交感神经兴奋，导致尿道内压增加、前列腺管收缩而妨碍前列腺液排泄，产生淤积性充血。

2. 尿液刺激

医学上称尿液刺激为化学因素。尿液中含有多种酸碱性化学物质，当病人局部神经内分泌失调，引起后尿道压力过高、前列腺管开口处损伤时，就会造成尿酸等刺激性化学物质反流进入前列腺内，诱发慢性前列腺炎。

3. 病原微生物感染

各种微生物如细菌、原虫、真菌、病毒等都可成为导致前列腺炎的感染源，其中又以细菌为最常见，如淋球菌、非淋球菌等。细菌的侵入途径主要有三种。一是血行感染，临床上发现，细菌性前列腺炎90％以上是由于微生物感染所致。二是淋巴感染，比如下尿路感染和结肠、直肠的炎症可通过淋巴管道而感染前列腺，产生炎症。三是直接蔓延，男性排尿时，尿液要经过前列腺，尿中的细菌可直接进入前列腺，从而导致前列腺感染。

4. 焦虑、抑郁、恐惧

50％的慢性非细菌性前列腺炎病人有焦虑、抑郁、恐惧、悲观等过度紧张的症状。而伴有疼痛及神经衰弱的前列腺病人常常过于夸大躯体的不适和疼痛，自觉症状往往大于实际病情，这种情况被称为"紧张型前列腺炎"。而心理因素又与年龄的大小有关，年轻患者精神负担明显重于年龄大的患者，这种情况往往直接影响到药物治疗的效果。

5. 免疫性因素、过敏

前列腺炎与自身免疫因素有一定关系。有专家曾在一些关节炎病人的身上发现"抗前列腺抗体"的存在。这类病人往往是因先天或后天免疫缺陷而产生抗前列腺抗体，从而导致前列腺组织损伤。如果患者经过检查没有发现细菌、病毒、支原体感染的证据，可考虑免疫性因素的存在。

临床上发现，对某种病毒的过敏反应也可导致炎症。特别是某些机体抵抗力低下的患者，对病毒的敏感性较高，易诱发前列腺炎。

五、症状

1. 排尿不适

可出现膀胱刺激征，如尿频，排尿时尿道灼热、疼痛并放射到阴茎头部。清晨尿道口可有黏液等分泌物，还可出现排尿困难的感觉。

2. 局部症状

后尿道、会阴和肛门处坠胀不适感，下蹲、大便及长时间坐在椅凳上胀痛加重。

3. 放射性疼痛

前列腺炎的疼痛并不止局限在尿道和会阴，还会向其附近放射，以下腰痛最为多见。另外，阴茎、精索、睾丸阴囊、小腹、腹股沟区（大腿根部）、大腿、直肠等处均可受累。需要指出的是，前列腺炎引起的腰痛在下腰部，与骨科原因的腰痛如肌筋膜炎、腰肌劳损等虽易混淆，但后者多在系皮带处附近，较前列腺炎引起的腰痛位置偏高，可以鉴别。

4. 性功能障碍

前列腺炎可引起性欲减退和射精痛，射精过早症，并影响精液质量，在排尿后或大便时还可以出现尿道口流白，合并精囊炎时可出现血精。

5. 其他症状

前列腺炎可合并神经衰弱症，表现出乏力、头晕、失眠等；长期持久的前列腺炎症甚至可引起身体的变态反应，出现结膜炎、关节炎等病变。

六、治疗

（一）急性期治疗

急性细菌性前列腺炎应采用抗菌药控制感染、予退热止痛治疗，此外还鼓励患者积极卧床休息、多饮水。少数伴尿潴留者可采用导尿术或耻骨上膀胱穿刺造瘘引流尿液。极少数形成前列腺脓肿，需手术切开引流。需要注意的是，急性期务必治疗彻底，否则易转变为慢性前列腺炎。

（二）导尿术

一种将导尿管插入尿道，进行膀胱减压的方法。

（三）耻骨上膀胱穿刺造瘘

耻骨上膀胱穿刺造瘘适用于经尿道导尿有禁忌或插管失败的尿潴留患者。与经尿道导尿相比，该方法泌尿系感染发生率相对较低，且不会发生尿道狭窄。另一优点是可以夹管而不需拔管试行排尿，这样就避免了排尿失败后再次置管。

（四）一般治疗

戒酒、不进食辛辣刺激食物；避免憋尿、久坐，注意卧床休息；行软化大便治疗；定期做前列腺按摩（急性前列腺炎患者禁做）；注意保暖，必要时可在医生指导下行会阴部热敷、热水坐浴、理疗等；多学习、了解前列腺炎诊疗相关知识，必要时进行心理和行为辅导。

（五）药物治疗

抗生素治疗，主要针对引起前列腺炎的病原菌，包括常用的喹诺酮类药物和头孢类药物。

针对排尿症状的药物，如缓解排尿困难的 α 受体阻滞剂、M 受体阻滞剂。

合并有自主神经功能紊乱的，应加用如维生素 B_1、谷维素等调节自主神经的药物。

合并有焦虑症者，可用抗焦虑剂，如舍曲林等

会阴部酸痛或不适症状者，可用止痛剂。

1. 急性细菌性前列腺炎

即刻静脉注射广谱抗菌药，迅速控制炎症，常用的抗菌药包括广谱青霉素、三代头孢菌素、氨基糖苷类或氟喹诺酮类。在获得患者细菌培养结果后，再选择针对性更强的敏感抗菌药静脉注射治疗。待发热症状改善后，可改为口服抗菌药治疗。可以联合用药或交替用药，以防止产生耐药性。抗菌药应遵医嘱使用，足量、足疗程，避免滥用。

抗生素药物自血浆弥散入前列腺液，大部分对引起尿路感染的革兰阳性杆菌是有效的，但由于不能穿越前列腺上皮的脂膜进入前列腺腺泡中达到治疗作用，所以治疗效果不是很理想。

2. 慢性前列腺炎

根据细菌培养结果和药敏试验，选择敏感抗菌药控制炎症。常用的抗菌药包括左氧氟沙星、阿奇霉素、多西环素等。口服 α 受体阻滞剂（如盐酸坦索罗辛、多沙唑嗪）6～12 周，改善疼痛或排尿症状。治疗中应注意该类药物导致的眩晕和体位性低血压等不良反应。非甾体抗炎药（如塞来昔布）为经验性用药，有助于改善疼痛或不适症状。伴有膀胱过度活动症表现且无尿路梗阻的患者，可使用 M 受体阻滞剂托特罗定或索利那新治疗，改善排尿症状。

3. 慢性前列腺炎/慢性骨盆疼痛综合征

口服 α 受体阻滞剂（如盐酸坦索罗辛）6～12 周，改善梗阻性排尿症状或疼痛症状。植

物药（如锯叶棕果实提取物）6～12周，改善疼痛及排尿症状。伴有膀胱过度活动症表现且无尿路梗阻的患者，可使用 M 受体阻滞剂托特罗定或索利那新治疗，改善排尿症状。抑郁、焦虑、慢性疲劳综合征等神经系统症状，可使用抗抑郁药（如氟西汀等）、抗焦虑药（如地西泮等）进行治疗。非甾体抗炎药，有助于改善疼痛或不适症状。

ⅢA 型：是指炎症性慢性骨盆疼痛综合征，前列腺液/精液/前列腺按摩后尿液中镜检白细胞数量增加。可经验性口服氟喹诺酮类等抗菌药 2～4 周，如果症状减轻可继续使用，总疗程 4～6 周。如果经全疗程治疗仍失败，除非患者确有尿路感染，否则不应再使用抗菌药治疗。

ⅢB 型：不推荐使用抗菌药治疗。

4. 无症状性前列腺炎

一般无需治疗。如果合并不育症或血清前列腺特异性抗原（PSA）升高，可参照Ⅲ型前列腺炎治疗方法。

5. 注射疗法

由于抗生素全身用药在前列腺中不易达到有效血药浓度而影响疗效，所以便出现了将抗生素直接注入前列腺的治疗方法。其具体方法是选用庆大霉素、卡那霉素、头孢菌素，单独或联合应用，经会阴部直接注入前列腺部，或在 B 超引导下把药液直接注入前列腺病灶内，每周 1～2 次，10 次为一个疗程。

这种治疗方法的主要优点是药物直接注入前列腺，很容易扩散并达到有效的抗菌浓度，不但可以杀灭注药部位的细菌，还可以消灭其周围组织的细菌，药物部分被吸收入血还可以协同消除尿道及其他部位的感染，对难治性、顽固性慢性前列腺炎是一种有价值的治疗方法。

（六）手术治疗

1. 切开引流术

经直肠前列腺切开引流，适用于后叶周围脓肿，在直肠黏膜下，指检时波动明显处切开引流，脓液由肛门流出。该手术操作简单方便、损伤小、引流彻底、术后不需要换药，但极少数情况下，如操作不慎或可导致尿瘘。

2. 前列腺穿刺排脓术

经直肠或会阴穿刺前列腺组织吸取脓液，既可以抽取组织做细胞学检查，又能起到排脓作用，并且可以将局部需注射药物注入到前列腺组织。

3. 经尿道前列腺电切除术

手术目的是去除增生的前列腺组织。适用于前列腺增生有手术指征的患者，对改善前列腺增生症状有良好的效果。

（七）中医治疗

中医辨证论治在慢性前列腺炎治疗中起着重要作用，慢性前列腺炎基本上可纳入祖国医学"精浊""劳淋""白淫"的范畴。中医治疗前列腺炎还常用一些中成药，中成药在临床运用中有简便、安全等特点。常见中成药有银花泌炎灵片、知柏地黄丸、前列康舒强效组方、右归丸、复方穿心莲片等。

（八）针灸疗法

针灸疗法是指针法和灸法的合称。针法是把毫针按一定穴位刺入患者体内，运用捻转与提插等针刺手法来治疗疾病。灸法是把燃烧着的艾绒按一定穴位熏灼皮肤，利用热的刺激来治疗疾病。

（九）物理疗法

物理疗法是借助于声、光、电、热、水等各种物理因素，对机体组织器官和致病因子发生作用，以调节机体本身的内因，来恢复正常生理状态的一种治疗措施。

1. 超声波疗法

医用超声波能改善局部血液和淋巴循环，加强局部新陈代谢，使组织酸碱度发生变化，pH 向碱性改变，使局部酸中毒减轻、缓解或消除疼痛。超声波治疗适用于慢性前列腺炎处尿路刺激症状明显和前列腺液镜检白细胞较多的患者。

2. 短波疗法

是一种高频电流疗法，所应用的电流称为短波电流，频率为 $3 \times 10^6 \sim 3 \times 10^7$ 赫兹，波长为 10～100 米，治疗时电压为 90～120 伏。短波的杀菌作用并非直接的，而是由于短波增强了机体的免疫防御机制所产生的间接效果。本疗法适应于急、慢性前列腺炎及前列腺镜检白细胞较多者。

3. 超短波疗法

是应用高频率电流进行治疗的另一种方法，电流频率较高，一般为 30～300 赫兹，波长为 1～10 米，治疗时电压为 40～50 伏，其作用机制和适应证与短波疗法相同，但其穿透组织的能力及杀灭微生物的效果比短波大得多。

4. 微波疗法

是一种新的高频电疗法。频率为 2450 赫兹，波长为 12.5 厘米，比短波及超短波更易深达组织内部，对深部组织的微生物杀灭能力很强，且具有不会使皮下组织过热、产生的热均匀等特点。

5. 直流电药物离子导入法

是利用直流电使药物离子经皮肤或黏膜弥散入组织，达到治疗疾病目的的一种方法。药物进入人体的主要途径是皮肤和汗腺管的开口，以后逐渐进入血和淋巴。

6. 磁疗法

此法是应用磁场作用于机体达到治疗疾病的目的。经实验证明，磁场强度为 1500～3000 高斯的磁片，对大肠杆菌等有一定的杀灭或抑制作用，并能增加局部血液循环，导致渗出物吸收和消散，起到消肿止痛作用。

7. 非热效应高频波疗法

高强穿透能力的非热效应高频波和周期性磁脉冲，交替透射前列腺体，透过前列腺外层的脂性包膜，使高频能量达到组织深层，有效提高细胞组织的代谢，改善微循环系统，使局部血液和淋巴组织及吞噬细胞等免疫系统的活性增强，从而达到提高肌体免疫力，修复病变组织，改善微循环，消炎、止痛，消除前列腺增生组织的作用。

8. CTO（慢性闭塞病变）生物反馈技术

主要是根据前列腺腺体内的各种细菌、病毒以及病原微生物已经完全清除之后，前列腺和尿道炎症充分吸收，各种临床症状基本消失，临床初步达到治愈的条件下，通过生物反馈和神经调节作用对前列腺机体组织进行康复和保健治疗的一种重要手段。它能够调节尿道及前列腺神经组织和代谢组织功能、松弛腺体平滑肌、改善前列腺腺体内环境、促进前列腺腺体免疫系统功能恢复，并达到彻底治疗前列腺疾病的目的。

9. 坐浴疗法

坐浴疗法由于不需要借助任何医疗设备，在家中患者自己就可以操作，因此是值得推广的有效的家庭治疗方法。

10. 按摩疗法

能促进前列腺血液循环、腺体排空、引流，增加局部药物浓度。

11. 穴位治疗

比如治疗前列腺炎的李氏前列腺贴便是针对人体相关穴位，采用纯天然中草药精华，利用经皮给药，大大减少了西药直接作用内脏给人体带来的副作用和依赖性，从而达到改善微循环，增加肌体细胞活力，有效缓解患部疼痛的作用。

七、预防

培养健康的饮食、生活、工作习惯，行规律、健康的性生活，积极锻炼身体等，对于该病的预防具有积极意义。

此外，还应积极治疗全身各处的感染灶和前列腺的继发感染，比如口腔中的"坏牙"、咽炎、肠炎等，包皮过长和包茎引起的尿道炎、龟头炎等。

1. 播放《前列腺炎的危害》教学视频。

2. 解析什么是前列腺炎。

3. 写出 3 种常用前列腺炎治疗药物的药名、成分和功效（包括西药和中成药）。

4. 上网查找 3 个市场份额较高的前列腺炎治疗药物，指出其商品名、通用名、价格、适应证、生产厂家，比较其特点。

5. 案例分析

（1）病例描述　患者，男性，60 岁。缘于 5 个月前无明显诱因出现尿频，尿不尽，尿疼现象。未正规治疗，在当地门诊输液（具体药物药量不详）治疗，反复发作，效果欠佳。1 天前患者下腹部胀疼不适，1 天未排尿。患者自发病以来无进行性体重减轻，无头痛、头晕、恶心呕吐。无高热、寒战，无咳嗽，无胸闷、心悸，饮食可，尿频尿痛尿急，无血尿。

（2）病例分析。

（3）制订推荐用药方案并写出用药理由和机理。

（4）模拟情景对话。

6. 随堂测验实训效果。

参 考 文 献

[1] 万春艳. 药学服务技术 [M]. 2版. 北京：化学工业出版社，2020.

[2] 邓庆华，苏溪淇. 常见疾病用药指导 [M]. 北京：中国医药科技出版社，2014.

[3] 甘有清. 医药商品学 [M]. 北京：中国中医药出版社，2018.

[4] 蒋红艳，苏溪淇. 常见病例处方分析及用药分析能力训练 [M]. 北京：科学出版社，2011.

[5] 宋卉，吴争鸣. 药学服务技能与药师岗前培训教程 [M]. 北京：中国医药科技出版社，2011.